特殊儿童
教育与康复文库

EDUCATION AND REHABILITATION
OF CHILDREN WITH
SPECIAL NEEDS

《特殊儿童教育与康复文库》

总顾问

顾明远　张海迪

学术委员会

主　任　方俊明　励建安

副主任　朴永馨　林宝贵

委　员（按姓氏笔画排序）

申仁宏　兰继军　华国栋　刘全礼　刘春玲　李晓捷　肖　非　张宁生　陈小娟

陈云英　卓大宏　孟万金　顾定倩　桑　标　桑志琴　傅　宏　雷江华

编委会

主　任　丁　勇　程　凯　徐　蕾

副主任　尤　红　李天顺

委　员（按姓氏笔画排序）

王　辉　贝维斯　方　仪　左　宓　朱海榕　刘晶波　许家成　杜晓新　李泽慧

李晓捷　励建安　何　侃　沈剑辉　张　春　张　婷　张文京　张茂林　陈小娟

陈韶峰　林宝贵　林荣芹　金　野　庞　佳　郑　俭　郑海燕　钟经华　姜志梅

钱志亮　徐益民　黄　冬　黄　伟　盛永进　彭　茜　彭志斌　韩咏梅

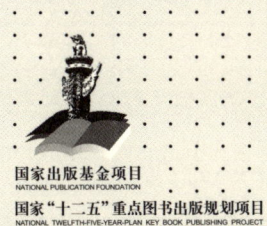

文库总主编　丁　勇

特殊儿童舞动治疗

庞　佳　著

南京师范大学出版社

图书在版编目(CIP)数据

特殊儿童舞动治疗 / 庞佳著. —南京：
南京师范大学出版社，2015.1(2024.12重印)
（特殊儿童教育与康复文库 / 丁勇总主编）
ISBN 978-7-5651-1972-9

Ⅰ.①特… Ⅱ.①庞… Ⅲ.①儿童教育－特殊教育－运动疗法 Ⅳ.①G76②R455

中国版本图书馆 CIP 数据核字(2014)第 285177 号

丛 书 名	特殊儿童教育与康复文库
书 名	特殊儿童舞动治疗
本册著者	庞　佳
责任编辑	趴　琦　张绚绚
出版发行	南京师范大学出版社
地　　址	江苏省南京市玄武区后宰门西村 9 号(邮编:210016)
电　　话	(025)83598919(总编办)　83598412(营销部)　83593872(邮购部)
网　　址	http://press.njnu.edu.cn
电子信箱	nspzbb@njnu.edu.cn
照　　排	南京理工大学印刷照排中心
印　　刷	南京艺中印务有限公司
开　　本	710 毫米×1000 毫米　1/16
印　　张	20.25
字　　数	352 千
版　　次	2015 年 1 月第 1 版　2024 年 12 月第 3 次印刷
书　　号	ISBN 978-7-5651-1972-9
定　　价	42.00 元
出 版 人	张　鹏

南京师大版图书若有印装问题请与销售商调换

版权所有　侵犯必究

总序一
Preface 1

今年1月,国务院办公厅转发了教育部等7部门联合发布的《特殊教育提升计划(2014—2016年)》,这是深入实施《国家中长期教育改革和发展规划纲要(2010—2020年)》(以下简称《纲要》),加快推进特殊教育发展,大力提升特殊教育水平,切实保障残疾人受教育权利的又一重要体现。《纲要》将"特殊教育"单列一章,提出"关心和支持特殊教育""完善特殊教育体系""健全特殊教育保障机制"等要求。特殊教育是我国国民教育体系的重要组成部分。近些年来,国家对特殊教育的重视程度不断加强。在社会经济快速发展的同时,特殊教育发展也进入了一个大力推进的新时期。党的十八大报告提出了"支持特殊教育"的口号,十八届三中全会明确指出:"推进学前教育、特殊教育、继续教育改革发展。"

我国障残儿童有相当数量,受教育是《世界儿童权利宣言》和我国宪法赋予他们的权利。特殊教育也是帮助他们走进社会、独立生活的必要途径。特殊教育的目标是使障残儿童回归主流社会,成长为一个自力更生,能为社会做出贡献的人才。这需要具备两个重要条件:一是残疾儿童要有自信,有能力回归社会;二是社会上的普通人要尊重他们,帮助他们。这两方面都需要通过教育来实现。特殊教育的目的与普通教育一样,也是促进儿童身心的健康发展。只是障残儿童需要更多的关爱和帮助,更多的温暖和鼓励。在教育内容和方法上,需要根据障残儿童的特殊情况采用不同的方式,但目的是促进他们的发展。特殊教育是教育公平的重要内容,是建设和谐社会的重要基础,也是国家综合国力的体现。当前,全社会对特殊教育的认识还有待进一步提高,特殊教育的发展与普通教育相比还相对落后,发展还很不平衡,特殊教育经费短缺,办学条件亟待改善,办学规模远不能满足社会发展需要,特殊教育教师队伍建设有待进一步加强,特殊教育的管理水平亟待提高。

特殊教育的发展,首先需要对特殊教育有一个正确的认识,树立正确的特殊教育观念。特殊教育有狭义和广义之分。狭义的特殊教育是障残儿童的教育;广义的特殊教育还包括超常儿童及有情绪问题、行为问题、社会适应问题等儿童的教育。我国特殊教育主要是指狭义的特殊教育。所谓特殊教育的特殊,是指这部分受教育者在生理的或者心理的某个方面有缺陷,阻碍着他们的发展,特殊教育就是帮助他们排除阻碍他们发展的障碍,使他们得到与普通人一样的发展。障残儿童并非所有智能都丧失,他们往往丧失了一部分器官的功能。教育,可以弥补他们的缺陷,或者使他们损伤的器官功能得到部分的恢复,或者培养其他器官的功能来代偿某种器官功能的不足。

发展特殊教育,除了政府重视和加大投入外,要发动全社会来奉献爱心。残疾人是我们的兄弟姐妹,他们比正常人有更多的困难,正常人有责任、有义务帮助他们。这不是出于怜悯,更不是恩赐,这是全社会的责任,也是每一个公民的责任。特殊教育事业是爱的事业。只有做到像《礼记·礼运》中所讲的"矜、寡、孤、独、废疾者皆有所养",我们才能建成和谐社会。

特殊教育本身需要进行改革创新。根据我国当前的实际情况,完全采取"回归主流"的方式,把障残儿童放在普通学校学习,还缺乏必要的条件。主要是普通学校缺乏特殊教育的师资,不可能像日本那样在普通学校里设立养护班。但"全纳教育""回归主流"都是当前世界教育的新理想,我们需要以这种新的教育理念来指导我们的特殊教育,让障残儿童尽量与健康儿童接触,障残比较轻的、有条件的,最好让他们在一起学习。这样,既培养了障残儿童的自信心和自尊心,又教育了健康儿童对障残同伴的关心和爱护。

师资是特殊教育发展的前提与保障。师范院校应该重视特殊教育的研究和师资培养。1982年,教育部建立了我国第一所专门的特殊教育师资培养机构——南京特殊教育师范学校,当时属于中等师范教育。该校2002年升格为专科学校,现在又将跨入本科教育阶段。这是可喜的事情。我国大学里的第一个特殊教育专业是我在北京师范大学担任副校长期间于1986年设立的,同时还成立了特殊教育研究中心。现在全国已经有多个师范大学设立了特殊教育专业。但是还很不够,特殊教育的师资还非常缺乏。我们要宣传特殊教育的重要性,大家都来关心这个社会最弱势群体,有更多的优秀青年来向他们献出爱心。

特殊教育的发展,还要加强对特殊教育的研究,用心总结我国特殊教育的经验,研究和形成有中国特色社会主义的特殊教育理论体系。《特殊儿童教育与康复文库》是一套关注障残儿童及其他特殊需要儿童生存与发展的系列图书。文库从提升社会公共利益的角度来关注、支持、参与残疾人及其家庭的健康与发展,从全社会和谐发展的高度来关心他们的福祉。文库立足于服务特殊教育教师、特殊儿童、家长及专业工作者,围绕特殊儿童教育与康复,按照阐释基本理论、揭示现实问题、提出合理化建议的逻辑框架,吸取国际上最先进的方法技术和理论,系统阐述特殊儿童的教育与康复问题。文库既注重理论探讨,又重视实践操作。相信这套文库的出版会对丰富我国的特殊教育研究和指导特殊教育实践、推进特殊教育改革有着重要的作用和价值。

文库系列丛书即将面世,出版社和总主编丁勇同志要我写几句话,是以为序。

2014 年 8 月

总序二
Preface 2

儿童是祖国的花朵,也是我们的未来。每个孩子的成长都需要家庭、学校和社会的关怀和支持,而我们要给残疾孩子更多的关爱和帮助。

残疾儿童由于身心障碍差异的多样性和复杂性,接受基础教育就不那么容易了。比如,老师教盲孩子,需要会盲文;教聋孩子,又需要用手语;同是发展性障碍的儿童,孤独症和脑瘫孩子的身心特点、教育方法又各有不同。不仅如此,在进行认知训练的同时,有些孩子还必须辅以感觉运动、言语语言等康复性的训练,才能有效支持他们的发展。这些需要特殊教育的残疾孩子,他们在生命的成长过程中,需要社会学、心理学、教育学、医学等多学科的介入,也需要全社会相关专业人员的合作参与。

我们怎样理解残疾儿童的特殊性?什么是特殊教育?怎样为残疾儿童提供特殊的支持与服务呢?这是特殊儿童教育发展面临的重要课题。它不仅是很多残疾儿童家长关心的事情,也是特殊教育、康复机构共同研究探讨的问题。

残疾儿童是有特殊需求、需要给予特别关爱的,与所有其他孩子一样共享着生命的发展权和教育权。残疾儿童的教育康复水平也体现了社会文明进步的水平。残疾儿童需要特殊教育,而特殊教育又需要特教老师。有了好老师,残疾孩子才能拥有美好的未来。美国作家海伦·凯勒正因为有了沙利文这样的好老师,才从一个盲聋哑三重残疾的孩子,成为世界著名的作家。

由南京师范大学出版社出版的《特殊儿童教育与康复文库》,是一套促进残疾儿童身心发展的丛书,基本涵盖了特殊儿童的教育与康复实践与理论的基本问题,内容全面、系统,有实践经验,也有理论基础。其中《特殊儿童生涯发展与转衔教育》《特殊儿童体育与运动》《特殊儿童生活教育》《特殊儿童物理治疗》《特殊儿童作业治疗》等分册内容,都是第一次系统地与我国读者见面。

《特殊儿童教育与康复文库》不仅可以作为高等院校、科研机构进行学术研究的参考资料,也可以为残疾儿童家长和在特殊教育、康复机构第一线的工作者提供具体的方法指导。这套文库的出版对普及和提高残疾儿童康复教育具有特殊意义,对改善和提高残疾儿童的生活自理能力也会起到重要作用。

我深深地祝福每一个残疾孩子,希望他们永远健康快乐!

张海迪

2014年8月

总序三
Preface 3

随着我国社会经济的进步与特殊教育和医疗康复事业的发展,特殊儿童的教育与康复越来越受到社会的关注和重视。这不仅仅是因为特殊儿童教育有着不同于其他儿童教育的"特殊"之处,更重要的是教育与康复对特殊儿童而言,是保障他们平等参与社会生活,促进其健康成长和公平享有社会发展成果的重要途径。

毋庸讳言,我国目前特殊教育与残疾人事业基础还比较薄弱,残疾人社会保障政策措施还不够完善,残疾人在基本生活、医疗卫生、康复、教育、就业、社会参与等方面还存在许多困难;绝大多数残疾人尚未走出家庭,他们的总体生活状况与社会平均水平仍存在较大差距;在特殊儿童教育与康复方面,较发达国家还存在着明显的差距,实践工作者的理论知识与技能水平亟待提高。为了适应我国特殊教育与残疾人事业发展的需要,向社会、学校和家长科学地普及服务于残疾儿童及其他特殊需要儿童的教育、康复的理论知识与实践技能,改善、提高残疾儿童的生活自理能力,推进社会文明进程,我们在国家新闻出版广电总局的指导下,在国家出版基金的支持下,组织编写了《特殊儿童教育与康复文库》。

本文库以《残疾儿童权利与保障》分册为总领,其下分为"特殊儿童教育"与"特殊儿童康复"两个子系列,共20分册。在两个子系列中,又分别以《特殊儿童教育导论》和《特殊儿童康复概论》为引领,再按照特殊儿童发展的各个领域的教育、康复训练内容为结构框架,展开两个系列具体内容的编写。文库基本涵盖了特殊儿童的教育与康复实践的基本问题,内容全面,系统性强。

"特殊儿童教育"系列包括:《特殊儿童教育导论》《特殊儿童教育评估》《特殊儿童早期发展支持》《特殊儿童沟通与交往》《特殊儿童认知训练》《特殊儿童行为管理》《特殊儿童生活教育》《特殊儿童体育与运动》《特殊儿童生涯发展与转衔教育》。"特殊儿童康复"系列包括:《特殊儿童康复概论》《特殊儿童物理治疗》《特殊儿童作业治疗》《特殊儿童语言与言语治疗》《特殊儿童心理治疗》《特殊儿童艺术治疗》《特殊儿童舞动治疗》《特殊儿童功能性视力训练》《特殊儿童定向行走训练》《特殊儿童辅助技术》。

文库立足服务特殊教育教师、特殊儿童及其家长、残疾人社会工作者的目标,围绕特殊儿童教育与康复两个中心,按照阐释基本理论、揭示现实问题、提出合理化建议的逻辑框架,系统阐述特殊儿童的教育与康复问题。文库编写在坚持科学性的前提下,力求突出学科的专业性和创新性,特别是注重吸收当代国际特殊教育与康复研究的最新成果,使文库能够站在时代的前沿,反映相关专业领域里的最新理念和技术方法。在具体内容的编写上,同时注意处理好两大关系:一是注意处理好理论与实践的关系,尤其对操作性较强的分册内容,注重以案例印证原理,以原理阐释案例,具体与抽象相结合来阐述问题;二是注意处理好学术性与实用性的关系,主要体现为文库内容在具有研究性的同时,并不排斥专业的实用性与操作性。

由于文库内容涉及概念的复杂性,在此需要对本文库中所涉及的两个重要概念"残疾"与"康复"做一个特别说明。基于传统的指称,"残疾"(disability)、"障碍"(handicap)和"缺陷"(impairment)由于含义相近,在我国三个术语经常交互替代使用,不太注意区分。而世界卫生组织对这三个概念有着明确的区分,并且在英文中已用更显中性的disability(残疾)取代了handicap(障碍)。考虑到汉语中"障碍"要比"残疾"在褒贬含义上更显中性,同时出于传统理解的习惯,本文库在"残疾""障碍""缺损"等概念上并不作严格的区分,尽管是不同的意义,但这并不妨碍分册中对相关的概念作区分和解释。关于"康复",本文库主要指的是较为狭义的医学康复概念,即运用医学治疗的手段进行的康复。

本套文库由我为总主编,但主要的工作均由各分册主编和相关的撰稿人员完成。在文库的编辑和出版过程中,我们得到了中国残疾人联合会与国家新闻出版广电总局有关领导和专家的指导和支持。南京师范大学出版社的领导和文库的责任编辑等同志们也给予了倾心帮助,付出了辛勤劳动,保证了本文库的顺利出版,

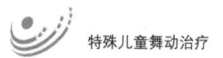

在此深表感谢;同时还要特别感谢台湾特殊教育界同行,尤其是林宝贵等先生的指教和参与,为本文库质量的提高做出了宝贵的贡献。

编写特殊儿童教育与康复方面的文库,虽然不能说在我国是首创,但毕竟屈指可数。至于本套文库在多大程度上对社会、学校和家庭在特殊教育与康复领域的理论研究与实践活动起到指导作用,只有留待广大读者去评判了。我们期待着读者的批评,进一步完善我们的项目;也期待更多的理论工作者和实践工作者投身到特殊教育和残疾人事业工作中来,为保障残疾儿童及其他特殊需要儿童的生活与发展,改善、提高他们适应社会、服务社会的能力,推进社会文明进程,贡献一份力量!

2014 年 8 月

# 前 言
Foreword

近二三十年来舞动治疗开始在中国起步发展。我国的舞动治疗研究者从翻译、介绍、阐释西方舞动治疗研究成果入手,了解西方舞动治疗研究者的主要思想、理论和观点等,但对本土化的、原创的舞动治疗理论与实践研究较少,针对特殊儿童的舞动治疗的研究成果几乎是空白。为此,笔者希望借助自身二十余年特殊教育专业、舞蹈专业等方面教学与理论研究之优势,以及从事我国特殊儿童舞动治疗实践研究所获得的经验,在借鉴、引入西方舞动治疗研究成果的基础上,初步勾勒出我国特殊儿童舞动治疗的基本方法与技术,以期对舞动治疗与特殊儿童心理发展的内在联系有一个崭新的认识和理解,从而拓展我们在特殊儿童教育康复研究领域的思路和方法,为当下我国特殊儿童舞动治疗研究积淀一些基础,为后续研究提供一个更高的学术平台。

全书由六章组成。第一章概述特殊儿童舞动治疗的内涵、构成要素、治疗程序等基本内容。这些内容致力于对其功能和价值提供多样性的视角和阐释,让读者更清楚地理解特殊儿童舞动治疗构建的过程。第二章在介绍心理学理论、拉班动作分析理论及其发展、应用的基础上,旨在系统地梳理归纳出我国特殊儿童舞动治疗的理论基础。第三章在注重引进、吸收和消化西方舞动治疗的研究成果基础之上,初步构建了适用于我国特殊儿童舞动治疗的评估体系,为临床方案优化提供了基本框架。第四章在对西方舞动治疗不同理论流派构建的治疗方法进行分析、提炼和改进的基础上,整体呈现我国特殊儿童舞动治疗方法演变的路径,提出适用于我国特殊儿童舞动治疗本土化应用的治疗技术。第五章和第六章集中论述了我国智力障碍儿童和自闭症谱系障碍儿童舞动治疗的实践应用,以个案的形式分别探讨了这两类特殊儿童的舞动治疗目标、原则和策略等,并在此基础上详细呈现了舞

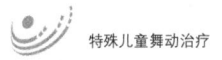

动治疗方案实施的干预过程，以及对干预效果进行的分析和总结评价。

本书的写作是个极其艰难的过程，前后历经四五年。在本书定稿之际，我首先要特别感谢南京特殊教育师范学院（筹）党委书记丁勇研究员和南京师范大学出版社总编辑徐蕾教授，他们在为我提供了难得的学术环境和氛围的同时，在本书的体例架构、内容写作和审改统稿方面无私奉献了他们的心力与智慧。其次要感谢中国艺术研究院刘青弋教授，她赠阅的多部个人专著为我开拓了视野；感谢她酷暑之时仍为本书做了认真细致及严谨的审阅工作，提出了尖锐中肯的意见；感谢她百忙之中拨冗相助为本书撰写序言，时刻提醒笔者牢记"路漫漫其修远兮，吾将上下而求索"。再次要感谢南京师范大学音乐学院江玲教授对我的精心培养，引领我打开了一扇艺术文化之门；感谢中国舞蹈家协会《舞蹈》杂志社原副总编张宗灿先生不远千里寄书、复印资料，为本书研究提供了重要信息；感谢同事们一直以来的关心和帮助，特别是谈秀菁、何侃、王辉、盛永进、杨枫、王海洁、杨荔、刘丽英、王雪敏等教授们，你们以严谨的治学态度，为我树立榜样，激励我在学术科研的道路上不断前进；感谢与我并肩奋战的涂传法、范静叶、宣艳妮、郑浩升、余兴达、黄沛莹、窦晓婧等教学同仁和我的学生们，感谢你们为本书提供了大量资料；感谢所有案例当事人及其家长和教师，是你们的无私奉献给了笔者呈现案例的机会；感谢南京师范大学出版社张春、朱海榕、左宓、彭茜等老师，你们不厌其烦、精心编校修改书稿，为本书增色不少。

此外，我还要特别感谢我的亲朋好友庞贵偭、朱恒江、陶卫忠、艾嘉、庞艳玲、陶烨、许翊、李平、郭瑞珽、朱天亮、李克义、廖晓林、韩丽丽等，你们从国外万里迢迢为我提供最新的资料和信息。如果没有这些研究资料的支撑，没有你们的真爱和期待，我的写作更是难以完成。本书参阅了大量的国内外文献资料，写作时我尽量忠实原文，引用时均作了注明，在此向原作者表示感谢；对其中可能存在的误漏之处亦深表歉意。

本书是我在中国文化背景下开展的本土化特殊儿童舞动治疗的切身体会，欠妥之处，敬请专家、同仁予以批评指正。同时，我真诚地期望本书的出版能起到抛砖引玉的作用，吸引更多具有不同学科背景的研究者充实到舞动治疗研究中，为我国特殊儿童教育和康复贡献一份力量。

2014 年 3 月 16 日于江苏南京

序
Preface

在一个"以人为中心"的社会中,帮助儿童"学会生存""学会关心""学会合作",不仅应面向身心正常的儿童,更应面向身心障碍的儿童。当下,身心障碍儿童的生存状态严重地困扰着千万个家庭,如何帮助他们走出家庭,走向"平等、参与、共享"的社会文明中,既是时代的呼唤,也是教育和康复工作者的社会责任。庞佳的研究成果《特殊儿童舞动治疗》的出版,显然具有重要的现实意义。

"舞动治疗"是一个多专业交叉的学科,是以舞蹈艺术和人体运动为主要手段,融教育学、心理学、医学、生物学、语言学和艺术学等为一体,遵循身心一元论的世界观和方法论,通过让受教者和受动者在感官和肢体的运动中,建立起儿童内在精神世界和外部世界之间的和谐,使得身心受损的生命克服惧怕和障碍,进而在个体生命和社会人群之间,建立起彼此联系和沟通的桥梁,以自尊、自立、自强、自信融入其赖以生存的社会与环境。显然,这是这一专业方向和研究课题的根本目标和价值所在,亦是这一专业的难点。本书作者庞佳知难而进,让人钦佩;她立足于自身所具备的特殊教育专业、舞蹈专业以及医学专业方面知识结构的优势,多年来在"特殊儿童舞动治疗"领域所做的理论和实践方面的探索亦让我们感动。

现代"舞动治疗"作为学科和专业的兴起,是在20世纪40年代。半个多世纪以来,"舞动治疗"在欧美得到长足发展,几代治疗师用理论探索和临床实践创建了不同的治疗体系,抚慰了无数身心受损的生命,拯救了成千上万个受到困挠的家庭,亦为这一学科和专业的建设打下了坚实的基础。在中国大陆,这一学科建设与专业建设尚处于起步阶段。虽然有一些先行者在这一实践领域已有多年的探索，取得了可贵的成效，但是，这一专业的发展十分滞缓。中国舞动治疗研究者们对于专业知识和方法的需求如饥似渴，而相关专业的书籍却凤毛麟角，难以满足教育与治疗领域的需求；面向特殊儿童的教育和康复的舞动治疗的专业图书，更为稀缺。令人欣喜的是，庞佳的《特殊儿童舞动治疗》一书，以丰富的第一手材料，广采博收当今世界相关领域的创新成果，较系统地阐释了当今世界具有广泛影响的舞动治疗主要流派的思想理念、基本原理、治疗技术与方法，对于满足嗷嗷待哺的中国特殊儿童舞动治疗事业的发展，作出了十分重要的专业贡献。

《特殊儿童舞动治疗》一书站在学科建设的前沿，汲取当代舞动治疗学的创新成果，融会当代生命科学和人文科学的创新理论，坚持身心一元论的哲学理念，注重生命教育、治疗、发展的整体性观照，强调将创造性行为的动作隐喻贯穿特殊儿童的教育与治疗过程，让动作隐喻与特殊儿童身体记忆之间建立联系，并将动作隐喻的抽象意义转化为现实情境，运用和谐的生命运动，建立起儿童自身生命内在的和谐及其与外部世界之间的和谐，这无疑是十分有价值的建树。本书将 20 世纪以来以拉班为代表的科学家所创造的动作分析理论的原理、方法进行有效应用，不仅解决了在治疗过程中对对象的观察、评估与治疗诸环节的难点，亦强化了本书的专业特色。本书的作者凭借自身二十多年的实践经验和专业优势，发扬理论密切联系实践的学风，对当代特殊儿童舞动治疗有效的理论与方法进行创新性应用，探寻对我国特殊儿童舞动治疗具有可操作性的干预策略、技术、方法及评估体系，探索建立符合特殊儿童舞动治疗特点的、符合教育心理学和治疗心理学规律的本土化模式。笔者相信，这本专著对于从事特殊儿童舞动治疗专业的教育工作者、舞动治疗师、康复工作者以及寻找救护特殊儿童的家长们，将提供不可多得的有益经验和重要的启示。

当今，舞动治疗学科方兴未艾，其内涵的丰富性和复杂性是可想而知的，鉴于本书的主题限定和篇幅所囿必然无法穷尽，因而，我们期待着作者和中国舞动治疗领域的其他同仁们有更多的佳作问世。

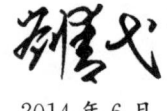

2014 年 6 月

目 录
Contents

总序一 ………………………………………………… 顾明远(001)

总序二 ………………………………………………… 张海迪(004)

总序三 ………………………………………………… 丁　勇(006)

序 …………………………………………………… 刘青弋(001)

前 言 ………………………………………………… 庞　佳(001)

第一章　特殊儿童舞动治疗概述……………………………(001)
　　第一节　特殊儿童舞动治疗的内涵……………………(002)
　　第二节　特殊儿童舞动治疗的构成要素………………(010)
　　第三节　特殊儿童舞动治疗的程序……………………(018)

第二章　特殊儿童舞动治疗的理论基础……………………(025)
　　第一节　心理学理论……………………………………(025)
　　第二节　拉班动作分析理论……………………………(043)
　　第三节　拉班动作分析理论的发展及应用……………(051)

第三章　特殊儿童舞动治疗的评估…………………………(058)
　　第一节　特殊儿童舞动治疗评估的意义………………(058)
　　第二节　特殊儿童舞动治疗评估的方法………………(061)
　　第三节　特殊儿童舞动治疗评估的内容………………(088)

第四章　适用于特殊儿童舞动治疗的方法…………………(155)
　　第一节　精神运动疗法…………………………………(156)
　　第二节　完形动作疗法…………………………………(168)
　　第三节　荣格舞蹈疗法…………………………………(183)
　　第四节　经验性动作心理疗法…………………………(191)
　　第五节　创造性舞蹈疗法………………………………(198)

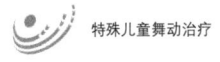

  第六节　其他疗法 ·· (207)

第五章　智力障碍儿童的舞动治疗 ··································· (218)
  第一节　智力障碍儿童舞动治疗计划的制订 ····················· (218)
  第二节　智力障碍儿童舞动治疗计划的实施 ····················· (230)

第六章　自闭症谱系障碍儿童的舞动治疗 ·························· (251)
  第一节　自闭症谱系障碍儿童舞动治疗计划的制订 ············ (252)
  第二节　自闭症谱系障碍儿童舞动治疗计划的实施 ············ (266)

主要参考文献 ·· (305)

第一章 特殊儿童舞动治疗概述

"舞动治疗"(Dance Movement Therapy)[①]是一门以特殊需要人群为研究对象,以舞蹈/动作为媒介工具,通过系统地舞动激发人性中的健康本能,来治疗个体心理、情绪、行为以及人际沟通等方面身心障碍与创伤的一门学科。它作为学科和专业的兴起可以追溯到19世纪后期西格蒙德·弗洛伊德(Sigmund Freud)的心理学理论对"现代舞"(Modern Dance)[②]的重大影响。弗洛伊德的理论推动了现代舞者对身体动作行为背后动机的研究,一些公开表达舞者情感的新理念给了舞蹈崭新的题材和框架。到了20世纪30年代,心理学理论(包括弗洛伊德、荣格、阿德勒等人的理论)和心理治疗理论得到了更广泛的认同。在心理学家鼓励用言语来表达自身情感的同时,一些现代舞者开始使用舞蹈动作语言来表达自己的情感,如玛丽安·切斯(Marian Chace)、玛丽·怀特豪斯(Mary Whitehouse)等人,他们致力于对思想、内心情感的聆听以及对无意识动作的洞察,基于舞蹈的身体与心灵相结合的这一原理,强调个人情感表现风格的发展,并通过即兴舞蹈的创作、表演进行个人情感表达。此时,舞蹈的功能从情感表达转变为心理疗法的时机和环境或许已经开始成熟。当这些现代舞者发现舞蹈作为心理治疗的一种形式可以产生作用时,他们开始追求对个性本质的进一步理解和舞蹈对个人情感影响的更深层次的探究。正是在这样的背景下,"20世纪40年代到50年代,舞动治疗这门学科将现代舞运动与集体和个体心理治疗理论融合,逐渐发展起来"[③]。

自舞动治疗诞生以来,西方的研究者就开始对其功效及发展进行研究。1957年,美国舞蹈治疗研究联盟会(the Dance Therapy Study Committee of the American Alliance)分别在美国和英国两地,针对健康、生理教育、娱乐、舞蹈进行了一项研究。它的目的是评估舞动治疗的艺术与实践情况,并探索该领域未来的

[①] "Dance Movement Therapy"有译为"舞动治疗""舞蹈动作治疗",也有译为"舞蹈心理治疗""舞蹈治疗",虽用词不同,但对它的释义基本一致。

[②] "现代舞"在西方舞蹈文化领域中是一个特定的概念,主要是指20世纪前半期发生和发展的与传统舞蹈不同的舞蹈艺术现象。解释出自:刘青弋.现代舞蹈的身体语言教程[M].北京:中国人民大学出版社,2011:2.

[③] Fran J. Levy. Dance Movement Therapy: A Healing Art[M]. Revised Edition. Reston, VA: American Alliance for Health, Physical Education, Recreation & Dance, 2005:引言5.

方向。该研究结果表明:"舞蹈治疗所运用的方法已经超出了舞蹈的教育范畴;反倒是,舞蹈治疗的研究对舞蹈教育有推进作用。"①这些研究者将舞动治疗定义为:"舞蹈疗法就是通过将舞蹈作为一种细致的引导工具,从而给那些情感上或生理上的残疾人带来符合他们期望的生理、情绪或行为上的变化。"②1966年,美国舞蹈治疗协会(American Dance Therapy Association,简称ADTA)正式成立,将舞动治疗定义为:"利用'身体—动作'为媒介,整合一个人的情绪、生理和心理。"③1989年,英国舞动治疗协会(the British Association for Dance Movement Therapy,简称ADMT)将舞动治疗定义为:"以表达性的动作和舞蹈为媒介,使个体创造性地参与到个人整合和成长的过程中去。"④1995年,ADTA将舞动治疗重新定义为:"是将动作作为进一步强化个人情感、社会、认知和身体整合的心理治疗的过程。"⑤美国舞蹈治疗协会和英国舞动治疗协会对于舞动治疗内涵的界定,标志着舞动治疗专业基本完成了从萌芽到相对成熟的过渡。

经过70多年发展,舞动治疗在西方艺术治疗学界所占的分量越来越重,不仅在美英等国出现了舞动治疗职业化的趋向,而且在我国也出现了舞动治疗本土化与全球化同步发展的趋势。近20多年来,越来越多的国内研究者开始关注舞动治疗这一领域的研究。我国的舞动治疗师在研究中华优秀文化的基础上,借鉴、引入西方舞动治疗研究成果,进行创新性的应用,探索适合我国国情和特殊儿童需要的舞动治疗理论和技术。随着舞动治疗的发展与服务范围的扩大,许多舞动治疗师、特殊学校教师和医生等都致力于对特殊儿童舞动治疗的研究,他们在临床与教学实践中,进一步推动着特殊儿童舞动治疗研究的进程。

第一节 特殊儿童舞动治疗的内涵

要探究舞动治疗的内涵,首先需要辨析"舞蹈"和"动作"这两个核心概念。"舞

---

① Fran J. Levy. Dance Movement Therapy: A Healing Art[M]. Revised Edition. Reston, VA: American Alliance for Health, Physical Education, Recreation & Dance, 2005:98.
② Fran J. Levy. Dance Movement Therapy: A Healing Art[M]. Revised Edition. Reston, VA: American Alliance for Health, Physical Education, Recreation & Dance, 2005:98.
③ 李宗芹. 倾听身体之歌——舞蹈治疗的发展与内涵[M]. 台北:心灵工坊文化事业股份有限公司,2001:59.
④ Helen Payne. Dance Movement Therapy: Theory and Practice[M]. New York: Brunner-Routledge, 1992:84.
⑤ Sharon Chaiklin, Hilda Wengrower. The Art and Science of Dance/Movement Therapy: Life is Dance[M]. New York: Routledge, 2009:146.

蹈"的概念有广义和狭义之分。从广义上讲,人类社会、自然界中人的一切动作与形态皆可称为"舞蹈",所谓"生命之舞""自然之舞"均出自于此。狭义的舞蹈是指人类以身体动态创造的一种纯精神范畴的活动,是审美艺术的活动和形式。人类初期的舞蹈,就是广义的舞蹈,可以说是生命存活方式的本体;而狭义的纯精神现象的舞蹈,则是生命对生命存活的有意识的观照。本书论及的舞蹈则是广义上的"舞蹈"概念。所谓"动作",不仅仅是生理性的活动,而且是以肌肉活动模式为表现形式,具有一定目标的,在特定的物理与社会环境中进行的,兼具生理性与心理性、客观性与主观性的功能活动。在动作的产生、执行、反馈和进一步引发其他动作的过程中,可以看到动作所反映的是动作主体与外界环境的关系,以及动作主体内部生理与心理过程的相互作用关系。[1]

本书论及的"舞蹈"和"动作"是两个特定的概念,它们与特殊儿童舞动治疗密切相关。一般来说,舞蹈和动作在特殊儿童舞动治疗实践中发挥了相似的功能,它们实质上都关涉了身体动作构建的认识论、隐喻论等问题,而这些基本概念有助于我们在更宽泛的舞动治疗背景中理解它们引发的包括"艺术创造与动作隐喻的表达""动觉移情与治疗关系的建立""身心合一与感觉情绪的释放"在内的多种内涵。

一、艺术创造与动作隐喻的表达

在对创造力进行研究的众多学科中,没有比心理学所做贡献更大的学科了。心理学的各个流派通过各种渠道研究创造性进程和艺术性活动的方方面面,提出了不同的见解。在精神分析学派中,弗洛伊德强调无意识在创造力中的作用,相信世界上有价值的创造品都是原欲的升华,因为原欲是一种能量,所以它只能转化而不能消失。艺术的创作如同梦一样,也是一种使本能欲望在想象中得到满足的方式。从最初的视艺术到创造性的升华,到后来将其视为表达自我的目的而驾驭潜意识来强调象征作用;再至艺术创造性被提升到一种发展成就的地位,这种成就导致了一种更高层次的个体审美经验。这是一个辩证过程,表明艺术创造是在一种形式的媒介和艺术象征语言中,与思维、情感以及存在的事物相关。因此,艺术创造不仅仅是一种消遣或娱乐,它更是特殊儿童内在和外在存在于世的生活方式,并且随着舞蹈/动作活动的推进,成为特殊儿童自体经验表达的方式。艺术创造可以

---

[1] 董奇,陶沙.动作与心理发展[M].第2版.北京:北京师范大学出版社,2004:6.

吸引具有创伤依恋、身心受损经历的特殊儿童,可以为他们提供一个改变自我的机会。

舞动治疗和其他艺术治疗方式(如音乐治疗、绘画治疗、戏剧治疗等)一样,是一种创造性的心理疗法。它强调自我探索和表达,以达到真实的身心互动。"所有的创造性活动,不论是舞蹈编排、科学或是研究(Meekums,1993),都发生在一个可辨识的创造性过程中。这一过程通常被认为是周期性的,分为四个阶段:准备、孕育、领悟和评估(Hadamard,1954;Poincare,1982)。这四个阶段式过程也是舞动治疗和其他艺术治疗的特征(Blatt,1991;Gordon,1975;Meekums,1998,1999,2000),图1-1对这个过程进行了概括"[①]。

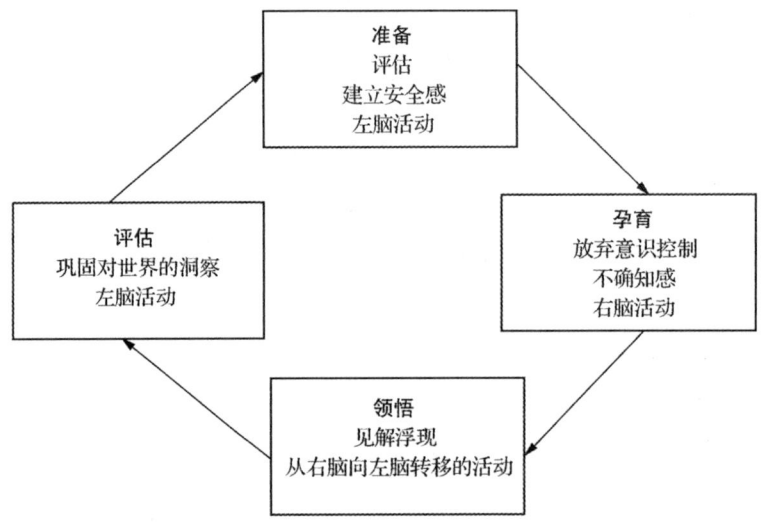

图1-1 心理治疗过程的创造性过程

舞动治疗是一种创造性的治疗过程。治疗过程中所展现的创造性进程与舞动疗法融合在一起,治疗师们鼓励创造性表达,其中最重要的就是"动作隐喻"。动作隐喻是达成特殊儿童认知、行为、关系及其他治疗目标的重要媒介,而舞动治疗所要做的就是唤起特殊儿童对这些动作隐喻特征的注意。随着治疗进程的发展,治疗师创造出丰富的动作隐喻情景,将动作隐喻所涉及的抽象意义转化为情感表达的手段。

---

① 转引自[英]Bonnie Meekums. 舞动治疗[M]. 肖颖,柳岚心,译. 北京:中国轻工业出版社,2009:17.

邦尼·米克姆斯(Bonnie Meekums)博士在其所著《舞动治疗》一书的第二章提出了"舞动治疗是一种创造性的活动,其中最重要的是动作隐喻"[①]等舞动治疗的理论,这些理论被后续研究者认为是舞动治疗领域中的一种崭新理论,为特殊儿童舞动治疗研究提供了依据和广阔空间。因此,从理论研究的角度来说,上述米克姆斯理论的研究将进一步深化和完善对于特殊儿童舞动治疗内涵的理解和掌握;从临床实践的角度来说,该研究将为我国舞动治疗研究者提供有关临床理念的最新进展,为我们的实践工作提供更为丰富的参考资源。

对于舞动治疗师而言,发现特殊儿童的动作隐喻,并且在治疗过程中尊重和重视动作隐喻和儿童创造性运动以及身体记忆的关系,将会对特殊儿童的舞动治疗产生积极影响。

治疗师雷切尔·托马斯(Rachel Thomas,1998)根据拉班"力效"理论的四项动作元素,结合儿童发展与精神心理分析理论,分析了婴儿动作的发展过程与行为特征,并制定出常模作为诊断动作发展与异常的儿童之标准,如表1-1所示。

表1-1 Effert动作质地分析[②]

运动	记谱法	元素	开始发生的年龄	弗洛伊德理论的发展阶段	平面	各阶段能力	对应的功能
流动 Flow		弛放的 紧绷的	出生(在子宫内)			自我注意力集中于内部"我"自己的感觉,反射动作	感觉
空间 Space		弯曲的 直接的	一个月	口腔—感觉期	水平面	注意探究、沟通,依赖他人	思考
重力 Weight		轻的 重的	十个月～两岁	肌肉—肛门期	垂直的	坚持己见说"不"	独立
时间 Time		延续的 突发的	二十个月～三岁	肌肉—肛门期 运动—性器期	放射面	下决定走或停	直觉

托马斯(1998)强调,在舞动治疗中,观察儿童的动作质地是非常重要的,有身心问题的儿童,他们使用的身体动作元素少于或多于发展正常的儿童,且身体动作

---

① [英]Bonnie Meekums. 舞动治疗[M]. 肖颖,柳岚心,译. 北京:中国轻工业出版社,2009:15.
② 转引自黄丽卿. 与心共舞——情绪障碍生舞蹈治疗历程之研究[C]. 特殊教育学术研讨会论文集,2003:16-18.

语言缺乏变化。他们的生气、快乐、害怕、气馁、疑惑、恐惧、挫折、愤怒和爱等情感，常会通过身体动作的方式有意无意地隐喻出来。从沟通的角度来说，成人、正常儿童可以通过"说出来"的方式使某些心理问题得以化解，而特殊儿童用语言来表达复杂的思想情感、冲突或防御较为困难。通过运用拉班动作分析法，治疗师很容易能描述出特殊儿童动作质地的每一种参数均和动作隐喻相关。这些参数包括身体动作各部分的使用、行动的空间路径，以及行动创造的思维状态等。完成动作隐喻分析记录后，可辅导特殊儿童尝试以不同的身体动作表达内心的情绪与想法。因此，将动作隐喻运用于治疗有身心障碍的特殊儿童时，不但可作为诊断依据，亦可作为治疗方法。

在从婴儿到幼儿，从幼儿到儿童的角色转换过程中，儿童的心理和动作发展同时也在进行着过渡。对特殊儿童来说，这种过渡是尤其脆弱的，在此期间，一种侵略性的动作隐喻很常见，如在长牙阶段咬人，在肛门阶段乱扔东西，在外生殖阶段攻击他人或物品等。舞动治疗师可以为特殊儿童提供容易接受的动作隐喻来表达这种侵略性的身体行为，如针对咬人"张力流动节奏"的动作隐喻，为长牙婴幼儿提供啃咬的玩具，可能成功地将儿童引导过来。动作隐喻的关键在于将特殊儿童的负向行为转向其他相似的动作模式发泄，从而帮助他们顺利度过重要的发展转折期。如果创伤发生在儿童时期，扰乱了正常的发展，到了成年期甚至还可能会保持那个阶段的问题、防御和动作模式特点，如创伤发生在长牙阶段，咬人可能被作为一种动作防御，咬人动作行为就可能在成人期呈现。因此，"从个体心理的发展历程上看，个体的心理发展是由外逐步内化的，而动作在心理的内化过程中则起着关键性的作用……再次，从个体心理发展的生理基础以及心理各个具体方面的早期发展来看，动作作为主体能动性的基本表现形式在个体早期心理发展中起着重要的建构作用，它使个体能够积极地构建和参与自身的发展"[①]。

上述研究表明，动作隐喻显示了人格中的核心驱动力，因此，了解它能帮助确立特殊儿童态度和行为的发展。这些核心驱动力可被称为行为动机，这些行为动机不能以"好的"或是"坏的"来评价，行为动机通过身体的动作隐喻得到表达，追求建立在身心结合基础上的动作隐喻的舞蹈/动作活动会引发并导致"行为思考"，它需要整个身心的参与并导向坚定的决定和行为。不论最终的结果如何，特殊儿童

---

① 董奇，陶沙，曾琦，等. 论动作在个体早期心理发展中的作用[J]. 北京师范大学学报：社会科学版，1997，(4)：51.

都能从舞蹈/动作隐喻中得到满足感。

综上,语言是交流中的有力工具,但特殊儿童的某些经历很难用语言描述,通过运用创造性的动作隐喻作为舞动治疗干预工具,可使特殊儿童在语言上的一些局限得到代偿,使特殊儿童能够找到一种用隐喻或象征方式表达想法和感觉的途径。舞蹈不仅可以提高特殊儿童的动作能力,而且有助于他们各个方面适应水平的提高。因此,在舞动治疗中,动作隐喻成为诊断与治疗特殊儿童身心障碍的重要工具之一。

二、动觉移情与治疗关系的建立

对动觉移情的认识主要来自于玛丽安·切斯(Marian Chace)的舞动治疗镜面反射技术。该技术通过治疗师自身的肌肉运动反射来模仿特殊儿童具有重要意义的特质动作。对于一个旁观者,这种技术可能会被理解为简单的模仿,但它不只是单纯的模仿动作,它的实质是利用肌肉运动的感觉移情作用或移情的反射技术,感受特殊儿童附着于骨骼的肌肉系统,阻碍情感表达的身体部位、呼吸方式、压力指数等。

动作移情包括镜面反射和共情两个方面,这两个方面可以反映不同的问题,前者以反映外部世界为主,后者以反映内部世界为主,两者都是在动作移情的过程中实现的,被作为亲近特殊儿童以及建立治疗关系的主要方法。我们可以从切斯的治疗技术中获得一连串物理行为线索,用于识别与理解特殊儿童物理和精神上的僵硬与阻碍,以及可能发生在机体动作情感上的反应等,其目的在于和特殊儿童建立对话关系。动觉移情中的换位思考是一个核心概念,是指治疗师换位思考地参与到特殊儿童的身体经验中。这就意味着治疗师和特殊儿童在舞动治疗空间里有意或无意地互相影响着,通过换位思考,治疗师能在封锁或中断的治疗过程中,帮助特殊儿童增强自我意识。

动觉移情侧重于对动作感应的体验,以及动作移情的手段及意义。在动觉移情操作方式中,可以确定不同的治疗手段,如模仿、刺激、重复以及想象等。治疗师不仅要了解特殊儿童心理及动觉移情过程,还必须广泛地接受身体技巧相关训练,如对舞蹈的不同形式、风格、身体技巧、个体动作意识以及对身体的掌控等。除了掌握相关的动觉移情方法,治疗师还应与特殊儿童一起跳舞、游戏,察觉并关注到特殊儿童每个动作细节,能够对即兴行为做出反应,知道怎样从动觉和情感上体验特殊儿童不同的动作和行为。

动觉移情经常提及的婴儿对母亲的"镜像"在神经学上是真实发生的,也是治疗关系建立的本源。在母亲身上出现的失误以及误解,促使孩子二元分离论也随着塑造起来,从而导致了他们的部分发展甚至错误发展。因此,治疗师扮演了一个母亲的角色,他建立起一个必要的友谊关系,通过这个关系,特殊儿童的情感经历可以在一个充满信任的治疗关系中形成起来。这种信任的治疗关系可以促进发展特殊儿童的知觉、情感、认知以及人际关系的整合。

在特殊儿童舞动治疗的临床实践中,治疗关系的建立与动觉移情密切相关,两者关系的建立是特殊儿童舞动治疗的重要内涵。治疗师应根据特殊儿童的特定品质设定动作移情,来促使治疗空间关系的产生。治疗关系要极力满足特殊儿童的喜好和不同需求。

三、身心合一与感觉情绪的释放

舞动治疗理论的身心合一概念与中医理论提出的"形神合一"论是不谋而合的。中医学中的"形"与"神"是一个对立统一的概念;"形神合一"论阐述了"神"不能脱离形体而独立存在,形神俱备是人体生命的象征。从某种意义上说,"形神合一"理论在特殊儿童舞动治疗中包括三个方面的含义:一是指舞动治疗师、舞动治疗对象(包括特殊儿童、特殊儿童家长、特殊儿童的教师或同伴)与万物融为一体,主张生命一体化;二是指舞动治疗师与舞动治疗对象天地合其德,强调天道和人道的一致性,即他们与天地均依"道"而生成与发展,人要与自然合其德;三是主张舞动治疗师、舞动治疗对象与自然共存共生,和谐发展。舞动治疗把特殊儿童的身体动作(形)作为治疗的前提条件,通过身体动作对话与其进行情绪(神)的交流。在特殊儿童的情绪与行为的构成中,无论是复杂或简单的,都需要由特定的肢体动作模式加以执行和表现。可以说,身体动作渗透在他们的情绪与行为的方方面面,成为特殊儿童适应学习和生活环境的基本手段之一。舞动治疗过程中伴随着身体动作的参与,而特殊儿童的心理活动会反映在其身体动作中,因此,通过身体动作反映特殊儿童内心的情绪状况,再以动作行为的变化引导其心理上的变化,从而帮助特殊儿童获得身心的完整及情绪行为的释放,这就是舞动治疗的重要内涵。我们可以从特殊儿童的动作和姿势中看出,由于他们缺乏活动和运动导致自身身体意识的缺失,如身体向一侧倾斜、拖沓的步态、摔倒以及移动起来很笨拙的身体,这些动作和姿势会被进一步扩大影响到特殊儿童的情绪与行为中去。虽然他们有可能会保持语言上、情绪与行为上的沉默，但他们的身体不会永远停止沉默。当一个情绪与行为发生并对特殊儿童很重要时，他们会选择使用身体动作语言来表达情感，会发出代表性的姿势和动作，如挑衅性的表情可能极少会通过口头表达，但在舞动治疗中却可以通过敌意的肢体语言（使劲地握拳、用力地跺脚）表达出来。

许多特殊儿童在他们短短的人生中经历了许多改变，如转过很多学校、评估中心、医院以及康复机构。他们通常会伴有情绪与行为问题。内隐的不良情绪包括社会性退缩、抑郁、焦虑等，外显的行为问题包括持久的攻击行为、人际冲突、犯罪等。特殊儿童经常被社会、同伴拒绝，不能参与社会和同伴的活动，缺乏结识朋友和保持朋友关系所需的特定社交技能。在身体与情绪方面与他人隔离，难以建立积极的人际关系，相互交往的质量很差。他们难以表露感情，也很少流露出对他人的同情，通常体验着一种消极的情绪状态。有些经历过多次的抛弃，尤其是被父母抛弃，如经历过遗弃的特殊儿童，很可能缺少早期"足够好"的母亲的照顾，他们也许会发展出对依赖和焦虑的情绪防御。早期生活中受到虐待，对特殊儿童建立信任和安全关系的能力有很严重的影响，同样受影响的还有思考和学习的能力。在我们为特殊儿童进行舞动治疗时，应意识到母亲与孩子之间的和谐关系为健康的自我发展提供了必要的生态环境。母亲的良好照顾确保孩子身心融合的发生，孩子的需要得到满足后便会传达一种全能和健康的感觉。然而，一些特殊儿童的母亲并不能满足孩子的一些正常需求，这些特殊儿童的母亲也许经历了离婚，或是遭受家庭抛弃，导致家庭生态环境失调或情绪失常，感情上受到虐待或被忽视等，因此，这些特殊儿童的母亲也进入了我们的研究视野。

综上所述，通过舞蹈/动作，特殊儿童不仅能与其心理环境产生或多或少的联系，同时也能够通过身体动作表达心理需求，使他们能够超越自我，打破身心局限。随着艺术创造进程中的动作隐喻的不断出现，他们的身体行为与心理问题的联系也会被不断发现。通过动觉移情与治疗关系的建立可以支持和鼓励特殊儿童的行为选择，由内心冲动而自然产生的舞蹈/动作可以帮助特殊儿童形成身心合一，达到感觉情绪的释放。虽然舞动治疗在特殊儿童心理发展中的作用、特点、性质等问题还需要更广泛的研究，但是对舞动治疗与特殊儿童心理发展的内在联系的研究拓展，加深了我们对舞动治疗在中国特殊儿童发展中价值的认识。

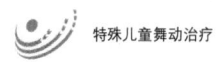

第二节 特殊儿童舞动治疗的构成要素

特殊儿童舞动治疗的构成要素主要包括舞动治疗师、舞动治疗的对象、舞动治疗的媒介和舞动治疗的关系。这些构成要素缺一不可,对于特殊儿童舞动治疗的评估、方案实施、疗效评价等至关重要。

一、舞动治疗师

美国舞动治疗协会列出了舞动治疗师需具备的素质条件:"①必须能整合舞蹈治疗的技巧和知识,以动作为介入的媒介;②要有心理学的知识和助人的技巧,并建立多元的价值观;③要能有系统地整理出动作的观察、分析、判断和评估的能力;④了解个人和团体的心理动力过程;⑤针对不同的病患、不同的病情、不同的需要能掌握治疗的目标;⑥了解个人的专业角色和责任。第 1 个条件是综合心理与动作两个方面舞动治疗的内容,第 2 和第 3 个条件是有关舞蹈和动作的内容与策略知识,第 4 和第 5 个条件是有关心理治疗的内容和策略知识,第 6 个条件则是有关舞动治疗的专业伦理。"[①]

"在英国,舞动治疗师的培训是在研究生水平上进行的,持续两年或两年以上的时间。课程通过专业组织的英国舞动治疗协会得到认证。在培训过程中,所有学习舞动治疗的学生都必须接受个人治疗。理论方面的培训横跨几个学科,包括心理学、心理治疗、解剖学和生理学,当然还有舞动疗法。实践训练包括每周参加一次舞动治疗团体的活动,200 个小时接待来访者的临床工作,以及 200 个小时非面接的相关工作(记笔记、参加工作人员会议及其他相关活动)。这些实践需要得到团体督导和个别督导。"[②]英国的许多舞动治疗师"都在国民医疗服务制度(NHS)体系下服务,通常是针对成年人的心理健康。另一些人通过法定的和志愿机构为儿童或家庭提供服务。一些舞动治疗师在社会服务领域工作,例如帮助那些有学习障碍的成年人。其他的工作场所和来访团体包括监狱、教育(针对有情绪及行为障碍的孩子)以及私人心理诊所"[③]。

---

① 李宗芹. 倾听身体之歌——舞蹈治疗的发展与内涵[M]. 台北:心灵工坊文化事业股份有限公司,2001:68-69.
② [英]Bonnie Meekums. 舞动治疗[M]. 肖颖,柳岚心,译. 北京:中国轻工业出版社,2009:9-10.
③ [英]Bonnie Meekums. 舞动治疗[M]. 肖颖,柳岚心,译. 北京:中国轻工业出版社,2009:11.

在中国，舞动治疗学者伏羲玉兰[①]在《舞蹈心理治疗的新进展》一文中指出："舞蹈心理治疗师除了必须有广泛的舞蹈或动作知识水平和经验（包括各种舞蹈训练、理论、编舞、即兴创作和舞蹈教学能力），还要修读硕士水平的发展心理学、心理分析学、病态心理学、心理治疗学、表情艺术治疗法、舞蹈心理治疗法、人体结构、运动机能学、动作分析学、咨询理论和方法、调查研究方法、非语言动作与行为观察分析等。另外，舞蹈心理治疗师必须按个人专业分科的选择，实习专门舞蹈治疗——例如各类身心障碍治疗法，婚姻家庭治疗法，儿童或老人治疗法，行为障碍治疗法，瘾症（暴力、药物、酒精或毒品）心理治疗法，神经病或精神病的心理治疗法和创造性舞蹈心理治疗，等等。舞蹈心理治疗于身心意识、人际关系和应事能力方面的疗效，在西方已经有60多年的临床认证。当代舞蹈治疗师的工作机构包括：精神病医院、医疗和康复机构、咨询服务中心、教育院校、教管所、健康促进中心、社区教育中心、家庭健康中心、儿童培育机构、老人院、私人诊所、预防教育机构，以及企业效率训练项目等等……舞蹈心理治疗理论和方法在1994年由高级舞蹈治疗师伏羲玉兰（Yulan Fucius）经上海戏剧学院、北京舞蹈学院、北京师范大学和东方人体文化研究中心介绍到中国。"[②]

针对特殊儿童而言，舞动治疗师需要敏感而清楚地掌握特殊儿童各种肢体动作所呈现的含义，而动作含义的掌握必须通过接受多种身体技巧的训练来学习累积，需要利用自己的舞蹈背景对特殊儿童进行持续的训练，而不是仅凭热情或是偶尔的参与。只有通过动作体验和实践，才能体会动作背后隐藏的情感。在舞动治疗中，通过特定的动作刺激情感、识别情感是非常有必要的，没有相关的舞蹈技能训练，这样的任务将很难完成。由于舞蹈注重的是动作的表现质量而不是动作的结果，因此，比起其他形式的肢体训练，舞蹈训练更适合作为舞动治疗领域的基础课程。

除了进行相关的舞蹈技能训练，舞动治疗师还要有能力了解特殊儿童生理上的缺陷、限制与不适的程度、隐藏的情绪、身体能量的释放等；要能分析特殊儿童身体在动作过程中的变化，他们想做什么、如何改变等。如果要进行有效的治疗，舞动治疗师需要掌握舞蹈学、心理学和医学等多种学科背景知识。他们要熟知影响

---

① 伏羲玉兰，加拿大生物学学士、美国艺术学硕士、应用心理治疗师、专业舞蹈身心治疗师及美国舞蹈治疗协会高级专业会员。她曾经执业于北美主要医院、健康机构和政府社会服务部，有效地治疗了各类儿童、青少年、成人的身心问题，如精神、心理、行为、人际关系、家庭问题与特殊深度心智创伤。

② 伏羲玉兰. 舞蹈心理治疗的新进展[J]. 北京舞蹈学院学报，2002(3)：43-45.

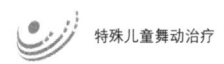

舞动治疗进程的各方面要素,如:为什么特殊儿童动作表现是困难的?怎样使其动作变得协调?怎样从解剖学的角度让一个有意义的动作发生?一个动作对情绪或情感有怎样的影响?如何与特定的动作连接?跳向空中是什么感觉?跳得更高是什么感觉?如何跟上节奏、脱离节奏?等等。针对肢体障碍儿童而言,想要对他们的治疗充满信心,就应具备扎实的人体解剖学和生理学等知识,懂得每处关节如何运动及其运动范围,并给他们做正确的示范,这样就知道他们可以达到的运动量、动作的距离和方向,以帮助他们避免疼痛、困惑或者不配合的情绪。还需要对动作发展模型的知识有深入了解,缺乏动作发展模型知识可能对特殊儿童身体造成严重的损伤。

二、舞动治疗的对象

特殊儿童舞动治疗的对象不仅包括特殊儿童自身,还包括特殊儿童的家长以及与特殊儿童有关的其他人员。

所谓特殊儿童是指基于个体差异的显著性,在其身心发展过程中有着特殊教育需要的儿童。这种特殊教育需要则是由于儿童的个体差异,导致其身心发展过程中对特殊的教育条件的依赖。也就是说,由于儿童个体差异的"特殊性",在对这些儿童进行教育时,除了使用一般的教育措施之外,还需要运用经过特别设计的教育内容、方法和手段。

家庭系统是舞动治疗的一个生态环境,特殊儿童的家长及相关人员在特殊儿童舞动治疗中承担着重要角色。在舞动治疗中,引起广泛关注的焦点问题是,家长面对自己孩子的残疾现状而产生的心理问题,这些心理问题对家长和特殊儿童都有着双向的负面影响,基于这个视角的特殊儿童舞动治疗研究是有生态取向的,因为这些研究常常依赖于有关社会情境中家庭成员之间身体互动的直接作用。这些作用强调了社会系统中个体之间的双向影响。本书所要探讨的是一个更为宽泛的概念,即把舞动治疗应用在家庭系统中,把家庭体系中的个体动作行为理解成当前家庭成员间关系互动的发展的因素。以家庭为单位的舞动治疗是通过特殊儿童主要抚养人来反映的,而这些抚养人也是舞动治疗的对象。因为当父母得知自己的孩子是特殊儿童时,他们会存在不同的心理问题,如自责、焦虑、抑郁、失望等,因此,他们也需要心理方面的援助。如图1-2所示,家长和特殊儿童之间亲密的身体互动,有助于治疗关系的建立,能为特殊儿童提供良好的心理援助。

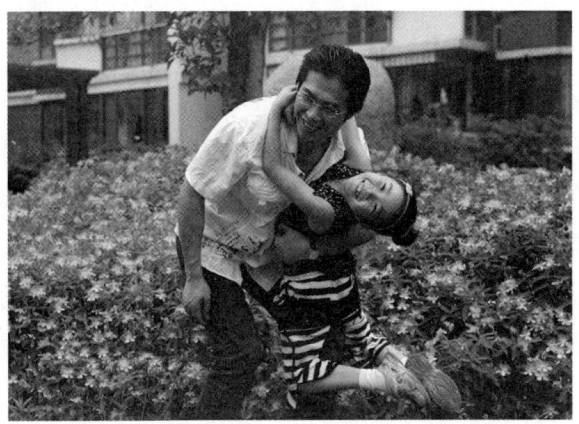

图1-2 抱抱孩子

舞动治疗不仅可以缓解特殊儿童和家长的一些身心问题，还可以帮助家长了解舞动治疗策略，如在训练特殊儿童人际交流、动作协调等方面能力时，家长的参与显得尤为重要。这是一个有实用价值的舞动治疗框架，能帮助家长思考家庭对特殊儿童在社会、情感方面发展的影响。由此，生态学视角下的特殊儿童舞动治疗研究展示了对家庭成员个性特征和通过具体化动作行为进行治疗所做的初步尝试，也向特殊儿童身心康复迈进了重要的一步。

三、舞动治疗的媒介

身体动作是舞动治疗的核心媒介，它在整个治疗过程中成为特殊儿童心理和生理不可分割的生命活动的载体，而作为舞动治疗的身体动作还需要辅以其他各种各样的媒介形式来实现。也就是说，凡是能利用身体动作与特殊儿童产生联系的物质均可作为舞动治疗的媒介，如舞蹈、音乐、游戏、戏剧等。

（一）舞蹈

在临床心理治疗中，舞蹈作为一种独特的治疗媒介被赋予了新的意义。它发于情而形于体，是个体交流思想、抒发情感的表达方式之一。舞蹈的律动正是心灵意识流动的轨迹，是人们心理情感的展现。舞蹈的发展大部分是以视觉—动觉的时间模式为基础的，换句话说，它的持续时间、重复次数、相似之处、冲突之处以及相互关系会随着时间的流逝而被揭示出来，因此，舞蹈除了具有强身健体的作用，还具有情感的沟通和宣泄的作用。

舞蹈本质上是一个令人愉悦的运动,是一个让特殊儿童的生理与心理相接触的好方法,这种方法有赖于科学的舞蹈训练。例如,舞动治疗通常会有一个热身阶段,之后可能会有一个模仿阶段,最后是结束,如此构成一个整体环节。通过舞蹈模仿可能会直接进入到治疗的具体主题中,这样的舞蹈通常都会有一个侧重点。在团体的特殊儿童舞动治疗活动中,通常以集体舞形式为主,特殊儿童需要和舞伴(同伴、治疗师、家长等)配合牵手、眼神交流、拥抱等互动行为。通过集体舞的学习和训练,特殊儿童可以结识新朋友,逐步增强与他人相处的能力,培养与他人交往的兴趣爱好,从而提高社交技能。特殊儿童舞动治疗的效果跟舞蹈表达意识是相关的,在情感与方法共同存在时才可以起到作用。例如,其中舞蹈动作、环形队列的使用、互相的触碰、音乐、唱歌以及媒介物等。舞蹈动作、环形队列对互动和接触来说是最基本的空间形式,也是一种开始和结束治疗的好办法。彼此的互相触碰为特殊儿童提供了感觉刺激,促进了情绪交流,尤其通过舞蹈节奏、气氛的营造,能够辅助他们发展动作质量,驱除紧张或消极情绪。

(二) 音乐

音乐在舞动治疗中起着至关重要的作用,它可以用来影响治疗环境,改变治疗室内的氛围和特殊儿童的情绪,维持舞动治疗过程,让其达到最佳治疗效果。音乐作为一种表达性、交流性的模式,是舞动治疗中必不可少的一部分。当治疗师把外部节奏(音乐)和内部节奏(呼吸模式、心跳、发声等)连接时,情绪通常会成为一种意识,并被统一的音乐节奏行为所渲染。例如,患有精神疾病的儿童,他们思维紊乱,对现实认知错乱,跟他们共处时,治疗师可以结合特殊儿童的经历,运用有规律的音乐节奏来组织治疗。通过特定音乐节奏关系中的共同运动,深化与特殊儿童之间的关系,并帮助他们在治疗过程中找到舒适感和成就感。

一般来说,从热身运动开始便可结合音乐,通过音乐帮助特殊儿童与其身体的各个部位进行连接。对治疗师而言,最初的音乐可以帮助测量团队的氛围、情绪以及不同个体的状态。不同层次的音乐能量会带来不同的运动模式,通过贴近特殊儿童情感经历的音乐,进行特定的运动或是姿势,接着引出语言和非语言上的反应,即兴舞动便开始了。治疗师选用音乐的主题时应关注特殊儿童的情绪和运动,或是两个或两个以上特殊儿童之间互动的质量,并通过音乐的节奏、旋律、韵律、合唱等有助于动作合拍的音乐形式,统一发出歌词的声音,促进特殊儿童对往事的共同回忆,并且营造亲密互动的环境。

(三)游戏

游戏,不仅对正常儿童的发展十分重要,对于各类特殊儿童更起着至关重要的作用。作为特殊儿童舞动治疗的一种媒介,它能够使特殊儿童放松防卫的心态,能够帮助治疗师更自然地与其沟通,并建立融洽的合作关系,但发挥着支持、强化和拓展作用的各类游戏需要治疗师、家长付出更多努力去深入了解并加以运用。弗洛伊德象征性地把艺术活动概括为表达和实现欲望的手段,他把艺术家的活动与儿童的游戏相比较,得出两者都创造了一个虚幻世界的结论。根据弗洛伊德理论,在舞动治疗中,儿童如果披上一件斗篷在屋子里乱走乱跳,那么他很有可能是在象征性地展示其对于权力和控制的欲望,接受这一行为可以使这个儿童免遭内疚的折磨;同时,通过游戏和一些身体动作活动,他的欲望会得到净化,从而可以满足其情感、心理、社会性、认知和生理等各方面的需要。因此,游戏对于特殊儿童是一种绝佳的舞动治疗媒介,特殊儿童可以从游戏、游戏活动、治疗师干预中获益良多,他们的游戏质量、复杂程度和持续时间也会因此得以提高。

(四)戏剧

戏剧是儿童把握外部世界、认识自我的主要途径之一,是儿童学习生活的主要方式。儿童的戏剧天性自然地流淌在其身体和思想的对话中。正常发展的儿童需要戏剧的滋养,特殊儿童更需要戏剧的滋养与激发。在舞动治疗中,当一个戏剧场景被建立起来时,治疗师可以鼓励特殊儿童经由舞蹈、动作的自由联想模式,从模仿、造型、控制和情感表达四个维度,逐步引领他们进入戏剧角色或变换角色,让他们更加自由地、畅快地感悟和创造,在表达内心的情感的同时,体验、表现角色特有的情感,增进分工、合作与角色意识。很多治疗师将他们自身的戏剧天赋、人物性格塑造技巧、互动性情感表达以及移情等方法融为一体,这些奏效的戏剧形式便成为特殊儿童舞动治疗的重要媒介。

图1-3、图1-4反映了特殊儿童惟妙惟肖的戏剧表演。

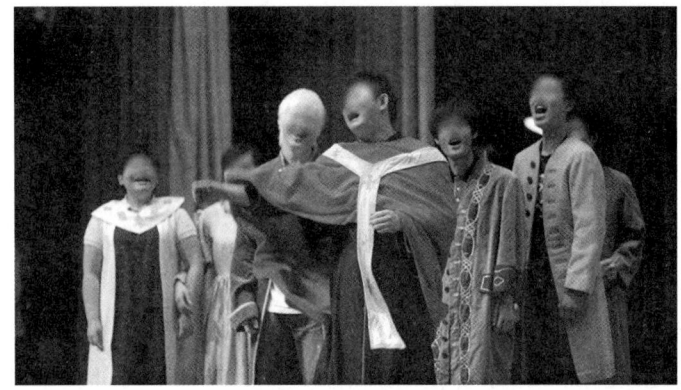

图 1-3　纵情歌唱

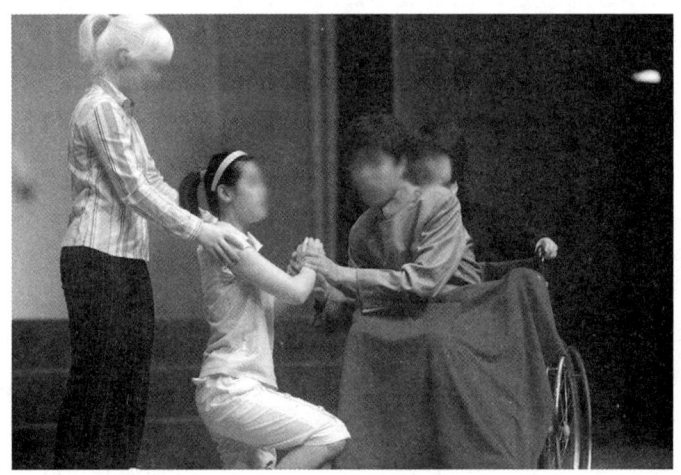

图 1-4　处处入戏

四、舞动治疗的关系

舞动治疗中的创造性过程一般发生在特殊儿童、舞动治疗师以及舞蹈/动作的关系之中,这些关系起作用的层面可以概念化地存在于特殊儿童与舞动治疗师之间、特殊儿童与舞蹈/动作之间、舞动治疗师与舞蹈/动作之间。这些治疗关系是舞动治疗进行创造性活动的地方,也是无意识和有意识可以共存的地方。

(一)特殊儿童与舞动治疗师的关系

特殊儿童与舞动治疗师的关系应建立在相互信任和尊重的基础上。大部分特殊儿童伴有焦虑、抑郁、沮丧、自卑等不良情绪与行为问题,对于他们来说,障碍的克服过程也是体验新问题的过程。如果特殊儿童相信舞动治疗师是一个感同身受的倾听者、教师、伙伴,那么舞动治疗师更应该以积极的关注态度,接受特殊儿童的全部,这些是良好关系的基础。一旦关系建立在坦诚和关怀的环境之中,特殊儿童一般都能够面对变化,尝试新的动作和行为途径。

在关系建立的初始阶段,把握好舞动治疗私人空间,能帮助特殊儿童与舞动治疗师建立良好信任的关系。舞动治疗的私人空间是指一个安全、专用的空间。它的私密性是指受保护且免遭外界干扰的,它可以使特殊儿童以某种特殊的动作玩耍,忘记外部的压力,这是一个拥有自身内部规则的安全空间。在这样的空间里,特殊儿童可以用新的、不同的动作或行为方式进行体验。这里有几个建议:一是治疗师在与特殊儿童进行一段时间的近距离接触后与之保持一定的距离;二是让特殊儿童感觉自己能掌控这个空间;三是配合特殊儿童对私人空间的偏好;四是对特殊儿童的舒适与不舒适要进行言语或肢体上的积极回应。在关系发展的过程中,舞动治疗师使用针对舞蹈/动作体验的特定方式与特殊儿童互相分享和探索身体空间,推动并促进舞动治疗的进程。

(二)特殊儿童与舞蹈/动作的关系

通常情况下,舞蹈/动作会使特殊儿童进入一种痴迷状态。在这种状态下,他们能够感受到无穷的力量,变得快乐而坚强。舞动治疗师认可并接受特殊儿童的舞蹈/动作,认为这些舞蹈/动作对他们的改变和成长很重要。舞动治疗师的职责是从真实的舞蹈/动作材料中搜寻与特殊儿童典型的治疗关系。一旦发现这样的信息,他们可以在适当和必要的时机对特殊儿童进行干预。

在舞动治疗领域,可以象征性地把舞蹈/动作概括为特殊儿童表达情感和实现愿望的一种手段。有时候,为了测试一些新的可能性,如改变舞蹈/动作形象或对冲突的看法,特殊儿童会根据其自发性舞蹈/动作的特点展开一系列的探索。应把发展舞蹈/动作当作一个自发性治疗目标,因为它可以使特殊儿童获得对自身以及对人际关系的更好感受。特殊儿童的自我评价及外在评价很大程度上取决于自我形象及他人的反应。外在形象对内心世界有着直接影响,对行为起着决定性作用。特殊儿童需要感觉他们可以控制自己展现在他人面前的形象,并识别和外在形象一致的内心情感。因此,将治疗关系集中在特殊儿童积极的舞蹈/动作上是非常有效的方法。

(三) 舞动治疗师与舞蹈/动作的关系

舞动治疗的效果跟舞蹈/动作表达的意识是相关的,舞动治疗师在其中起着主导作用。舞蹈/动作只有在舞动治疗师倾注情感并融于其中时方可起到作用。桑德尔(Sandra,1980)认为:"舞动治疗师如果不能解析和使用舞蹈/动作,不进行自我反省、自我监督和对等支持,他们很有可能会产生挫败感、缺乏信心和情绪疲劳。"[①]舞动治疗师会发现自己在无所不能与无可奈何之间徘徊不定,为此,舞动治疗师必须正确面对这些心理感受和舞蹈/动作,才能更有效地去为特殊儿童服务。

第三节 特殊儿童舞动治疗的程序

特殊儿童舞动治疗程序大致分为以下五个阶段:收集资料和初期评估,制订治疗计划,实施治疗计划和中期评估,继续治疗,末期评估和终结治疗(见图1-5)。

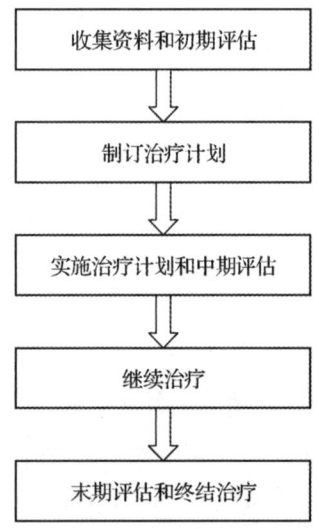

图1-5 特殊儿童舞动治疗程序示意图

---

① Fran J. Levy. Dance Movement Therapy: A Healing Art [M]. Revised Edition. Reston, VA: American Alliance for Health, Physical Education, Recreation & Dance, 2005:203.

特殊儿童舞动治疗程序的设定,有利于治疗师有效地实施治疗方案和观察特殊儿童取得的进步。治疗师在完成治疗计划的过程中,可能会接触到这样一些问题:特殊儿童存在什么问题和缺陷?他们还有哪些强项能力?最有利于治疗计划实施的治疗途径是什么?治疗的长期目标、中期目标和短期目标是什么?是否适合该特殊儿童?如果不适合应该怎样修改?哪些舞动治疗的策略和方法有利于目标的实现?特殊儿童将接受哪些舞动治疗内容?何时目标可以实现?判断特殊儿童实现目标的评估标准有哪些?怎样评估治疗计划的有效性?如何评估治疗时间的长短?等等。

一、收集资料和初期评估

前期准备阶段主要包括收集资料和初期评估两个方面。

(一)收集资料

治疗师通过查阅病历和了解特殊儿童的基本情况,与特殊儿童本人、家人、医生和教师面谈获取资料。一个有效的治疗计划,取决于治疗师对病史采集、分析和总结评估等资料的收集。

1. 查阅病历

治疗师可以直接查阅特殊儿童的病历,了解的内容包括特殊儿童的病史、疾病诊断、治疗经过以及其他专业的诊断等。病历医疗记录可以提供年龄、性别、诊断、病史、预后、医疗史、治疗经过及其反应、注意事项、社会交往、心理变化以及有关康复治疗等方面的资料。治疗师在评估前详细了解医疗记录内容,有利于其选择合理、准确的治疗方法。

2. 面谈

面谈是指治疗师在阅读病历的基础上,与特殊儿童及其家长、教师等相关人员进行的谈话。面谈的目的可以分为两个方面,一是通过面谈问诊获得相关信息,二是通过面谈建立和谐的治疗关系。

面谈问诊是听取特殊儿童及其家长对现在以及将来的治疗需求、采集病史、获得相关信息的重要手段。忽视面谈问诊,将有可能使病史采集出现粗疏,造成不准确的临床诊断。对病情复杂而又缺乏典型症状的特殊儿童,深入细致的面谈问诊尤为重要。面对面交流时,可以从特殊儿童的表情、动作、态度等方面获得书面答题所不能得到的真实信息。在这里,和谐的治疗关系是治疗工作顺利开展的前提。

治疗关系之间的信任和配合均有利于面谈的实施,可以帮助特殊儿童和家长产生治疗的欲望,在理解舞动治疗的基础上满怀信心地共同完成治疗计划。因此,在治疗师与特殊儿童及其家长第一次见面的瞬间,治疗关系就已经开始。

面谈的方法与技巧有很多,包括对话导入、问诊、微笑、目光交流、手掌心向上、倾听等。

(1) 对话导入。这是问诊前的一个过渡性交谈,包括对特殊儿童及其家长表示友好问候,自我介绍,简明扼要介绍舞动治疗提供的服务等。通过以上交流,治疗师可以很快缩短与他们的距离,改善互不了解的生疏局面,使他们感到治疗师的亲切与可信。

(2) 问诊。进行面谈时,通过提出问题来获得信息。提问的方法和态度可能会影响到面谈的质量和获得的信息量。提问可采用开放式和闭合式两种方法。首先是用开放式提问接近特殊儿童最关心的问题。例如:"你哪里不舒服呀?可以指给我看一看吗?""你能告诉我现在的感受吗?""这是你的玩具吗?"其次可使用比较具体的闭合式问题。例如:"你能一个人跑到那个玩具箱的地方吗?"(治疗师用手指定)"你跑步的时候胸口痛吗?"特殊儿童只需要对治疗师的提问进行肯定或否定的简单回答。因此,闭合式提问是回答"是不是""能不能"等一类的问题。

(3) 微笑。微笑是治疗师特有的表情动作,通常被认为是一种传递友善的信号。它最显著的特征就是具有感染力。真诚的微笑可以减少初次面谈的特殊儿童及其家长的紧张感,治疗师好像在说:"我是你的朋友,我们一起玩。""心理学家分析过,当我们看到一张笑脸时,我们的大脑神经会接收到指令,用微笑来回馈对方"[1]。所以,当特殊儿童看见治疗师对他们微笑时,即使他们极力想回避,也会无意识向着治疗师做出微笑的动作。这就解释了为何微笑在面谈中会具有如此大的魔力,为何治疗师要常常以笑脸示人,因为治疗师的笑容会直接影响特殊儿童对治疗师的看法,并且决定其回应治疗师的方式。

(4) 目光交流。一般来说,与治疗师初次见面时,很多特殊儿童会伴有目光躲闪的情况,这种现象表明他们内心有隐情。面谈过程中,只有当治疗师和特殊儿童彼此眼神交流时,才算是真正形成了互相交流的基础。正因为目光传达的信息胜过千言万语,所以治疗师能在转瞬即逝的眼神中捕捉到特殊儿童的某些情感和意

---

[1] 盛乐.身体语言密码大全集[M].北京:新世界出版社,2012:77.

向。从某种意义上来说,有些健康、精力充沛儿童的目光通常明亮有力、眼神机警、清晰;而有些特殊儿童的目光就会显得乏力、呆痴、眼神浑浊,或是不敢正视他人的目光。若想在面谈的过程中建立良好的治疗关系,治疗师与特殊儿童的目光相接触累计应达到50%~70%的时间。这样才说明治疗师得到了他们的信赖和喜欢。一个有经验的治疗师,必须有调动特殊儿童目光的技巧。例如,谈到某个问题时,利用不同的媒介物指着物体进行讲解,控制特殊儿童的视线,这种方法无疑会强化他们的注意力。事实证明,进行这样的视线控制会让特殊儿童对治疗师叙述的事情有更深入的了解和更深刻的印象。

(5) 手掌心向上。手掌心向上是一种表示顺从、没有威胁性的手势。在面谈过程中,治疗师应伸出双手,掌心向上,经常以友好的姿态握住特殊儿童的双手,同时尽量将身体降低,以示关爱。反之,如果治疗师经常将手掌心朝下,这样看似一个简单的手势变化也许能够改变特殊儿童对治疗师的看法,很有可能会使其萌生出一种抗拒心理。

(6) 倾听。有效的倾听是面谈的重要技巧之一。治疗师耐心地倾听体现了对特殊儿童的尊重,意味着愿意站在他们的角度去看待和应对事物。在倾听的过程中应避免急于劝服,甚至与他们争辩等不恰当的做法。应以共同参与的态度积极地倾听,以开放式的方式倾听,用治疗师自己的语言和身体动作复述特殊儿童谈话的内容,及时澄清不太清楚的问题,同时注意观察特殊儿童的声调、表情、姿势等外在的表现。

(二) 初期评估

初期评估是依据特殊儿童的情况,运用相关的评估量表、评估方法对特殊儿童进行初次的评估。初期评估的目的是为制订治疗计划、治疗方案、治疗策略提供依据。

在舞动治疗评估的内容中,根据不同类型的特殊儿童,除了选用相关的量表、诊断测验等,还要结合舞动治疗自身的评估特点,用舞蹈/动作领域方面的各项要素对特殊儿童进行评估。评估内容一般包括个案的动作能力、认知能力、语言能力、社会行为能力和舞蹈能力等方面,评估方法主要使用拉班动作分析法、凯斯滕伯格动作分析法、爱斯本动作诊断测验、情感环面心理诊断模型等(详见第三章第二节)。在确定评估内容和选取评估方法的过程中,我们首先考虑的原则是适用于特殊儿童的临床应用。

二、制订治疗计划

治疗计划是根据特殊儿童的特定情况进行评估分析后制订的,这对治疗师而言具有挑战性。治疗计划包括长期目标、中期目标和短期目标的制订。

(1)长期目标。长期目标是指对特殊儿童进行舞动治疗之后的一个较为理想的预期效果。长期目标是通过获取多个中期目标来实现的。一个完整的长期目标一般包含三个要素,即长期行为、所需条件和行为评价。也就是说,通过舞动治疗,特殊儿童在行为活动上有何具体改善,这种行为的改善是否需要在特定的环境下才能完成,然后对行为活动进行评价。

(2)中期目标。中期目标是指将长期目标分成若干具体时间段的目标。每一个中期目标要能够反映特殊儿童的需要,要有明确的治疗目的和时间的规定。

(3)短期目标。短期目标是指根据特殊儿童在舞动治疗中的行为表现,将中期目标分成一个一个的更小、更具体化和可操作化的小目标。

三、实施治疗计划和中期评估

当治疗目标确定,就可以实施治疗计划,一般从特殊儿童舞动治疗方案、治疗方法的选择等方面入手。实施治疗计划是最实质性的操作过程。

(一)实施治疗计划

治疗计划的实施是伴随着治疗过程中特殊儿童表现出的不同问题和需要,不断地调整和完善治疗方案而形成的,治疗方案是一个动态干预的过程,四种动态过程支配着一个治疗期。

(1)动态过程1:建立融洽的治疗关系。致力于加强特殊儿童的情感、行为和交往能力的开发和联结。

(2)动态过程2:表达感受。培养特殊儿童表达感受、情绪、创伤和探索过去、现在所发生事件的能力。

(3)动态过程3:培养技巧。加强特殊儿童身体协调性,促进其认知能力发展,培养行为和交往技巧。

(4)动态过程4:治愈性舞蹈。致力于特殊儿童快乐的体验,培养特殊儿童身体探索舞蹈/动作、多重感知发现的内在治愈力。

治疗方法的选择,决定了治疗目标能否实现。在选择治疗方法过程中,应考虑以下几个问题：

(1) 特殊儿童舞动治疗目标有哪些？

(2) 特殊儿童舞动治疗的禁忌和注意事项有哪些？

(3) 特殊儿童有何兴趣和心理需求？

(4) 特殊儿童所处的外部环境如何？

(5) 哪种活动和训练最有用？

选择治疗方法时要根据特殊儿童的实际情况，有时选择多种治疗方法实现一个目标，有时一个治疗方法就能适用于多个治疗目标。

(二) 中期评估

随着治疗计划的实施，需要再次评估治疗的效果，这就进入中期评估阶段。中期评估的内容和方法同初期评估，但重点或目的是对前一阶段的舞动治疗进行小结，判断障碍是否有改善、改善的程度及治疗方案是否需要调整。此外，评估及诊断结果能否支持舞动治疗师对治疗目标、方法和结果的临床判断等，所涉及的相关问题有：

(1) 治疗目标是否适合特殊儿童的需要和能力？

(2) 选择的治疗方法是否最适合目标的实现？

(3) 特殊儿童或其家长是否认为这些治疗方法和形式有价值？

(4) 治疗目标是否和特殊儿童或其家长的期望一致？

除了注意观察、询问外，可通过将中期评估与初期评估结果进行比较，检查特殊儿童初期评估以来的变化或进步是否与近期目标相符合，从而判定疗效。

四、继续治疗

中期评估后继续舞动治疗并评估特殊儿童阶段性的绩效，由此形成一个动态的过程。

(一) 修改治疗计划

中期评估判定如果进步已达到近期目标，则可继续执行治疗计划；如果特殊儿童的进步不大，或变化与目标不符合，说明治疗措施或方法不当，则需要及时更改治疗计划，以便继续治疗。

(二) 实施治疗计划

对修改后的治疗计划进行实施，促使治疗效果最大化。

五、末期评估和终结治疗

末期评估的过程同初期、中期评估,通常在结束舞动治疗时进行。注意事项包括:

(1)选择标准化评估方案需要进行严格的培训;

(2)末期评估应与初期评估、中期评估的结果相比较;

(3)末期评估中的评估内容、评估方式、评估书面表格都要和初期评估与中期评估一致等。

末期评估目的在于判定治疗效果如何,是否达到预期目标,对遗留的问题提出进一步解决的方案与建议。如果已达到预期治疗目标,应考虑终结治疗。

第二章　特殊儿童舞动治疗的理论基础

特殊儿童舞动治疗是在多学科综合融通的基础上发展起来的,它以舞蹈动作作为心理治疗的工具,植根于身体和心灵不可分割的原理。美国舞动治疗学家弗兰·J.利维(Fran J. Levy)博士为探究舞动治疗的基本理论和临床实践源于哪些领域,曾对101位舞动治疗专家(均为注册舞动治疗师)做过一项调查研究。调查研究结果显示:在过去和现在的舞动治疗研究中,影响最大的是舞蹈艺术、拉班动作分析理论和心理学理论,且心理学理论的影响呈上升趋势。[①] 据此,笔者通过对舞动治疗的相关文献研究、理论分析和原理研究,结合自身对特殊儿童舞动治疗的实践探索,系统梳理、归纳特殊儿童舞动治疗的理论基础,以期为我国特殊儿童舞动治疗的研究提供参考。

第一节　心理学理论

20世纪早期,舞蹈艺术领域关注的焦点在于自我表达和自我探索。在这些丰富的自我表达中,现代舞突破了起初只关注身体表达的局限而大大拓宽了其艺术表达与研究的范围。在追求现代舞强烈的情感表达和心理探索过程中,舞动治疗诞生了。许多舞动治疗的先驱者,如切斯、怀特豪斯、斯库普、埃文等都是从舞蹈表演者、舞蹈编导和舞蹈教师为起点逐步开启他们的舞动治疗的。其中,一些舞蹈艺术家运用了当时最主要的精神疗法——心理动力分析法,探讨个体的心理、行为、发展等重要问题。他们对弗洛伊德及以后出现的精神分析理论家都相当熟悉,也非常清楚心智与情感是怎样相互联系的。由于周围环境的影响和自身的选择,一些现代舞先驱更加关注心理分析理论,另一部分人则学习哈里·斯塔克·沙利文(H. S. Sullivan, 1892—1949)、卡尔·荣格(Carl Jung, 1875—1961)以及阿尔弗雷德·阿德勒(Alfred Adler, 1870—1937)的理论。基于这些心理学背景,他们对儿童的发展和行为有了相当的理解,因而可以更好地观察儿童的运动行为。此后,许

[①] Fran J. Levy. Dance Movement Therapy: A Healing Art [M]. Revised Edition. Reston, VA: American Alliance for Health, Physical Education, Recreation & Dance, 2005: 277 - 278.

多心理学理论和心理疗法,包括我国的中医心理学,通过各种渠道,影响着我国特殊儿童舞动治疗的发展进程和艺术治疗活动的方方面面。

一、心理动力学理论

心理动力学主要来源于弗洛伊德的古典精神分析理论。"弗洛伊德的精神分析体系既是一种人格发展模型,又是一种心理治疗方法。他为心理治疗赋予了新的视野和角度,他探讨了激发行为的心理动力学因素。"①斯托普(Strupp,1992)认为,"当代精神分析理论通过对传统精神分析理论加以修正而为精神动力学的心理疗法注入了新的活力"②。在精神分析理论自身发展完善的同时,精神分析的手段也在以越来越多的其他心理治疗形式得以应用。心理动力学包含多种分类理论,如经典精神分析、客体关系、自体心理学和人际关系精神分析学等理论。这些理论都是特殊儿童舞动治疗的重要理论基石。

(一)弗洛伊德的驱力理论

西格蒙德·弗洛伊德(Sigmund Freud,1856—1939)创立了精神分析理论,为心理治疗和心理咨询实践做出了巨大贡献。他将人的心理结构分为"意识"和"无意识"。他认为人在童年时期的无意识经验及其导致的内心冲突是心理障碍的根源。意识只不过是人们心理中极其微小的组成部分,而大部分都存在于意识水平之下。无意识体现在那些存在的经验、记忆和被压抑的方面。无法实现的需要和动机也在意识之外,大部分心理动能也都储存于意识的领域之外。③舞蹈就是意识和无意识之间的神奇桥梁。即兴舞蹈是无意识肢体语言的表达,随着身体线条显现出无意识的痕迹。舞动治疗专家认识到,在舞动治疗的过程中,寻找意识作用与无意识作用间的平衡点及其关系至关重要。因此,并不能仅强调无意识对动作的重要性,而要更重视保护和开拓个体(特殊儿童)的意识功能,将意识的作用与无意识的作用两者互相渗透与补充。

根据精神分析理论,人格包含三个系统,即本我、自我和超我。它们相互作用,构成人格的整体。本我是原始的、无意识的部分,由本能和欲望组成;自我是人格的意识部分,遵循现实原则,既要满足本我的要求,又要按照超我的要求行事;超我

---

① [美]Gerald Corey. 心理咨询与治疗的理论及实践[M]. 第八版. 谭晨,译. 北京:中国轻工业出版社,2010:44.
② [美]Gerald Corey. 心理咨询与治疗的理论及实践[M]. 第八版. 谭晨,译. 北京:中国轻工业出版社,2010:61.
③ [美]Gerald Corey. 心理咨询与治疗的理论及实践[M]. 第八版. 谭晨,译. 北京:中国轻工业出版社,2010:41.

则按社会的道德准则行动。人格的发展即为本我、自我、超我在个体身上的平衡过程。弗洛伊德不仅建构了人格发展模型及心理治疗的方法,还论述了依赖于个体体验的儿童发展阶段学说,并在此基础上提出了有争议的论点,即与生俱来的驱力(本能),尤其是性驱力的重要作用,这些驱力由无意识过程和性发展阶段表达出来。他用"力比多"(Libido)这个词来形容从性驱力发出的心理能量,随后扩展到包括所有"生命本能"在内的能量。这些本能为个体与人类种族的生存而服务,也可以引发成长、发展及创造力,因此,力比多是动机的一个来源。

根据弗洛伊德的驱力理论观点,能量的总量是有限的,在本我—自我—超我系统中,如果一个系统得到了足够可用的心理能量,那么另外两个系统的能量则相对欠缺。在确保自我保存驱力的前提下,心理能量分配更应呈现逐层的递进,以达到自我实现的需要。本我、自我和超我之间的冲突会导致神经症性焦虑、道德焦虑或客观(现实)焦虑,这些焦虑会通过无意识过程表达出来。儿童的行为则是由心理能量所决定的。为了应付本我需求,儿童发展了自我防御机制来阻止自我被压抑。当自我防御机制不常应用时,防御机制在减轻压力中有适应性价值。但如果频繁地启动,就呈现为病态。具有较强的自我保存驱力系统的儿童,一般能顺利释放能量,而特殊儿童则显得较难适应困难。因此,释放能量就成为特殊儿童舞动治疗中重点关注的问题。弗洛伊德精神分析治疗中的自由联想、阻抗、移情、解释等主要方法成为特殊儿童舞动治疗中的常用技术。

(二)荣格的人格发展观

卡尔·荣格(Carl Jung,1875—1961)完善了弗洛伊德的驱力理论,"他提出了个体具有的体验是心理能量,人格的能量是由欲望、动机、竞争、思考、观察等等产生的"[①]。心理能量是人格能量的基础,是通过人的意志、情感、注意力等表现心理活动的实际力量。荣格论述了心理能量在"等量原则"能量分配下形成的心理动力机制,指出这一机制在外界影响下会产生交互作用,由此构成了一个有机整体和动力系统。在动力和无意识对儿童行为产生影响这种思路的引导下,荣格提出了无意识包括更多的压抑性冲动和攻击性冲动的理论,认为无意识不仅是个人的而且是集体的。他创造出"集体无意识"的概念,并将其描述为"我们灵魂的最深处,其中积聚了我们从人类祖先那里继承下来的经验(Schultz & Schultz,2005)"[②]。荣

---

① [美]Richard S. Sharf. 心理治疗与咨询的理论及案例[M]. 胡佩诚,等,译. 北京:中国轻工业出版社,2000:125.
② [美]Gerald Corey. 心理咨询与治疗的理论及实践[M]. 第八版. 谭晨,译. 北京:中国轻工业出版社,2010:57.

格看到了个人人格和过去的联系,这一联系不仅仅是童年经历,还包括物种的历史。集体无意识的主要内容通常被称为"原型"。① 荣格将大多个体心理问题的出现,归结为某一"原型"没有得到良好的发展,其治疗目标就是使受挫的"原型"得到应有的发展,即历史经验通过身体本能,转换成一种"集体无意识"的象征形式,这种现象被称为"原始印象"或"优势遗传物"。自我是定向和意义的原型,在那里自我有治愈的功能。荣格特别关注人类社会文化和艺术,其对东方文化也有浓厚的兴趣,如阴阳五行、炼丹术、占星术、卜卦等,并尝试从东方文化的精髓中挖掘和借鉴心理治疗的思路。

根据荣格的理论观点,艺术化经历可以象征性地表明个人的原始想象和感情。这一理论支持着舞动疗法专家的做法,特别是舞蹈动作中的即兴创意表现。舞动治疗先驱怀特豪斯把荣格的理论与自己的理论结合起来创立了"荣格舞蹈疗法"。彭妮·刘易斯(Penny Lewis)、卡洛琳·格兰特·费伊(Carolyn Grant Fay)以及琼·霍多罗夫(Joan Chodorow)、艾米莉·诺亚克(Amelie Noack)等人,将舞动治疗与荣格的积极想象力理论联系起来,引起了人们对创造性行为治疗价值的关注。"罗杰斯和马斯洛又在荣格的理论基础上,进一步推进了心理动力学理论对生命成长的阐释,以发展的观照看待动力系统自性化对心智发展的作用,使心理动力学理论完成了从关注病理学的分析理论到关注心智成长的发展理论的演进。"②

(三)客体关系理论

客体关系(Object-relations)是指个体内在精神中的人际关系形态的模式。对于儿童来说,是指与其生活中重要他人或爱的客体,尤其是与母亲之间的关系。客体关系理论修正了弗洛伊德的人格发展说,强调探索内在无意识身份和对外在事物的内化分析。所谓内化,即儿童有意识或无意识对客体及其关系的看法。客体关系理论家不仅考察母子之间的交互作用,关注早期内化关系是如何影响儿童的,还建构了儿童的心理过程,并将其工作与弗洛伊德的驱力理论联系起来。

玛格丽特·玛勒(Margaret Mahler,1897—1985)对客体关系理论有着关键性的贡献,她将儿童的发展描述为三个阶段:"正常的自闭、正常的共生、分离和个体

---

① 参见[美]Richand Sharf. 心理治疗与咨询的理论及案例[M]. 胡佩诚,等,译. 北京:中国轻工业出版社,2000:116-118.
② 孙霞. 特殊儿童的美术治疗[M]. 北京:北京大学出版社,2011:62.

化。"①正常的自闭发生于生命的前几周,在这一阶段,婴儿无法区分自己的努力与母亲的努力;正常的共生是指婴儿无法将自己与母亲区分开来的早期经验;当儿童能够把自己与母亲以及其他人区分开时就产生了分离,个体化是儿童成为一个个体的感觉,知觉到"我"的存在。玛格丽特将分离和个体化的过程看作是三个发展阶段儿童都要面临和处理的两个问题。"分离和个体化"过程受阻,就会把有问题的客体关系投射到实际的人际关系中去,从而扭曲人际关系,使人际界限不清。

多纳德·温尼克特(Donald Winnicott,1896—1971)关于足够好的母亲、过渡期客体、真我、假我的观点,以及奥托·科恩伯格(Otto Kernberg,1928—)关于客体关系的内化作用三个阶段(即内向投射、认同和自我统合论)的观点,进一步丰富了客体关系的理论。科恩伯格认为,个体的内化联系是通过持有自己的观点、他人的观点和对待这两种观点的态度而形成的。内化作用的三个阶段产生于个体向成熟逐渐发展的过程中。在内向投射方面,来自外部世界的信息与来自自我的信息并未完全区别开来,但逐渐变得有区别。认同发生于接近 1 岁时,在这个阶段,儿童能区分社会角色并认识到和他人的关系。在自我统合阶段,儿童有一个清晰的自我形象,并对他们的外部世界有一种清楚的感知觉。在儿童困惑时,治疗师表现出的包容性和共情的态度可缓解他们的焦虑,同时可通过人际间的投射、认同修正儿童投射出来的自体部分,经内向投射使其自体得到统合重建。

苏兹·托特拉(Suzi Tortora)的舞动治疗方案,建立在早期儿童客体关系发展理论的基础上,同时融合了拉班动作分析理论以及舞动治疗实践,创造性地运用了所呈现的各种动作模式。在舞动治疗过程中,托特拉提出以下几个问题:"孩子们联系和移动的方式是怎样影响他们的经历的?通过孩子们的舞蹈动作来感知世界,这是一种怎么样的感觉?治疗师应该如何创建环境,既能确保孩子拥有独立的联系和动作方式,又能确保孩子能通过这样的经历探索与环境互动?"②特殊儿童的早期客体关系主要来自于家庭系统,所有家庭成员对特殊儿童早期发展影响重大,所以舞动治疗有时在家庭系统中进行更加有效。

简·威尔逊·卡斯卡特(Jane Wilson Cathcart)自 1971 年起开始从事特殊儿童的教育康复工作,她在曼哈顿的儿童精神病中心持续工作了 20 年,为特殊儿童及他

---

① [美] Richard S. Sharf. 心理治疗与咨询的理论及案例[M]. 胡佩诚,等,译. 北京:中国轻工业出版社,2000:50.

② 参见 Fran J. Levy. Dance Movement Therapy:A Healing Art[M]. Revised Edition. Reston, VA: American Alliance for Health,Physical Education,Recreation & Dance,2005:182.

们的家庭做舞动治疗项目。其治疗目标是使特殊儿童能够意识到自我潜力和认识到他们自身是有价值的。运用客体关系理论、重视家庭模式治疗的舞动治疗师还有朱迪丝·贝尔(Judith Bell)、詹姆斯·墨菲(James Murphy)等。[①] 他们的研究为分析和探寻家庭系统在特殊儿童舞动治疗中的作用提供了理论引导和实践参考。

(四) 科胡特的自体心理学理论

自体心理学是当代心理动力学的重要组成部分。海兹·科胡特(Heinz Kohut, 1913—1981)根据自己对于自恋性人格障碍治疗的研究,吸取了客体关系理论等儿童发展心理学成果,建立了自体心理学理论。它从弗洛伊德对于自恋的讨论入手,着重研究自体的发展及自体客体转移关系。

在科胡特的自体心理学体系中,"自体"的概念并非是一个古典意义上完整的自我,自体涉及客体。科胡特指出,儿童早期的"自体"结构具有两个主要组成部分,一个是"夸大的自我,即儿童自认为'我是个奇迹'的部分",另一个则是儿童理想化了的父母"意象"。自体作为"主导性"建构,是一个时空连续体,它包括建构整个心理结构的内在体验。在这个连续体中间的就是"自体客体"(Self-object),自体客体介于自体和客体之间。"自体客体"不是客观上的人、"真实客体"或"完整客体",只有当和经验中的人有关联时才具有意义。科胡特用"自体客体"术语来表达对另一人的体验,在婴儿出生初期,显然还不存在完整的"自我"这种人格结构。在之后的身心发展过程中,自体客体一部分成为自体的结构,一部分变成完全的客体。前者内聚为自体,后者外化为对象。这时候,自我的概念才可以说基本形成。

科胡特认为自恋转化是发展的一个阶段,如果儿童在这个阶段卡住了,就会导致某些行为或心理问题的发生,意味着其人格中最中心的结构的匮乏(Defective)。舞动治疗借助贴近体验式的内省、同理和观察等模式,通过自体镜像迁移,鼓励特殊儿童重新熟悉他们的身体并增强自体体验,帮助他们接受自己过去生活经历的有效性,通过获取新的身体结构来治愈自恋和自体缺陷,追踪其"自体"的发展。人的身体充满着象征的隐喻符号,可以让儿童读到自己的身体语言、情感经历。[②] 解读身体象征的隐喻符号含义正是舞动治疗的主要任务之一。

在科胡特去世30多年来,他的理论与实践疆域得到了更广阔的拓展,研究者

---

① 参见 Fran J. Levy. Dance Movement Therapy: A Healing Art[M]. Revised Edition. Reston, VA: American Alliance for Health, Physical Education, Recreation & Dance, 2005:183.
② 赵小明. 文化艺术符号治疗[M]. 北京:世界图书出版公司,2011:73.

们进一步通过心理动力学理论深化了对人类动机的理解,提高了心理动力学理论对儿童时期发展的认识,并发展出很多分支理论,如"主体间性"理论、"关系自体心理学"理论等,如今这些理论正逐步应用于特殊儿童的舞动治疗中。

二、格式塔心理学原理

格式塔心理学是由马克斯·韦特海默(Max Wertheimer,1880—1943)首创,后由沃夫更·科勒(Wolfgarg Kohler,1887—1967)和库尔德·考夫卡(Kurt Koffka,1886—1941)发展完善。格式塔心理学理论基于存在主义哲学、现象学和场论,其核心理念是个体的心理现象(直接经验)即一个有组织、有意义的整体,而不是具体部分,研究应着重于整体行为与心理物理场的因果关系,即强调经验和行为的整体性。

弗瑞茨·皮尔斯(Fritz Perls,1893—1970)与妻子根据格式塔心理学理论,创立了格式塔疗法。该疗法的基本目标是个体去察觉他们正体验到什么以及自己做了些什么,通过这种察觉达成自我了解的目的,并修正自我的知识,从而学习到如何对自己的情感、思维和行为负责。该疗法特别关注通过非语言性的行为来加强身体意识,"第一,每一个行为都是一个人在既定时刻的表达;第二,人们通常侧重于听他们正在说的,而非注意其身体的动作;第三,非语言行为是自发的,而语言已提前思考过;第四,一个整合了功能的个体通常有语言和非语言的表达"[1]。而身体动作、肢体语言正是舞动治疗的首要媒介。

在舞动治疗领域,舞动治疗学家基于格式塔心理学原理创建了"完形动作疗法"。该疗法将焦点聚焦于特殊儿童对现实环境的察觉,将其有关的过去和可能的未来带入此时此刻,通过非语言行为来加强身体意识,整合他们此时此刻存在的内在冲突,为支持和恢复他们的察觉能力提供环境与机会。格式塔心理学原理为完形动作疗法提供了理论支撑。

(一)此时此刻

格式塔理论强调充分体验"此时此刻"的重要性。Polster强调"所有的能量都存在于现在"[2]。没有什么东西是重要的,只有现在才是最重要的。完形所处理的

---

[1] [美]Richard S. Sharf. 心理治疗与咨询的理论及案例[M]. 胡佩诚,等,译. 北京:中国轻工业出版社,2000:338.

[2] [美]Gerald Corey. 心理咨询与治疗的理论及实践[M]. 第八版. 谭晨,译. 北京:中国轻工业出版社,2010:142.

是整体与部分、部分与部分等多重关系,"在这些多重关系中,通过身体或角色的扮演呈现,能保留当下的一个觉察,这就是'此时此刻'的体会"①。在舞动治疗中,现在时是最重要的时态,舞动治疗师会通过舞蹈动作活动帮助特殊儿童接触现在,增进"此时此刻"的觉察。由于过去的经历没有完成而形成"未完成事件",因此这些过去的经历时常会出现。当这些过去的经历对特殊儿童的行为产生重要影响时,就要把过去涉及的问题及相关动作提到此时此刻进行体验。

(二)整体论和场论

只有考虑了人类功能的所有维度,才可能理解整体论。强调整体以及个体身体内外的各个部分是如何适应的,强调他们怎样与环境接触,这些是格式塔整体论的基本原则。基于此原则,完形动作疗法关注特殊儿童身体内外的各个部分是如何适应的,他们怎样与环境接触以及通过动作交流形成一个不可分割的整体。对于这个观点的理解,至关重要的是将特殊的身体动作感知看作是一个复杂而综合的整体,而不是片段。

心理学的"场"概念是指人的心理和行为场,即:将心理现象作为一个整体场来研究心理内部之间所具有的"动力关系"。将行为视为一种"场",人对知觉现实的理解和观念称为"心理场",被感知的现实称为"物理场"。场论最基本的一条原理是有机体只有被放在其所处的环境或情景中,并且作为不断变化的场域的一部分才能被理解。舞动治疗也有"外部空间(物理空间)"和"内部空间(心理空间)"的概念,"外部空间"是"物理场"的一部分,而"内部空间"则与"心理场"的概念有异曲同工之意。舞动治疗中的物理场比较直观,是特殊儿童存在于环境中的真实场,包括特殊儿童与舞动治疗师所处空间中所有的物体、情景及关系。而心理场包括特殊儿童理解和感受现实的心理体验与知觉状态,也包括舞动产生的心理现象,这是直接导致其行为发生或改变的场效应。通过观察特殊儿童心理场的状态,舞动治疗师便可以对其动作行为做出相应的分析和判断。

(三)图形形成过程理论

图形形成过程理论要探求环境场中的某些方面是如何凸显出来,从而成为特殊儿童关注点和兴趣焦点的。图形与背景的关系本质上是从整体性结构中的"图形"显现出来的一种抽象关系,它的生成与特殊儿童的生活状态有关。当图形从背

---

① 李宗芹.倾听身体之歌——舞蹈治疗的发展与内涵[M].台北:心灵工坊文化事业股份有限公司,2001:162.

景中出现但没有完成时,特殊儿童就会留下未完成事件的印记。这种未完成的事件会体现在没有表达出来的情感,如愤怒、伤心、焦虑和遗弃感之上。虽然这些情感并未表达,但却与记忆及想象联结在一起。由于这些情感在知觉领域里并没有被充分体验,因此就在潜意识中徘徊,在不知不觉中被带入现实生活里。未完成事件常常会一直持续存在着,直至特殊儿童能够勇于面对并处理这些情感为止。逃避是一个与未完成事件相关的概念,是特殊儿童用来避免面对未完成事件、避免去体验未完成情境所引发的不愉快情绪所使用的方式。逃避使特殊儿童变得迟钝、无法突破僵局,从而阻碍了其成长的可能性,这一切均与未完成事件有关。

未完成事件的结果可能会导致特殊儿童产生某些心理问题,这些心理问题也会导致他们的动作随之发生障碍,从而妨碍了特殊儿童与自身及他人之间的疆界。舞动治疗师用意象性的动作符号作为媒介,引导特殊儿童从未完成事件图形的无意识中跳跃出来,鼓励他们勇于面对并处理这些潜在的情感,重新完善自己的身体图像,稳定身体界限,把自己作为一个独立的个体和他人区分开来,帮助他们形成身体的完整意识、增强身体图像的现实感、扩大动作的幅度,同时帮助他们控制冲动随意的行为。

(四)接触

接触是经验瞬间事物的一种能力,也是在两个分开部分中对峙的能力。格式塔心理学家强调接触是一种动力关系,当图形中的冲突很清楚地对立时,交接处便产生接触。接触可以存在于自我之中,也可以存在于身体的任何部位,它是舞动治疗进程中的重要元素。有目的地碰触意味着与环境、与他人之间的交互作用,它是特殊儿童不断变化而富有创造力地适应环境的过程。接触是成长的活力源泉,它可能会伴随着强烈的兴趣、想象力与创造力。因此,舞动治疗采用更具创造性的接触立场,赋予特殊儿童动力,并让他们相信自己接触经历的有效性。

(五)能量

格式塔中的能量与阻碍能量原理,是构建完形动作疗法的重要部分。完形动作疗法特别注重能量问题,针对特殊儿童而言,这些能量问题可能包括"它在何处""如何使用"以及"如何被阻碍"等。能量受阻可能表现在特殊儿童身体某些部位僵硬、眼部抽动、脚部抖动,与他人身体接触时力量过强或过弱,说话时眼睛不看对方以逃避接触等方面。完形动作疗法可以帮助特殊儿童找到其能量被阻碍的方式,并且通过各种适宜的舞蹈活动把这些被阻碍的能量转移到合适的能量和行为上。

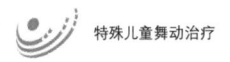

该疗法为特殊儿童的能量表达提供了积极的基础，它的过程就像一个"共振板"，让特殊儿童能够接受其他同伴对他们能量行为的现实的回馈和认可。面对同伴能量的表达，特殊儿童学会了如何处理受阻的能量，如何接受赞同和认可的能量。能量阻碍变成了一次威胁性很小、自我贬低性较小的体验。当特殊儿童的能量动作被动作的群体所接受和理解，防御机制会被降低，他们也许就不再害怕接触他人。

完形动作疗法秉承了格式塔针对的是整个人，而不是突出个体的某一个方面的治疗理论。在创造性的舞蹈活动物理场中，特殊儿童通过体验自己内在的（心理场）真实动作，进而关注他们此时此刻的思想、感觉、行为、身体和梦境，形成完整的身体记忆和真实身体图像，从而达到身心的整合。因此，完形动作疗法强调身体内外的各个部分是如何适应的，强调特殊儿童怎样与环境接触以及如何通过动作交流形成一个不可分割的整体。舞动治疗师协助特殊儿童发现被阻碍的能量，并将阻碍的能量合理导出，同时帮助他们打破混乱的身体疆界，通过经验整理，将无意识的部分利用象征性的身体符号来呈现。

三、阿德勒个体心理学理论

阿尔弗雷德·阿德勒（Alfred Adler，1870—1937）的个体心理学理论提出，人类的行为是受社会驱力的激励，人格的核心是意识，而非潜意识，强调个体与社会其他部分（家庭、社会、文化背景等）相互作用的重要性。阿德勒不仅将个体看成是一个完整统一的有机体，而且还强调了个体与社会环境相互作用的重要性。依据阿德勒的理论，美国舞动治疗学家凌洁·爱斯本（Liljan Espenak）创立了"精神运动疗法"（Psychomotor Therapy）。爱斯本强调阿德勒个体心理学的三个主要理论在精神运动疗法中是不可或缺的：攻击性驱力、自卑情结和社会兴趣，并将它们运用于精神运动疗法中。

（一）攻击性驱力

阿德勒提出的"攻击性驱力"在生命中是天性而且是必要的，如果被压制，那么性格中的自信和生命赋予的源泉也就被压制了。当攻击性驱力被视为生命的原始力量，对生活就会有积极的渴望，如果疾病或早期的压抑没有熄灭它，它就成为一种我们应该感恩的健康和自然动力的表现。通过化解愤怒来处理好攻击性驱力是舞动治疗精神运动疗法的目标。

（二）自卑情结

"自卑情结"是阿德勒最著名的概念之一。阿德勒的理论关注自卑感，他认为"自卑感是所有人的共同属性,也是人类一切奋斗的根源所在"①。自卑不是个体软弱和异常的表现,而是创造力的源泉。自卑情结使人努力克服缺陷,阿德勒把这种努力叫作补偿。从某种意义上讲,婴儿出生时就会有自卑感,追求优越感是增加儿童的自我夸大以克服自卑感的一种方式,在儿童期表现得更加明显。就特殊儿童而言,当他们从自卑感向优越感发展时,身体残疾、行动不便、溺爱和忽视等因素也许会威胁他们的自信和社会兴趣的发展。特殊儿童的自卑情结与身体动作隐喻紧密联系在一起。舞动治疗师所要做的就是通过身体动作唤起特殊儿童对这些自卑情结的注意,伴随着治疗进程创造出丰富的身体动作隐喻情景。

（三）社会兴趣

社会兴趣指的是个体与他人协作,为社会做出贡献的能力。它包括了为整个人类更美好的未来而奋斗。社会兴趣是对个人的种种缺陷的最后补偿,"在阿德勒看来,随着社会兴趣的发展,个体的自卑感和孤立感将逐渐消失"②。社会兴趣最初是在"母子"的关系中得到培养的。母亲的任务是发展孩子的合作感和友爱感。通过对孩子的深入关心,母亲给孩子树立了一个关心模式的榜样。同样,父亲对孩子的社会兴趣发展也相当重要。此外,父母之间的关系对孩子来说也是一个重要的模型,如果父母离异或是经常吵闹,都会影响孩子正常社会兴趣的发展。

精神运动疗法包含了阿德勒对发展社会兴趣和合作意识的重要理论。爱斯本相信在精神运动疗法的干预中,特殊儿童与治疗师之间会努力寻求一种"母子"融洽的合作关系,可以给他们提供被保护的环境以获得适当的关心和安慰。当特殊儿童与他人一起舞蹈时,会减少孤独感,感受到自己是被同伴接受的,是团体的一分子,从而获得归属感并发展社会兴趣。随着舞动治疗的进展,特殊儿童的动作特征作为态度和兴趣便会在各种舞蹈活动中呈现出来,在治疗师的引导下成为表达社会兴趣的一种方式。这对于缺乏社会经验的特殊儿童来说显得尤为重要。

四、人本主义心理学原理

人本主义心理学是由美国心理学家卡尔·罗杰斯(Carl Rogers,1902—1987)和亚伯拉罕·马斯洛(Abraham H. Maslow,1908—1970)在 20 世纪 50 年代创立

---

① [美]Gerald Corey. 心理咨询与治疗的理论及实践[M]. 第八版. 谭晨,译. 北京:中国轻工业出版社,2010:71.
② [美]Gerald Corey. 心理咨询与治疗的理论及实践[M]. 第八版. 谭晨,译. 北京:中国轻工业出版社,2010:73.

的。人本主义心理学"研究人类有别于动物的一些复杂的经验——诸如动机、需要、价值观、情感、生活责任、自我意识等真正属于人性各层面的问题"[①]。人本主义学派强调人的尊严、价值、创造力和自我实现,把人的本性的自我实现归结为潜能的发挥,而潜能是一种类似本能的性质。它最大的贡献是看到了人的心理与人的本质的一致性,从人性的角度启示我们重新审视特殊儿童的本性与潜能、需要与自我实现的舞动治疗实践等问题。

罗杰斯倡导了"来访者中心疗法",他相信儿童具有自我成长和发展的能力,治疗师把自己与儿童的关系看作是平等的,虚心接受儿童对自己的更正,注重营造真诚、积极关注和共情的环境氛围,并以此作为深入理解儿童和与其建立平等关系的基础。他的《来访者中心治疗》(1951)、《接受心理治疗的儿童中心治疗:它的实践、含义和理论》(1957)、《在接受心理治疗的儿童中心框架中发展出来的治疗、人格和人际关系》(1959)、《一种存在方式》(1980)等著作为特殊儿童舞动治疗提供了有力的理论支撑。

马斯洛的"需要层次论"揭示了人类动机的发展和需要满足之间的关系。所有的人都有生理需要、安全需要、爱与归属的需要、尊重的需要和自我实现的需要等。所谓自我实现,即一个人发展、扩充和成熟的趋力,它是一个人最大限度地发挥自身各种潜能的趋向。追求自我实现是人的最高动机。在心理学上,需要层次论是解释人格的重要理论,也是解释动机的重要理论,即儿童成长发展的内在力量是动机。而动机是由多种不同性质的需要所组成的,各种需要之间,有先后顺序与高低层次之分;每一层次的需要与满足,将决定儿童人格发展的境界或程度。在舞动治疗中,这一切对于在现实中难以获得爱与归属需要的满足、尊重与自我实现需要的满足的特殊儿童具有积极的意义。

舞动治疗先驱阿尔玛·霍金斯(Alma Hawkins)在人本主义信条的基础上将意象、舞蹈元素、创造性动作融合,形成一个正式的治疗经验,构建了人本主义取向的舞动疗法。[②] 依玛·朵莎美提丝(Erma Dosamantes)构建的经验性动作心理疗法也是在人本主义心理学的基础上发展出来的一种舞动治疗方法。这些舞动治疗方法强调将特殊儿童的心理与身体的关系联结到一起来进行治疗,通过肌肉运动

---

① 全国十二所重点师范大学联合编写.心理学基础[M].北京:教育科学出版社,2007:11.
② 参见 Fran J. Levy. Dance Movement Therapy: A Healing Art[M]. Revised Edition. Reston, VA: American Alliance for Health, Physical Education, Recreation & Dance, 2005:79.

和意象方法的改造,重组特殊儿童的身体意识、动作和图像。人本主义取向的舞动治疗师注重人性中积极的建设性的一面,注重特殊儿童怎样与他人交往以及如何克服阻碍成长的障碍,从而在自由的宽松舞动环境中,通过关怀式的动作接触和创造性的自我表达使他们实现相应的需要。

五、行为主义学派的基本理论

行为主义学派主张研究可观察的行为,考察在刺激和学习影响下的反应活动。舞蹈/动作行为就是在动作刺激下的一个进行着的情感运动行为,是情感释放和表达的一种渠道,是一个收集信息、交流、处理内心环境的重要方式,是一个时刻进行着的连续性的选择行为。所以,舞动治疗根据行为理论,从特殊儿童非语言行为的特点中研究其心理和发展水平。

行为主义心理学主要包括经典条件反射、操作条件反射和社会学习等理论。20 世纪 70 年代,认知因素对行为主义治疗的影响越来越大,并发展形成了认知行为疗法,成为当今行为治疗的主流。班杜拉的社会学习理论研究对这一趋势的出现有极其重要的影响。

(一)经典条件反射原理

J. B. 华生(J. B. Watson,1878—1958)将伊万·巴甫洛夫(Ivan Pavlov)(1849—1936)的条件反射原理应用到人类身上。华生指出刺激和反应是行为的基本要素,因此,治疗师就应该探测刺激与反应之间的因果关系,从而对个体行为做出某种预测。基于经典条件反射原理发展出了系统脱敏法、厌恶疗法、生物反馈疗法等方法。例如,系统脱敏法放松技术经常被使用于特殊儿童舞动治疗的评估和热身活动中。

(二)操作条件反射原理

B. F. 斯金纳(B. F. Skinner,1904—1990)是操作条件反射理论的新行为主义主要代表人物。操作性条件反射涉及某种类型的学习,在这样的学习中,行为通过环境的系统变化而变化。如果环境变化是加强性的(即行为为感官带来了奖赏或者消除了厌恶性的刺激),那么这种行为将会再发生的可能性就较大。当一种行为的结果增加了这种行为被重复的可能性时,强化就发生了。斯金纳相信强化的行为趋向于重复,而不被强化的行为趋向于消退。斯金纳把操作条件反射作用的原理应用到儿童行为中,他的模式建立在强化原则的基础上,并且以改变和控制环境因素来促使行为发生为目标。舞动治疗师的任务就是与特殊儿童共同找出适应不良的认知,并提供学习环境和训练方法来改变这些认知,通过改变他们错误的认知信念达到改变行为的目的。

（三）班杜拉的社会学习理论

经典条件反射和操作条件反射行为主义者都排斥中介(思维过程的角色、态度和价值观等)概念,他们的关注焦点是能直接观察行为。由 A. 班杜拉(Albert Bandura)为代表的社会学习理论更关注儿童内隐的行为,其理论的核心是儿童通过观察他们生活中重要人物的行为而习得社会行为,这些观察以心理表象或其他符号表征的形式存储在大脑中,来帮助他们模仿行为。该理论的基本特点包括替代性学习(即示范)、象征性过程和自我调节。班杜拉总结出观察学习需要经历的四个阶段:注意阶段、保持阶段、再生阶段和动机阶段。行为要受刺激事件、外部强化和认知中介过程的影响。班杜拉提出了三角的相互作用系统,即包括环境、个人因素(信念、偏好、期望、自我知觉)和儿童行为三者之间的关系。这个系统的中心是自我系统,这是一套用以控制行为的认识和知觉的结构系统。班杜拉相信,自我效能感是儿童对自身能够控制情形和能够带来想要变化的一种信念与期望。

舞动治疗注重特殊儿童在治疗环境中学习的行为模式。这个模式强调社会和认知因素以及观察的重要性,多样化的学习决定了行为。在舞动治疗中,团体环境能为特殊儿童提供学习合理行为的模式,在他们观察舞动治疗师和同伴行为的同时,特殊儿童还能得到他们的建议。因此,参与的同伴有机会通过自己的经验和新的学习,来帮助特殊儿童与周围的环境相处更融洽。

（四）艾利斯的合理情绪行为理论

艾利斯(Albert Elis,1913—2007)的合理情绪行为理论(Rational Emotive Behavior Therapy,简称 REBT)提出儿童抑郁、焦虑等情绪障碍是因为存在不合理信念。合理情绪行为理论是人格的 A-B-C 理论。A 是指诱发事件,B 是指特殊儿童在遇到诱发事件后建立的相应信念,C 是指特殊儿童的情绪和行为反应或结果。A 并不导致 C,相反,B 在很大程度上引起了 C,即情绪反应。使用 REBT 理论的认知、情绪和行为方法,可以帮助特殊儿童学习用"合理信念"替换"不合理信念",通过"信念"重建,来改变和调整特殊儿童的功能失调性人格,这样情绪障碍就会解除。

舞动治疗师玛格丽特运用艾利斯的合理情绪行为理论对运动意识和行为与人类表达之间的联系进行了探索,罗达·温特·拉塞尔(Rhoda Winter Russell)是玛格丽特(Margaret H. Doubler)的追随者。拉塞尔完善了玛格丽特的方法,特别是合理情绪行为疗法理论,发展了自己的舞动治疗方法论。拉塞尔强调影响特殊儿童情感和行为的主要原因是认知过程的障碍,因此将行为改变的焦点投在特殊儿童的知觉、思想、感觉、信念、想象、自我言语以及其他内部心理活动上。

(五)贝克的认知行为理论

贝克(A. To. Beck,1921—)的认知行为理论(CT)强调,儿童的情绪和行为大部分取决于儿童对于周围世界的解释、想法和认知模式。因此,要对儿童歪曲而不适宜的认知进行辨认和改正。他指出了常见的认知歪曲情形:随意推论、选择性概括、过分概括化、扩大与贬低、个人化、乱贴标签、极端化思维等。不难看出,舞动治疗将特殊儿童的认识和情感活动作为内隐行为,只要问题行为涉及内隐行为,减少或改变它们便是舞动治疗的目的。

行为疗法在不断发展,20世纪70年代开始,心理学家、精神病学家发展出了各种以"正念"(Mindfulness)(又可译为"心智觉知")为基础的疗法。在特殊儿童舞动治疗实践中,行为主义理论和疗法得到广泛应用,对于特殊儿童来说,正念训练主要集中在引导他们体验身体的感觉和知觉方面,形式由呼吸、运动、视觉、听觉、触觉等构成。而这些形式正是舞动治疗的主要元素,这与舞动治疗师通过这些元素来使特殊儿童增强体验身体的感觉和知觉的理念是不谋而合的。

六、皮亚杰的发生认识论

皮亚杰(Jean Piaget,1896—1980)是当代最著名的儿童心理学家,构建了发生认识论儿童心理学。他侧重于儿童认知、智力和思维发展的研究,将结构主义与建构主义紧密地结合起来,指出个体的认识是一种功能性结构。这种结构是由个体自身建构起来的,它不是客体的简单复制,也不是主体预先构成的或天赋的,结构内各成分之间具有有机的联系,而不是独立成分的堆砌或混合。"皮亚杰认为儿童心理既不是起源于先天的成熟,也不是起源于后天的经验,而是起源于主体的动作。这种动作的本质是主体对客体的适应,而儿童心理发展的真正原因就是主体通过动作对客体的适应"①。适应的本质在于获得心理结构与环境的平衡,达到平衡的具体途径是同化和顺应。同化是指主体将其遇到的外部信息直接纳入到现有的图式或认知结构中去的过程,而顺应是指主体通过调整自己的图式或认知结构,以使其与外界信息相适应的过程。

对于特殊儿童而言,可以通过同化和顺应来达到机体与环境的平衡。这种平衡是潜藏在特殊儿童发展后面的一种动力因素。当某种作用于特殊儿童的信息不能与其现有的认知结构相匹配时,就会引起不平衡的状态,其内心感受是一种不协调、不满足感。舞动治疗可以帮助特殊儿童努力去克服这种消极感受,以达到平衡。这就是说,动作既可以促进特殊儿童心理结构的内涵不断充实,还可以通过提供新的经验来引起他们原有心理结构与新的环境刺激间的冲突、不协调,为打破原有的心理结构并促使其向新的结构平衡转化提供了现实的可能性。从某种意义上说,这种连续不断的平衡—不平衡—平衡的过程,便是特殊儿童心理发展的本质。特殊儿童适应环境的过程也是身体动作从反射到操作性,从简单到复杂,从泛化到精确的发展过程,所以,身体动作是特殊儿童与环境互动的重要手段。

皮亚杰提出了儿童认知发展的阶段理论,揭示了人类智力发展的基本规律。他将儿童心理发展分为以下四个阶段:

(1) 感知运动阶段(出生～两三岁)——儿童思维的萌芽。

(2) 前运算思维阶段(两三岁～七八岁)——表象或形象思维。

(3) 具体运算思维阶段(七八岁～十一二岁)——初步的逻辑思维。

(4) 形象运算思维阶段(十一二岁～十四五岁)——抽象逻辑思维。

皮亚杰认为,在通过这四个连续发展的阶段后,儿童的思维就基本达到成熟的水平了。②

皮亚杰关于动作建构的理论,开启了我们对舞蹈/动作与心理治疗之间关系实质的认识,即动作经验在特殊儿童心理发展中不是一种简单的维持作用,而是心理发展的组织者。它为舞动治疗提供了强有力的理论支撑。动作既可以为特殊儿童提供认识经验,也可以不断地为他们创造经历新问题、新挑战的情景,并使其在协调、组合原有动作,形成新的更复杂、更灵活、更有效动作的基础上实现心理结构的

---

① 王惠萍,孙宏伟. 儿童发展心理学[M]. 北京:科学出版社,2010:52.
② 转引自王惠萍,孙宏伟. 儿童发展心理学[M]. 北京:科学出版社,2010:54.

突破与重建。

七、中医心理学理论

中医心理学是在中国古代哲学对心理现象的认知和中医学思想的指导下构建的,与现代心理学相互渗透,成为突出中医特色又有别于医学心理学的新兴交叉学科。中医心理学的主要理论如"形神合一论、心主神明论、心神认知论与心神感知论、五脏情志论与七情学说、心之意志论、人格体质论"[1]和相关的"中医心理学疗法"[2]进一步丰富了我国特殊儿童舞动治疗的理论和实践。

(一)"形神合一论"

"形神合一论"是中医心理学理论的核心。"形"与"神"是一组对立统一的概念,"形"是指有形的物质,"神"是指自然界的变化规律,对于人体,"形"是指我们的生物躯体,"神"是指人体生命活动及各种各样的生命现象。对于人的心理活动,中医心理学认为"神"不能脱离形体而独立存在,形神俱备是人体生命的象征,人的心理活动是机体阴阳协调的综合体现。所以说,特殊儿童的身心问题可以用阴阳离合、消长、推移、互根、转化等法则来分析和矫治。

(二)"心主神明论"

中医心理学认为"神"的一切活动都由心来主导,故称"心主神明论"。如上所述,"神"是指人的心理活动,是人的意识思维和情志的体现。在中医学中"魂""魄""意""志"均属"神"的范畴,统称为"五神"。"魂"指在"神"的指挥下的一种快速反应,是有意识的活动;"魄"指与生俱来的一些本体感觉功能,是无意识的活动;"意"和"志"则是指记忆力及其储存。因为神于心,所以心神是人类感知活动的中枢,也就是说,心神能主导特殊儿童的脏腑功能和精神心理活动,包括主导特殊儿童对客观世界的认知、态度体验、意志行为等。

(三)"心神认知论"与"心神感知论"

"心神认知论"是"心主神明论"在心理活动阐释方面的理论扩展。心神认知论提出,人对客观世界的认识和察觉是一个复杂的多层次的认知过程,包括感知、知觉、记忆、思维、注意等心理活动。对应的心理活动的五个阶段是:感知阶段、经验积累阶段、概念形成阶段、创造思维阶段、理论指导阶段,各阶段层次递进、环环相

---

[1] 参见王克勤,杨秋莉.中医心理学[M].北京:人民卫生出版社,2013:33-45,62-77,100-137,159-171.
[2] 参见何裕民.中医心理学临床应用研究[M].北京:人民卫生出版社,2010:148-157.

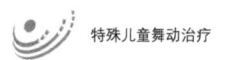

扣。认知过程是特殊儿童心理活动的核心,它自始至终都是在"心神"主导下进行的。特殊儿童的五官是接受感知外部环境信息功能的器官,它们所获取的信息必须传导于心,有心神的感知才会产生感知觉。

(四)"五脏情志论"与"七情学说"

"五脏情志论"与"七情学说"是研究人的情志活动与脏腑关系的理论,是中医心理学的基本组成部分。中医提出的五行相生相克理论与哲学密切相关,即没有生,就没有发生和生长,没有克,事物无所约束和控制,就不能维持正常的身心协调关系。五行相生相克理论对应于五脏之间的关系是:肾(水)藏精,肝(木)藏血,以肾(水)滋养肝(木);心(火)主血脉,又主神志,脾(土)主运化,气血生化之源,又主统血,以心(火)火可温脾(土);脾(土)能转输精微,益气以充肺(金),以脾(土)养肺(金);肺气肃降则有助于肾精之闭藏,水道通调,又能促进肾主水功能的发挥,即肺(金)养肾(水)。同理,五脏相克的关系也就是相互制约的关系,说明只有保持相生相克的动态平衡,人才能达到身心健康的状态。

"七情学说"融入了社会、心理、精神等诸多因素。七情,即"喜""怒""忧""思""悲""恐""惊"等人的情志变化。因"忧"和"悲"都对应于五脏之一的肺,"喜"和"惊"都对应于五脏之一的心,故又可归纳为"喜、怒、忧、思、恐"五志而匹配五脏。情志活动与五脏的关系为:肝在志为怒、心在志为喜、脾在志为思、肺在志为忧、肾在志为恐,这就是五志系统,它集中了人对能量和情绪进行控制的机制。中医心理学认为特殊儿童情志活动是内脏机能的反应,是以脏腑为物质基础的。正常的七情活动是生命活动的正常现象,并不影响人的健康,但若进行太多或太少的七情活动则都会引发心身疾病。因此,损其有余、补其不足能起到促进心身健康的作用。例如,适当的喜能使气血调和,但若"乐极"就会"生悲","范进中举"的故事就是一例。

从治疗来看,中医心理学提出的重视精神情志调节的理论日益被中国舞动治疗界所推崇。对于特殊儿童而言,重视其情志的心理活动,从他们的生活环境、教育环境和社会环境等方面去分析解决其躯体疾病,这正是"五脏情志论"与"七情学说"在我国特殊儿童舞动治疗研究上的优势。

(五)"心之意志论"

在"形神合一"整体论的指导下,"心之意志论"强调意志过程是经过脏腑的生理系统来调节的,意志产生于勇气,因此,通过对克服挫折、困境、障碍的理性认知和磨练,能增强和培养特殊儿童坚强的意志,有助于提升他们的生理机能。

(六)"人格体质论"

在"形神合一"论的基础上,中医心理学又提出了"人格体质论",就是将人格和体质结合起来的认识论。人格体质论指出阴阳的不平衡导致太阳、少阳、阴阳和平、少阴、太阴等五大类人格体质。不同的人格特征一般都可以反映某种体质特点,为此,中医心理学建立了"人格测量"的方法量表,为特殊儿童"因人而异"的个性化舞动治疗提供了参考依据。

本节阐述的心理学相关理论为特殊儿童舞动治疗研究奠定了坚实的理论基础,并为现代系统科学介入特殊儿童身心障碍发生规律的探究提供了有价值的线索。此外,其他理论和思想对特殊儿童舞动治疗的影响也是不可避免的,如"亲历"(Enaction)和"具身认知"(Embodied Cognitive)心理学理论等同样重要。随着现代心理治疗理论的不断发展,如今我国舞动治疗师所面临的问题之一,就是如何不断地借鉴、吸收国外已有理论成果并加强本土化的应用,从而使我国特殊儿童舞动治疗研究不断发展创新。

第二节 拉班动作分析理论

由德国著名人体动作科学研究理论家鲁道夫·冯·拉班(Rudolf Von Laban,1879—1957)创建的"拉班动作分析理论",是建立在19世纪和20世纪初期自然科学和人文科学发展基础之上多学科综合集成的系统产物。它融物理学、生理学、医学、心理学、语言学、数学等多学科知识为一体,形成世界范围公认的人体动作科学理论,从而为构建舞动治疗理论体系提供了跨越舞蹈学科领域的重要理论基础。如今,拉班动作分析理论被越来越多的舞动治疗研究者所关注、借鉴,并在实践中不断地得到创新应用,促使特殊儿童舞动治疗的研究不断发展。

拉班动作分析理论是集前人研究之大成的成果。它是在弗朗西斯·德尔萨特(Frncis Delsarte,1811—1871)的"表情体系"、埃米尔·雅克-达尔克罗兹(Emile Jaques-Dalcroze,1865—1950)的"韵律体操"和"节奏训练"等人体动作科学理论研究与动作教育实践的推动下构建的一套用于观察、记录、分析和解释人体运动行为的系统方法。"力效"学说和"球体空间"理论是拉班动作分析理论的两个核心部分,它们使复杂的人体运动行为得到科学的阐释,为舞蹈教育、舞动治疗等领域对人的训练、治疗与发展提供了理论基础。因而,拉班被视为哲学家、舞蹈理论家、欧洲学派的现代舞之父,是20世纪初现代人体动作科学研究的重要代表人物。在西方,已有较多介绍和研究拉班动作分析理论的文章和专著。但在中国,有关拉班动作分析理论的研究尚在少数。20世纪三四十年代留学日本的吴晓邦、蔡瑞月和留学英国的戴爱莲,将所接受的拉班思想和方法应用于创作、教学实践,建立起舞蹈运动的"自然法则"和"舞情舞律"体系,影响了中国现当代舞蹈的基础建设和人才培养。留学美国8年的郭明达是将拉班理论系统地传入中国的学者。50至60年代,他系统翻译了拉班的动作科学研究专著,并通过80年代后的讲学及推广,极大地影响了中国当代舞蹈的创作和研究。然而,由于历史的原因,他的诸多译著和成果尚停留在内部抄本的传播之中,而未能被读者接触到。① 因而,在20世纪,我国关于拉班理论及其应用研究方面总体比较薄弱。21世纪初期,郭明达的学生刘青弋受益于导师的亲传和深入的专业指导,从舞蹈的身体语言研究、文化研究和现代舞蹈教育研究的视角对拉班动作分析理论进行了深入系统的研究和创新性的应用,以至于我们对拉班动作分析理论进行研究的时候,不可不研读刘青弋教授的主要研究成果——如《西方现代舞史纲》《现代舞蹈的身体语言》《动感空间》等专著,这些专著对拉班动作分析理论进行了创造性阐释与应用,确立了刘青弋教授在拉班动作分析理论研究史上的地位,同时也为当代舞动治疗的原理、方法、价值取向研究,以及研究成果的规范表述等提供了重要的参考依据。

拉班在人体动作的研究中提出了一个著名公式:人体动作＝动作内容＋动作形式。

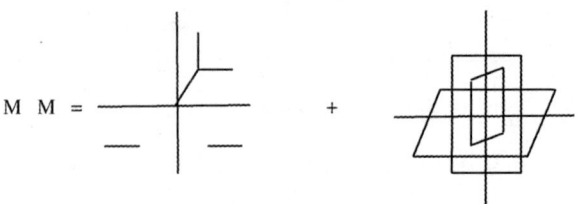

图 2-1 拉班人体动作公式图示

---

① 刘青弋.现代舞蹈的身体语言教程[M].北京:中国人民大学出版社,2011:16.

拉班从人体动作的内容与形式两个方面对人体动作进行了深入的探析,并揭示了其内在的本质与规律性,因此,这一研究为一切人体运动的教育与研究提供了具有普遍意义的参照系。拉班认为,人体动作的内容属于动作内部力量变化效应的象征。拉班在人体动作的内容研究方面创造性地提出了"力效(Effort)"学说,这是拉班对人体动作所做的本质层面的把握。拉班把"力效"视为一切动作的根源,即一切动作产生的内在冲动。他认为"力效"负荷着动作的内容,并赋予动作以表现性。动作"力效"的变化与组合可形成动态节奏片段,可像文字语言学由单词通过语法结构组成句式那样,形成非语言的动态句法并传情达意。因此,拉班对动作的研究超越了物理学、生理学的层面而进入心理学和语言学的层面。[①]

刘青弋教授对拉班人体动作科学理论进行深入、系统的研究,通过"力效分析""力效训练"和"力效和谐",创造性地论述了"力效"学说和分析的原理在人类生活相关领域应用的途径和价值;通过"外部空间""内部空间""多维空间"和"运态空间",创造性地论述了"空间学"的基本原理,空间生命和谐理论更是理论结合实践地论述与阐明了拉班人体运动科学的基本框架。因此,当拉班的人体动作科学分析理论作为基本原理成为舞动治疗研究的基本方法之时,当我们对拉班的"力效"学说和"球体空间"进行阐述时,刘青弋教授的研究成果以及国外相关研究文献成果,对我们的研究必将具有重要的理论指导与启示意义。

(一)"力效"学说

"力效"学说是拉班动作分析理论研究中的一个重要内容。在"力效"学说中存在着空间(Space)、重量(Weight)(或力量与力度)、时间(Time)以及流畅度(Flow)(或流动)四项动作元素,而每个元素内部又有两个对立的方面(见图2-2)(第三章有详细的论述)。对拉班而言,这些元素恰好是人体动作中显现出的内心冲动和能量的方式,这些动作是有意识地进行的,而不是被动的运动。[②]

空间元素的两极包括"直接"和"间接",或是"阻塞"和"流畅";重量元素的两极包括"强"和"弱",或是"重"和"轻";时间元素的两极包括"快"和"慢",或是"瞬间性"和"持续性";流动元素的两极包括"自由"和"束缚",或是"无拘束"和"受限

---

① Rudolf Von Laban, F. E. Laurence. Effort[M]. London:Macdonald and Evens, Ltd. ,1947. 转引自刘青弋. 西方现代舞史纲[M]. 上海:上海音乐出版社,2004:39.
② 参见 Eden Davies. Beyond Dance:Laban's Legacy of Movement Analysis[M]. New York:Routledge, 2006: 45.

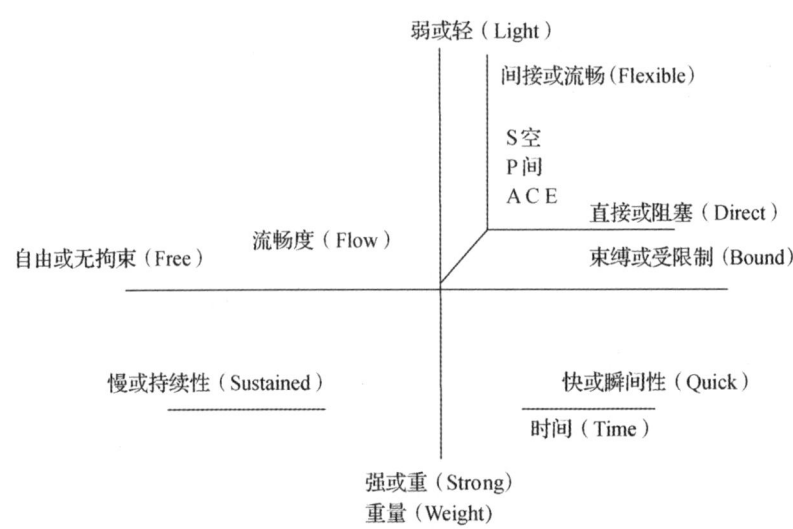

图 2-2 拉班"力效"(Effort)的四项动作元素符号[1]

制"。四项动作元素在使用过程中,常用动作特性来讨论个体的心理问题,此时,力效的动作元素看起来比较活跃,更加有意义。然而这可能误导或者传达一种不合实际的个人情感的动作。例如,"间接"使用空间并不意味着不能"直接"应对空间或生活。同样地,考虑到重量的"重"与"轻",一个经常使用"重"或"强"的力量个体并不一定比使用"轻"或"弱"的力量个体更强壮或具有更加坚定的性格品质。所以,为防止过分简单化地解释人体动作特质,研究者需要从心理学、人类学和社会学等不同角度来理解人类动作,必须谨慎地判断"力效"四项动作元素,重视整体动作进程和部分动作进程的综合有效性分析。

拉班将上述四项动作元素的一极进行组合,由此形成动作的八种基本力效样式:砍动、扭动、压动、冲击、滑动、弹动、轻敲和浮动(由于空间元素和流畅度具有相似性,故将流畅度忽略不计)。[2] 因此,每一基本力效,可包含六个动作要素中的三个元素:强或弱,快或慢,直接或间接。八种基本力效组合样式如表 2-1 所示。

---

[1] 参见 Eden Davies. Beyond Dance: Laban's Legacy of Movement Analysis[M]. New York: Routledge, 2006: 45.

[2] 刘青弋. 现代舞蹈的身体语言[M]. 上海: 上海音乐出版社, 2004: 40.

表2-1 八种基本力效组合样式①

基本力效	空间元素	重量元素	时间元素
砍动	"间接"或"流畅"	"强"或"重"	"快"或"瞬间性"
扭动	"间接"或"流畅"	"强"或"重"	"慢"或"持续性"
压动	"直接"或"阻塞"	"强"或"重"	"慢"或"持续性"
冲击	"直接"或"阻塞"	"强"或"重"	"快"或"瞬间性"
滑动	"直接"或"阻塞"	"弱"或"轻"	"慢"或"持续性"
弹动	"间接"或"流畅"	"弱"或"轻"	"快"或"瞬间性"
轻敲	"直接"或"阻塞"	"弱"或"轻"	"快"或"瞬间性"
浮动	"间接"或"流畅"	"弱"或"轻"	"慢"或"持续性"

表2-1中，八种"力效"样式的组合，可以形成不同的身体动作样式。所以，通过"力效"样式的转换可以促进个体达到身体动作的协调状态。为此，拉班提出了一个使动作渐次变化达到身心协调的"力效和谐"理论，即通过"力效"转换过程来改变个体动作的力量或时间或空间中的某一动作元素，使身体动作出现协调和流畅的质感。作为一种操作性的动作训练、心理治疗方法，通过有关"力效"样式转换，可以具体解决人类动作"力效"的和谐问题，从而拓展了拉班动作分析理论研究范围及应用领域。

图2-3说明了动作元素和动作质量之间变化的关系。例如，"冲击"力效分别与"砍动""压动""轻敲"力效相连，"冲击"与"砍动"的时间元素（T）均为"快"或"瞬间性"，重量元素（W）均为"强"或"重"，时间和重量两个元素相同。当"冲击"与"砍动"力效之间的一个空间元素（S）被调换，动作性质变化不大。也就是说，当两个力效之间只有一个动作元素被转换时，身体的动作质量（力效样式）变化不大，其组合间的流畅性较好。当两个力效之间的两个动作元素被转换时，身体的动作质量会发生较大的变化，其组合间的流畅性受到一定影响；当两个力效之间的三个动作元素都转换时，身体的动作质量会发生根本性的变化，其组合间的流畅性完全被毁坏。如果两个力效之间没有过渡性的动作元素转换，个体在训练或治疗中就会造成较大的身体损伤，对身心造成负面影响。为了解决这些问题，力效之间的平稳过渡及渐次变化成为需要着重解决的问题。从图2-4可以看出，一种力效质感可

---

① 参见 Eden Davies. Beyond Dance: Laban's Legacy of Movement Analysis[M]. New York: Routledge, 2006: 45-47.

以通过动作元素渐次变化到相反力效。拉班的"力效和谐"理论为个体的身心和谐发展做出了巨大的贡献。①

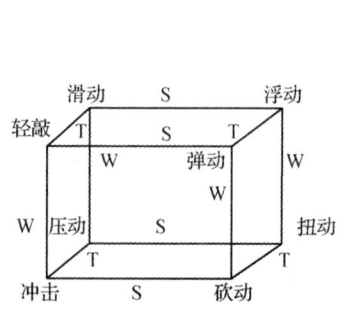

图2-3 动作元素变化与动作质量变化关系示意图②

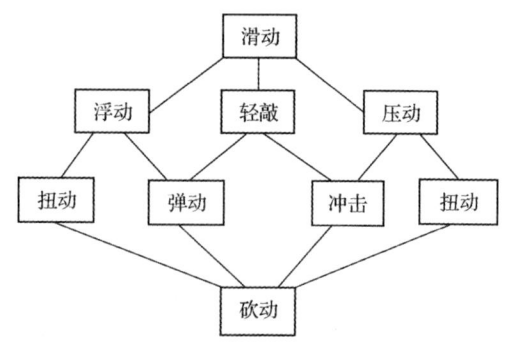

图2-4 一种力效质感渐次变化步骤图③

(二)"球体空间"理论

拉班在德尔萨特的理论基础上,进一步拓展了其人体运动的空间理论,提出了著名的"球体空间"理论,并运用数学和几何学的方法,对人体空间运动的各种要素进行了分析和定位。"拉班把人体运动的空间视为一个立方体的空间,而任何一个立方体都具有三个维度。他认为,人体对于空间的态度无外乎两种,一是拥抱,二是排斥,运动是向心力或是离心力的作用结果。拉班指出,人体运动在两种'三个平面'上展开:一是在高、中、低的平面,另一是'门'平面、'桌'平面、'轮'平面(见图2-5)。此外,将人体视为一个中心点,又可以得到上、下、左、右、前、后六个方向的'向度'点(见图2-6)。由此出发,拉班总结出人体运动的球体概念:除了上述六个向度的基本点之外,加上中央点以及围绕中央点形成的四条对角线和六条直径线上两端20个点,总共形成空间的27个点,人体的运动就是身体的各个部分在这种具有27个点之间的球体空间中从一个点到另一个点之间的运动。"④

---

① 参见刘青弋. 现代舞蹈的身体语言教程[M]. 北京:中国人民大学出版社,2011:52-54.
② Rudolf Von Laban, F. E. Laurence. Effort[M]. London:Macdonald and Evens, Ltd. ,1947. 转引自刘青弋. 现代舞蹈的身体语言教程[M]. 北京:中国人民大学出版社,2011:52.
③ Valerie Preston,F. L. G. . A Handbook for Modern Educational Dance[M]. London: Macdonald and Evens, Ltd. ,1963. 转引自刘青弋. 现代舞蹈的身体语言教程[M]. 北京:中国人民大学出版社,2011:54.
④ Rudolf Von Laban. Modern Educational Dance[M]. London: Macdonald and Evens, Ltd. ,1948. 转引自刘青弋. 西方现代舞史纲[M]. 上海:上海音乐出版社,2004:42.

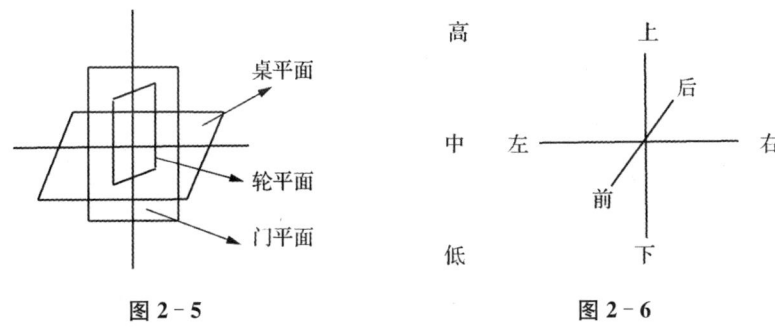

图 2-5　　　　　　　　图 2-6

"球体空间"理论可以解释个体在空间里协调并流畅地从一个点移动到另一个点。如何从一个点移动到另一点则意味着身体运动的各种性能,例如伸展、紧缩、弯腰、踢腿等等。点与点之间的运动轨迹形成了空间路径,这些空间路径可以帮助个体认识他们的身体动作具体在表达什么。例如,在同一路径重复某些动作可能是一种奇妙的体验,让个体认识到某些情感需要达到某一个顶点,当这个顶点达到时,个体可能会根据自己的需要、全新的体验以及对情感的重新理解而改变空间路径,而不同的空间路径会给个体带来不同的情感体验。

由此看来,拉班动作分析理论是与时俱进的,适合在历史变革中创造新的价值体系,发挥其应有作用。20世纪90年代初,中国的研究者们借鉴西方舞动治疗的经验,结合中国文化的特点,进行了舞动治疗的本土化研究。以我国台湾地区李宗芹博士为代表的舞动治疗专家,以其深刻的思想,在海峡两岸的舞动治疗研究领域产生了重要影响。李宗芹博士梳理了"早期舞蹈治疗的舞蹈渊源图"(见图2-7),帮助我们进一步理清了拉班动作分析理论的发展脉络,对现代舞和舞动治疗发展做出了贡献。

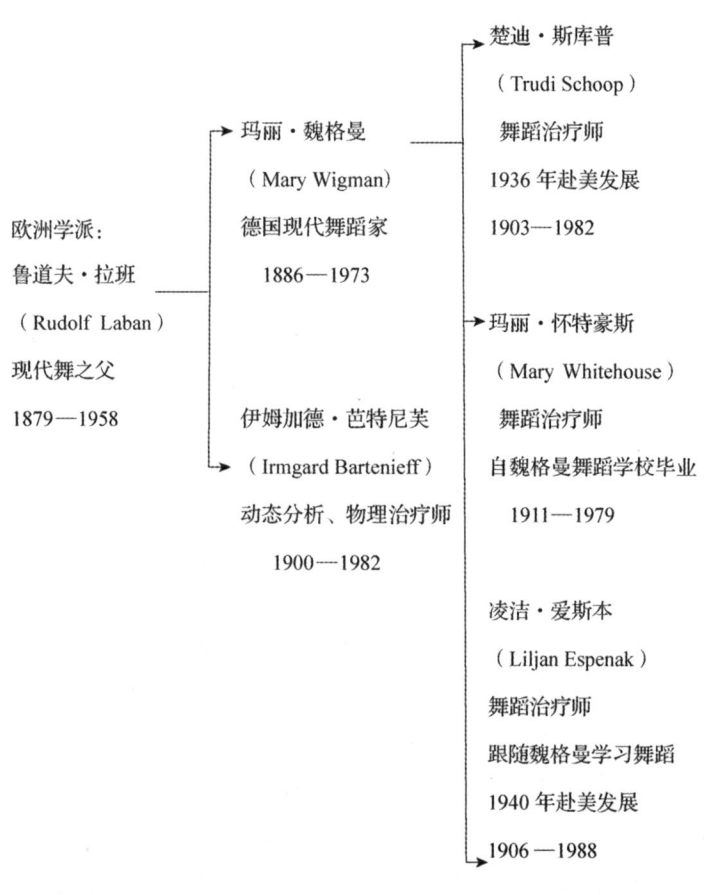

图 2-7　早期舞蹈治疗的渊源[1]

拉班是欧洲学派现代舞之父,伊莎多拉·邓肯(Isadora Duncan,1878—1927)是美国学派现代舞先驱。前者是现代舞理论家、人体动律学和拉班舞谱的发明者;后者是被誉为"现代舞之母"的美国著名现代舞蹈家,其自由舞蹈、身心合一、身体解放的理念对舞动治疗产生了深远的影响。圣·丹妮丝(Ruth St. Denis,1879—1968)是美国著名现代舞蹈家、美国现代舞先驱,被称为美国舞蹈界"第一夫人"。

---

[1] 李宗芹.倾听身体之歌——舞蹈治疗的发展与内涵[M].台北:心灵工坊文化事业股份有限公司,2001:55-56.

1914年,丹妮丝与泰德·肖恩(Tend shawn,1891—1972)结为伉俪,并共同创办了丹妮丝-肖恩舞蹈学校。20世纪20年代,玛丽安·切斯(Mary Chace,1896—1970)在丹妮丝-肖恩舞蹈学校学习并表演,40年代开始在医院进行舞动治疗,是美国舞蹈治疗协会的第一任主席,被誉为"舞蹈治疗的先锋"。玛丽·魏格曼(Mary Wigman,1886—1973)是欧洲表现主义舞蹈创始人、德国著名现代舞蹈家,师从拉班学习舞蹈,后来传播拉班的理论,并把拉班理论应用在舞蹈艺术实践中。伊姆加德·芭特尼芙于1925年结识拉班,她从舞动治疗的视角对拉班动作分析理论进行了系统的研究和创造性的应用,提出了"芭特尼芙原理",开辟了拉班动作分析理论新的研究领域,推动了拉班动作分析理论的发展,下文有详细介绍。楚迪·斯库普(Trudi Schoop,1903—1982)是一位诞生于美国西海岸的舞动治疗先驱,她学习了那个时代普遍流行的拉班、魏格曼、泰娥(Elleu Tells)的现代舞蹈形式,1936年赴美国发展,创立了UR哲理(Universal Transcendental)取向的舞动疗法。玛丽·怀特豪斯(Mary Whitehouse,1911—1979)和凌洁·爱斯本(Liljan Espenak,1906—1988)是舞动治疗的先驱,她们跟随魏格曼学习舞蹈,之后分别创立了荣格舞蹈疗法和精神运动疗法。这些疗法在舞动治疗的流派和治疗方法中占据了重要位置,也证明了拉班动作分析理论对于舞动治疗的巨大影响。因此,对于拉班的贡献及其"力效"学说和"球体空间"理论的科学认识,不仅为我们学习和研究拉班动作分析理论开辟了一个窗口,而且为进一步诠释特殊儿童舞动治疗的内涵、功能、作用机制和评估方法等问题提供了全新的思路。

第三节　拉班动作分析理论的发展及应用

拉班动作分析理论在舞蹈教育、舞动治疗和其他研究领域上被广泛应用,尤其在特殊儿童舞动治疗研究领域,为该领域研究提供了可行的研究方法和研究思路。在拉班动作分析理论中,"力效"学说和"球体空间"理论是舞动治疗使用的两类技术理论。舞动治疗师要想科学地描述特殊儿童身体动作特质,就应在这两类技术理论基础之上建立参数体系。这些参数包括身体各部分动作的使用、行为的空间路径,以及行为创造性的思维状态。对于舞动治疗师来说,观察、识别、掌握、调整特殊儿童独特的动作方式十分重要。这种以非语言交流的方式协调并回应特殊儿童的动作行为,为舞动治疗建立了一种必要的互信关系。维持舞动治疗过程的另一重要组成部分是利用好力效样式转换,因为它能够让特殊儿童从一个动作情感转换到另一个中去,在舞动治疗中具有相当大的实用价值。舞动治疗师通过拉班动作分析理论给出一种诠释,使得主体间的相互治疗关系能够被深刻理解。特殊儿童从自身主体动作出发,把这种动作经验编制进其被动员起来的自体客体渴望之中,使得其遭到挫败的发展过程得到认同并重构。在用身体动作语言表达特殊儿童的主观经验的过程中,治疗师用拉班动作分析技术理论可以促进特殊儿童情感和动作经验的整合。

半个多世纪以来,拉班动作分析理论作为一种研究方法和技术手段被应用于舞动治疗临床实践中,为舞动治疗理论体系的形成奠定了实践基础。拉班动作分析理论和舞动治疗作为一个研究领域,在研究主题和思路上不断发生变化,不仅反映了研究者对拉班动作分析理论与个体动作发展关系的认识进步,而且也拓展、加深了研究者对心理发生、发展基本规律的认识。欲弄清研究者采用拉班动作分析理论在特殊儿童舞动治疗领域进行哪些方面的研究,最有效的方法就是对研究者在拉班动作分析理论的继承和创新运用形成的舞动治疗理论、观点进行梳理和总结,以探析拉班动作分析理论在特殊儿童舞动治疗研究中的核心价值与有益参考。

一、"形"与"力效"技术的融合原理

拉班作为一名教师,鼓励所有的学生使用并挖掘自己的潜能,这使得他的学生以感兴趣的方式应用并发展拉班的研究成果。沃伦·兰姆(Warren Lamb)是拉班的学生和追随者,他进一步继承和发展了拉班的研究成果,兰姆将他自己提出的"形(Shape)"理论与拉班的"力效"理论融合在一起,探寻它们与人类行为之间的关系。[①] 兰姆的"形"理论包括"形状流动、方向性、塑形"[②]三种技术(第三章有相应的论述),它们是由拉班的"力效"四项动作元素理论转化发展而来的,重在描述个体身体动作的态度。兰姆相信动作的"力效"(姿势)或"形"(态度)仅涉及身体的一部分,不同的动作阶段有时候显示相同的模式,先是姿势上的然后是态度上的,或者反过来呈现。这种连续显示被称为"姿势"到"态度"或者"态度"到"姿势"的融合过程存在着密切的联系。而"态度"比"姿势"显示了更加全身心的投入,因为它需

[①] 参见 Sharon Chaiklin, Hilda Wengrower. The Art and Science of Dance/Movement Therapy:Life is Dance[M]. New York:Routledge, 2009:220.
[②] 李宗芹. 倾听身体之歌——舞蹈治疗的发展与内涵[M]. 台北:心灵工坊文化事业股份有限公司,2001:219.

要人类更多的肢体参与意识。由意识和愿望影响的个体行为更可能出现在"态度"中。从兰姆的研究中呈现出关于个体内在动机的信息,为个体的情感和个性特征提供了丰富的说明,为后来的研究者提供了理论和方法上的指导,从而为舞动治疗的动作分析评估体系做出了重要的贡献。

二、芭特尼芙原理

芭特尼芙原理(Bartenieff Fundamentals)[①]是由出生在德国的伊姆加德·芭特尼芙(Irmgard Bartenieff,1900—1981)提出的,是舞动治疗中具有综合性特征的方法、技术原理之一。它将舞动治疗过程概括为用于促进个体实现和调节基本需求的系统,这个过程或系统基于生理需求和心理调节的动机系统和感官系统等,而每一个关联系统都包含不同的动机和功能因素,是围绕个体的某一种神经生理关联物的需求而建立起来的,通过位于关系背景中的生活经验来塑造,且其积极发展必然促进其他系统的动机变化或不同程度的发展。自芭特尼芙原理诞生以来,拉班动作分析理论与舞动治疗之间建立了清晰而直接的联系,该原理成为舞动治疗的一种方法、手段、工具的标准。它不仅解决了治疗对象行为与经验的"为什么"问题,更在临床上为舞动治疗的阐释充当支点与基石作用[②]。

芭特尼芙为特殊儿童的舞动治疗发展做出了独特的贡献,其贡献来源于她的工作背景和时代精神。20世纪20年代中期,她作为欧洲早期的现代舞者,开始学习拉班动作分析理论。30年代初,她在德国拥有了自己的舞蹈公司。40年代,芭特尼芙从纽约大学获得了物理疗法的学位,后来在纽约维尔德派克医院(Willard Parker Hospital)为患有小儿麻痹症的儿童进行舞动治疗,这项临床实践在以动作有效性为基础的儿童身心健康推进方面做出了巨大贡献。50年代初,她在纽约瓦尔哈拉(Valhalla)的布莱斯戴尔医院(Blythedale Hospital)继续为特殊儿童进行治疗。拉班动作分析理论在舞动治疗中最具影响的应用研究是芭特尼芙和她的学生马莎·戴维斯(Martha Davis)在1965年发表的一篇题为《力效/形分析:表达与机能的统一》(*Effort/Shape Analysis of Movement: The Unity of Expression and Function*)的文章。文中提出了关于拉班动作分析理论在舞动治疗运用中的三个

[①] 参见 Fran J. Levy. Dance Movement Therapy:A Healing Art[M]. Revised Edition. Reston, VA: American Alliance for Health,Physical Education,Recreation & Dance,2005:117.

[②] 参见 Fran J. Levy. Dance Movement Therapy:A Healing Art[M]. Revised Edition. Reston, VA: American Alliance for Health,Physical Education,Recreation & Dance,2005:113-115,119.

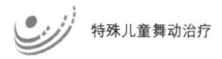

推论：①拉班动作分析是对人类运动进行描述、衡量和分类的一种可复现的方法；②拉班动作分析所描述的是个体本身固守并使其区别于他人的运动；③拉班动作分析描绘的是一个与神经心理学和心理过程相关的行为维度(Costonis,1978)。之后，她在布朗克斯州立医院(Bronx State Hospital)正式运用拉班动作分析理论进行舞动治疗的临床研究，给医院的康复工作带来艺术和创新的时代变化。70年代后期，芭特尼芙和她的同事在纽约成立了拉班动作分析研究机构，并成为该机构的第一任主席。①

在20世纪80年代，芭特尼芙与多里·刘易斯(Doir Lewis)合作著书《身体动作：应对外部环境》(*Body Movement: Coping with the Environment*)(1980)，书中正式提出了芭特尼芙原理(Bartenieff Fundamentals)。她在有效保存拉班动作分析理论洞见的同时，又将这些洞见进行了创新运用，从而提供了一种基于实证研究的舞动治疗方法。她早期关于拉班动作分析理论涉及动机方面的想法得以证实，即个体的生理运动是综合生理感知和心理感知的关键，也就是统一身体和心灵的关键。她坚信行为必须结合神经心理学和整个器官功能一起理解。动作是一个基于器官模型的行为。这个主要推论的意义在于神经性进程、适应性变化和表现力都有整合于动作之中的可能和必要。身体的每一个动作部分是适应的，富有表达力的，动作的作用可以作为一种处方，客观上反映出身体的一些信息。芭特尼芙对动作形式的分析没有停留在物理学层面，而是进一步在生理学与心理学整合的层面进行解释。她相信儿童的动作形式是他们生活形态的混合物，尊重儿童对于某些动作影响的特殊生理表达，帮助儿童充分利用他们目前的全部动作技能，这在舞动治疗中是完全可以实现的。

芭特尼芙原理不仅丰富了舞动治疗的理论体系，同时也为当代特殊儿童舞动治疗临床实践提供了重要依据。可以定量观察特殊儿童全部的运动形态和集中于基本动作的表达，这来源于拉班"减少力点"的观点(如果一个力点减少，它将保持现状，但很少量整体扰动)。进一步的阐释是：治疗师要研究适合特殊儿童整体形态的基本动作，然后吸引他们进行运动，这里存在开始或者部分利用一定的力点并发展全身的动态因素。这个观点提供了一个支持特殊儿童正确的动作系统活动的事件，可以看作是一个动作再教育的模式。反过来，这些活动事件和动作再教育模式又影

---

① 参见Fran J. Levy. Dance Movement Therapy: A Healing Art[M]. Revised Edition. Reston, VA: American Alliance for Health, Physical Education, Recreation & Dance, 2005: 113-119.

响着特殊儿童的情感态度。根据该原理,另一个有价值的类推是利用空间因素来发展特殊儿童明确的动机因素,以努力完成他们的身体动作活动,而且活动方式经常需要特殊儿童有相对清晰的空间意图,以培养其在一定空间中表达"力效"因素的能力。为帮助特殊儿童开发动作潜能,刺激和动员他们对动作的推动(即动作背后的动机因素)是非常必要的。通过空间动作的动态分析能得出特殊儿童的情感反应和态度;同样,通过不同的空间路径组合,可以深入发展出特殊儿童的动作语汇表达,这不仅可以揭示出其动作的局限,还可以揭示出其动作变化的可能性。

芭特尼芙原理强调特殊儿童同他人及社会的关系,认为综合适应其身体和心理的需求,不仅要把动作当成交流的工具,在内部空间和外部空间之间建立桥梁,而且在个性方面要建立一个内部空间和外部空间的平衡需求关系。该原理加深了对特殊儿童舞动治疗过程的理解。临床应用研究证实,身体动作感知是人类与生俱来的生存能力,是最早形成与他人交流和生活的一部分。在这个意义上,舞动治疗师要充分利用这种先天的身体动作感知原型。因此,当芭特尼芙用人本主义取向舞动治疗框架来强调身体动作感知是一个复杂的综合整体时,她和特殊儿童交流的能力以及她对运动结构和作用动态理解的能力得以充分展现。该原理取代了对极限的关注,以特殊儿童病理学为切入点观察身体构造和动作行为,随着观察潜在动作表现,可以看到总体的动作概貌,目的在于致力解决特殊儿童的身心问题。芭特尼芙原理总体上深化了拉班动作分析理论对人类行为动机的理解,与拉班动作分析理论之间保持了一定的张力,有利于拉班动作分析理论和芭特尼芙原理的研究成果顺畅地发挥其应用的价值和作用。

三、凯斯滕伯格动作分析理论

在20世纪50年代,美国儿童精神病医师朱迪斯·凯斯滕伯格(Judith Kestenberg,1910—1998)研究了拉班动作分析理论后,对其进行运用、发展并形成了"凯斯滕伯格动作分析理论"(Kestenberg Movement Profile,简称 KMP)[1]。KMP 研究的内容包括对"张力流动节律""前力效""力效""两极形状流动""单极形状流动""形状流动设计""各个方向的空间形状""平面上的空间形状""两个系统"的九种人体动作模式的观察、发展和分析评估。它不仅与拉班动作分析理论存在

---

[1] 参见 Sharon Chaiklin, Hilda Wengrower. The Art and Science of Dance/Movement Therapy: Life is Dance [M]. New York:Routledge, 2009:238-247.

着补充、衔接和延伸的关系,而且与其他各类心理治疗存在着交叉和整合的关系,从而有助于辩证地思考有关人类个体早期动作发展及自体—客体的分化发展问题。随着 KMP 的出现,研究者将具体运动模式的范围与特定的发展阶段和心理机能联系起来,对儿童发展展开多方面调查,包括对性别、怀孕和母亲感觉、精神创伤以及沉迷不能自持的混乱动作等。KMP 在众多研究者跨学科研究的推动下持续半个多世纪,如玛莎·苏达克(Martha Soodak)、彭妮·刘易斯(Penny Lewis)、苏珊·洛曼(Susan Loman)等舞动治疗专家致力于该理论的研究与运用。这些后续研究进一步说明,通过 KMP 对特殊儿童行为进行观察,如行为不足、行为过度、行为缺失等缺陷,以及动作发展程度都能明确诊断。这直接表明国外舞动治疗研究者对 KMP 已有研究成果的运用能力在不断增强,且更加注重研究成果的实效性;间接说明了唯有从多学科视角,采取交叉融合的思维方式,进行理论运用研究,才有可能形成较为正确的特殊儿童舞动治疗认识。因此,为更深入地认识 KMP,应吸引更多具有不同学科背景的研究者充实到研究群体中,与具有舞动治疗背景的研究者形成互补型研究群体,从而为构建特殊儿童舞动治疗体系增添活力、贡献力量。

四、个性评估和治疗

个性评估和治疗(Personality Assessment and Treatment)是由英国的舞动治疗学家马里恩·诺思(Marion North)在拉班动作分析理论基础上提出的独特的舞动治疗观点。诺思认为有必要把行为、治疗和其他类型的心理治疗结合起来,强调动作、行为和个性调整之间的相互关系,即舞动治疗作为一种方法在其能力范围内,可以满足个体自身水平的发展,并且每个人的表达和适应方式是不同的。因此,通过动作技能的学习和训练可以了解、整合、修正个体。

诺思是拉班的学生,她主要以肢体、空间、力效三个方面整合的舞动治疗观念来为特殊儿童诊断、评定和制订治疗方案,这在英国的舞动治疗中是常规部分。诺思为了证明她的观点在儿童舞动治疗中作为评估工具来使用的价值,选择了一些有动作特征联系的儿童来做个性化的试验。诺思认为,在特殊儿童舞动治疗中,每个特殊儿童的运动方式都具有复杂性和唯一性,都具有与他人相处关系的个性特征。因此,在明确身体动作的治疗目标时,要观察特殊儿童在动作表达和情感适应方面的个性互动。更确切地说,治疗师要将特殊儿童的情感个性特征投射到实际的动作训练中加以利用和扩展,在接纳他人的同时仍然保持着属于特殊儿童自己的情感。她反复指出情感的个性特征在儿童早期发展中的核心作用,认为有个性的情感可用先天反应模式描述,既充当内部信号,也充当外部信号,她强调情感的个性特征在提高儿童对身体的觉察和感受上的重要作用,还有其在建立和维持客体关系方面的决定性作用。虽然诺思在 1972 年的研究中已经涉及通过运动对儿童的个性特征进行评估,这与"芭特尼芙原理""凯斯滕伯格动作分析理论"相比,其研究最明显的缺陷是没有形成一个系统的理论体系,这导致其观点在舞动治疗临床实践中没有得到足够的重视和真正的应用。尽管如此,诺思的观点和推论对于深刻认识特殊儿童舞动治疗实践仍具有重要意义。

应该说,拉班动作分析理论为舞动治疗奠定了该研究领域的基础,进而为特殊儿童的教育和康复提供了不可估量的实用价值。舞动治疗在拉班动作分析理论基础上的发展历史和方法论进步,是几代舞动治疗师对人体运动理性分析和科学判断的体现,尤其是对舞动治疗量化研究的深化,更多地表现为关注该理论的应用及其实效问题,从而追求特殊儿童舞动治疗目标的具体化、可操作化,而这恰好是拉班动作分析理论应用研究的优势所在。

第三章　特殊儿童舞动治疗的评估

特殊儿童舞动治疗评估是指收集评估对象的病史和相关资料,提出假设,实施检查,对结果进行比较、综合、分析、解释,探讨评估对象既有情况和可能的发展过程。它需要由多学科领域的评估小组共同完成。评估小组涉及的领域可能包括医学领域、心理学领域、舞动治疗领域、特殊教育领域等。每一个评估小组分别在各自的领域中对特殊儿童进行评估,为特殊儿童制订明确的舞动治疗目标、计划提供依据,也为具体的实施奠定基础。

舞动治疗研究者的首要任务是进行舞动治疗的学术构建,以解决特殊儿童舞动治疗中存在的问题和难点,参考良好的学术研究成果科学地建立特殊儿童舞动治疗的评估体系。因此,特殊儿童舞动治疗评估体系本身应采用恰当的方法来分析问题、阐释问题、评价疗效,从而实现舞动治疗评估的价值。传统的评估体系将评估方法、评估工具、评估内容作为判断疗效的一种标准——一种实用主义的判断标准,以此标准来衡量舞动治疗的疗效似乎比较狭隘。舞动治疗的临床应用需要一套评估体系,但如何评估才更为恰当,这将取决于舞动治疗研究者的立场或认知和理解。鉴于此,笔者在注重引进、吸收和消化西方舞动治疗的研究成果基础上,初步构建适用于特殊儿童的舞动治疗评估体系。该评估体系可为我国特殊儿童舞动治疗临床方案优化提供参考。

第一节　特殊儿童舞动治疗评估的意义

特殊儿童舞动治疗评估贯穿于治疗的全过程,其治疗过程实际上是一个通过动态的评估来制订、实施、修改和完善治疗方案的过程。评估是特殊儿童舞动治疗目标管理的重要内容,其意义体现在以下几个方面。

一、了解和确定障碍的程度

通过舞动治疗评估,治疗师可以了解特殊儿童在哪些方面存在缺陷及障碍程度等信息,为合理地制订和实施舞动治疗计划提供依据,为评估治疗的效果奠定基础。例如:通过动作能力评估,确定特殊儿童在大肌肉群参与的身体姿势保持、平衡等粗大动作能力和小肌肉群实施的精细动作能力等方面存在的障碍程度;通过认知能力评估,确定特殊儿童在感知觉、记忆、注意力、思维、推理、判断、创造、问题解决等方面存在的障碍程度;通过语言能力评估,确定特殊儿童身体语言能力和口头语言能力等方面存在的障碍程度;通过社会行为能力评估,确定特殊儿童在与人际交往相关的社会行为能力、与自我相关的社会适应能力等方面存在的障碍程度;等等。

二、为制订和实施治疗计划提供客观依据

任何一个特殊儿童舞动治疗计划的制订和实施均以评估结果为依据。当评估所使用的方法和结果正确时,治疗朝着正确的治疗计划方向进行,可以使障碍得到及时、合理的治疗,从而达到康复的目的。下面是笔者对一个特殊儿童案例的节选。

【案例 3-1】

爱的缺陷

飞飞虽无明显可辨的生理缺陷,但他却难以适应正常的教育环境,表现出学习困难,成绩不佳,自伤和攻击他人的情况。在对飞飞的舞动治疗初期评估中,治疗师了解到飞飞的父母均为大学本科学历,收入较高,工作较忙,飞飞多数时间和保姆一起度过。他的爷爷、奶奶、外公、外婆均在外地,很少与他及其父母见面。治疗师观察到,家庭成员之间的身体姿势或手势之间的空间距离较大,尽管有时靠得很近,也很少有身体的接触。当飞飞的父母谈论一个有争议的话题时,他便开始频繁表现出两种动作特质——"强"和"快",这暗示他精力旺盛,同时受到约束,有不安和抑制情感的倾向。当飞飞受他母亲负面情感的影响时,他会表现出三大动作特质:"强""直接""快速",这加速了他从正常摆动的阶段过渡到有不良影响阶段的进程。当他的父亲与母亲争吵过后各自离去时,飞飞会出现用手或是身体使劲撞墙的行为,这种行为或许是他想帮助母亲避免遭受父亲抛弃的象征性行为。

从这个案例片断可以看出,飞飞的家庭交往模式存在某些障碍。根据鲍恩(Bowen,1978)的观点,家庭交往模式障碍是可以代代相传的,这为我们制订舞动治疗计划提供了依据。治疗师首先和孩子的父母建立了"治疗同盟"关系,这种关系使孩子的父母领悟到他们之间存在着某些交往机制失调的问题,而他们的问题影响了孩子的正常发展。所以,孩子的父母与治疗师达成了共识,与治疗师合作,

以此实现帮助飞飞治疗的目的。对于飞飞而言,会提高他对父母实施干预的认同度;对于父母而言,在实施干预时若能发现孩子行为的积极改变,则利于他们减轻心理压力,更积极地改善夫妻之间的关系以及和孩子之间的关系。父母和孩子之间建立安全牢固的沟通机制非常重要,当这种沟通机制失调时,会直接影响到儿童的情绪。譬如当飞飞发现父母之间发生冲突时,他就会扮演"破坏者"的角色。在这个角色出现时,飞飞及其父亲、母亲三者之间存在着利害关系,因为这个角色也许能起到帮助他阻止父母之间冲突的作用。在家庭中使用舞动治疗时,家庭成员之间的动作交流被看作是一种双向互动的方式,也是父母和孩子间联系的纽带。鉴于此,治疗师为飞飞的家庭制定了如下的舞动治疗目标:

(1) 加强不同辈人之间的沟通;

(2) 巩固飞飞与其父母之间的安全牢固的亲情关系;

(3) 减少飞飞自伤和突发的动作行为。

三、判定治疗效果

在治疗过程中,经过一个疗程治疗后进行再次评估,通过与前一次评估的结果比较可以判断疗效优劣、治疗策略和方法是否得当,根据特殊儿童障碍有无改善或改善多少决定是继续治疗,还是结束治疗。

例如,当判定舞动治疗的效果不明显时,就应该停止治疗或是选择转诊。转诊后的特殊儿童仍需要舞动治疗评估的帮助,借助舞动治疗师的意见为特殊儿童的其他治疗方案提供评估依据。在临床实践中,智力障碍儿童、情绪与行为障碍儿童在进行舞动治疗评估时表现相对稳定。而对某些自闭症谱系障碍儿童,治疗前的评估有可能增加其焦虑感,导致更强的抵抗。因此,大家常常有疑问,舞动治疗的效果能否进行客观的评估?使用什么方法评估?能否有证据说明舞动治疗的有效性?众所周知,良好的治疗效果是舞动治疗得以发展和传播的前提。但是,一些舞动治疗评估的新技术和新方法并未进行准确、可靠的论证,即在质量证据并未得到证实之前就被匆匆推向临床应用,科研理论与临床应用之间脱节。上述这种情况阻碍了特殊儿童舞动治疗评估的发展。所以说,坚持进行理论和临床实践评估研究,对不断增加的新技术进行验证,为特殊儿童舞动治疗计划的制订和实施提供有效的依据,是特殊儿童舞动治疗评估的根本理念。

第二节　特殊儿童舞动治疗评估的方法

特殊儿童舞动治疗评估的方法包括：标准化评估方法和非标准化评估方法。标准化评估方法是指应用各种标准化的诊断性测验进行评估，具有一定的信度和效度。该评估一般由临床医生和专业团队来完成。例如，智力障碍儿童的临床评估由专业医师进行，评估包括智力测验、言语与语言评估、神经性检查等，判定儿童是否存在智力障碍。专业团队评估由心理治疗师、言语与语言治疗师、物理治疗师、特殊教育工作者等进行，评估包括智力测验、儿童适应性行为测验等。标准化评估方法有公认的评估标准，本书在此不做赘述。

迄今为止，我国尚没有一套系统的舞动治疗的评估方法，对舞动治疗评估方法的研究亦寥若晨星。本书在学习借鉴国外先进研究成果的基础上，结合我国特殊儿童教育和康复的特点，总结相关的临床经验，尝试将拉班动作分析法、凯斯滕伯格动作分析法、爱斯本动作诊断测验、情感环面心理诊断模型作为特殊儿童舞动治疗评估的主要方法进行整体研究，并加以本土化改造与运用，以期形成具有针对性和有效性的非标准化评估方法。[1]

一、拉班动作分析法

拉班动作分析法（Laban Movement Analysis，简称 LMA）是一种用于观察、标记并分析动作的方法。通过我们的临床实践，可以从三个方面总结出 LMA 评估范畴："力效""形"和"面"。一旦掌握了 LMA 速记符号，不需要将那些动作分析转化为文字描述，观察并记录特殊儿童的动作就会快速且高效。下面就 LMA 进行相关说明。

（一）"力效"的分析

利用"力效"四项动作元素和基本"力效"行为驱力，可以对特殊儿童的身体质感——"力效"进行心理评估和障碍诊断。

1. "力效"四项动作元素

"力效"四项动作元素测评包括："空间""重量""时间"和"流畅度"。当特殊儿

---

[1] 本节引用、参考内容根据埃登·戴维斯（Eden Davies）的《超越舞蹈：拉班的动作分析遗著》（*Beyond Dance：Laban's Legacy of Movement Analysis*）、莎伦·柴克林（Sharon Chaiklin）、希尔达·文阁沃（Hilda Wengrower）的《舞蹈/动作治疗之艺术和科学：生命即舞蹈》（*The Art and Science of Dance/Movement Therapy：Life is Dance*）、刘青弋的《现代舞蹈的身体语言》，李宗芹的《倾听身体之歌——舞蹈治疗的发展与内涵》和其他相关资料整理而成，在此表示感谢，其中如有不妥之处敬请原作者和读者谅解并指正。

童开始舞动时,他们的身体会提供一种重要的"力效"差异方式,这种差异方式会表现出他们个性化的动作特征和心理特质。舞动治疗学家芭特尼芙(Bartenieff, 1980)提出的"每一项动作元素都有特定意义,并与内在的特质相关"[①](见表3-1)的观点,为特殊儿童舞动治疗评估提供了参考。

表3-1 动作与内在心理特质

元 素	重量:我的期望是什么?	时间:我何时需要完成一个行动?	空间:我以什么态度接触空间?	流畅度:我如何保持前进?
特 质	意图、感受自己	内在抉择	注意力	情感的流动

(1)"空间"(Space)元素与特殊儿童的注意力相关。"空间"元素(见图3-1)与特殊儿童注意力的强度、稳定性和范围等特质相关,体现了注意力集中的程度。从某种意义上说,"直接"或"阻塞"动作凸显的可能是直线的路径,表明特殊儿童注意力比较集中;"间接"或"流畅"动作凸显的可能是可迂回或者是呈波浪形的路径,表明特殊儿童注意力不集中。

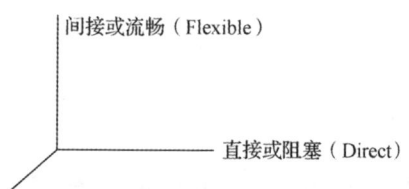

图3-1 空间元素[②]

(2)"重量"(Weight)元素与特殊儿童的意图相关。"重量"元素(见图3-2)与特殊儿童"强"或"弱"的意图特质相关,体现了参与活动的意识程度。从某种意义上说,"强"或"重"的动作凸显的可能是具有较强的参与活动意识,如有些特殊儿童在参加集体活动时,表现出有力地拍手、踩脚等坚决有力、精力充沛的动作,表明他们参与活动意识较强;反之,有些则表现出参与活动意识较弱,这类特殊儿童可能表现出"弱"或"轻"的犹豫不定的动作。

---

① 转引自李宗芹.倾听身体之歌——舞蹈治疗的发展与内涵[M].台北:心灵工坊文化事业股份有限公司,2001:215.
② 图3-1、图3-2、图3-3、图3-4是拉班"力效"(Effort)的四项动作元素分解图。

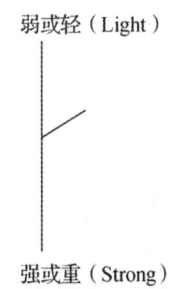

图 3-2　重量元素

(3)"时间"(Time)元素与特殊儿童的决策相关。"时间"元素(见图3-3)与特殊儿童的"快"或"慢"的决策特质相关。从某种意义上说,"快"或"瞬间性"动作凸显的可能是特殊儿童的紧迫感以及瞬间感,如有些特殊儿童在面对问题时,会很快地做出决定;反之,有些则需要慢慢地做决定,这类特殊儿童可能表现出"慢"或"持续性"动作,显示出缓缓的、拖延逗留的感觉。

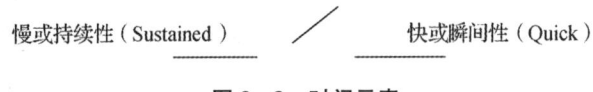

图 3-3　时间元素

(4)"流畅度"(Flow)元素与特殊儿童的情感流动特质相关。"流畅度"元素(见图3-4)与特殊儿童"自由"或"束缚"的情感流动特质相关。从某种意义上说,"自由"或"无拘束"动作凸显的可能是看上去很难停下来或者进行得很自然的情感流动,如当特殊儿童放学看见父母来接他们时或是和同伴玩耍时所流露出的开心之情;而那些被"束缚"或"受限制"的或者中途中断的动作都属于受限的动作,这些受限动作表现出情感流动受到阻碍。

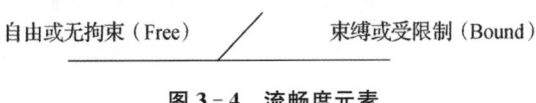

图 3-4　流畅度元素

"力效"四项动作元素的两极变化是相对的,我们应努力找寻特定情况下特殊儿童的力效在不同的"空间""重量""时间"以及"流畅度"的动作元素影响下所产生的强烈对比,这可能反映出他们内心的矛盾和典型的冲突问题。

2. 基本"力效"行为驱力

在四项动作元素中,由于"空间"元素和"流畅度"元素具有一致性,故将"流畅度"元素忽略,只提取"空间""重量"和"时间"三种元素中的一极(直接或间接、强或弱、快或慢)组合成"基本力效行为驱力"(Basic Effort Action Drive),由此可形成八种基本"力效"组合,即"砍动""滑动""压动""弹动""扭动""轻敲""冲击"和"浮动"。① 这八种"力效"②组合或许可以说明特殊儿童的基本"力效"行为驱力。

(1)"砍动"(Slashing)。"砍动"是由空间元素的"间接"或"流畅"、重量元素的"强"或"重"、时间元素的"快"或"瞬间性"组成,如图 3-5 所示。这种组合反映出身体的任何部位以迅速的动态向外出击或向对方发起攻击,由于重量元素方面具有"强"的性质,因而显示出特殊儿童强烈反抗的心理状态。

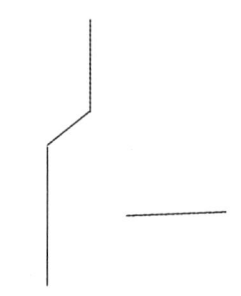

"间接"+"强"+"快"="砍动"

图 3-5 砍动

(2)"滑动"(Gliding)。"滑动"是由空间元素的"直接"或"阻塞"、重量元素的"弱"或"轻"、时间元素的"慢"或"持续性"组成,如图 3-6 所示。这种组合与"砍动"力效正好相反,反映出身体的某些部位在轻柔地滑移,由于重量和时间元素方面具有顺应性质,因而显示出特殊儿童顺从的心理状态。

---

① 参见 Eden Davies. Beyond Dance: Laban's Legacy of Movement Analysis[M]. New York: Routledge,2006:45-47.

② 刘青弋教授的《现代舞蹈的身体语言》将拉班的八种"力效"分别译为:"砍动"(Slashing)、"滑动"(Gliding)、"压动"(Pressing)、"弹动"(Flicking)、"扭动"(Wringing)、"轻敲"(Dabbing)、"冲击"(Punching)、"浮动"(Floating),本书也沿用这些概念。解释出自:刘青弋. 现代舞蹈的身体语言[M]. 上海:上海音乐出版社,2004:40.

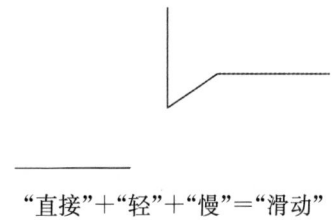

"直接"+"轻"+"慢"="滑动"

图 3-6 滑动

（3）"压动"（Pressing）。"压动"是由空间元素的"直接"或"阻塞"、重量元素的"强"或"重"、时间元素的"慢"或"持续性"组成，如图 3-7 所示。这种组合可以反映出身体在时间方面的顺应性，由于重量和空间元素方面具有反抗性质，因而显示出特殊儿童紧张的心理状态。

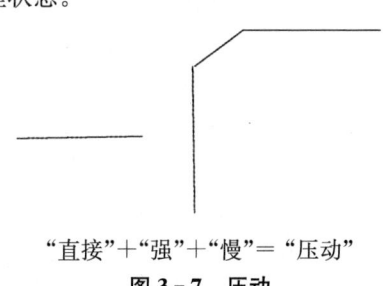

"直接"+"强"+"慢"="压动"

图 3-7 压动

（4）"弹动"（Flicking）。"弹动"是由空间元素的"间接"或"流畅"、重量元素的"弱"或"轻"、时间元素的"快"或"瞬间性"组成，如图 3-8 所示。这种组合与"压动"正好相反，反映出身体在时间元素方面的反抗性，由于重量和空间元素方面具有顺应性质，因而显示出特殊儿童放松的心理状态。

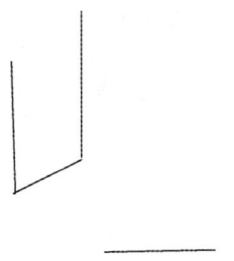

"间接"+"轻"+"快"="弹动"

图 3-8 弹动

（5）"扭动"（Wringing）。"扭动"是由空间元素的"间接"或"流畅"、重量元素的"强"或"重"、时间元素的"慢"或"持续性"组成，如图 3-9 所示。这种组合可以反映出身体在空间和时间元素方面的顺应性，由于重量元素方面具有反抗性，因而显示出特殊儿童沉重的心理状态。

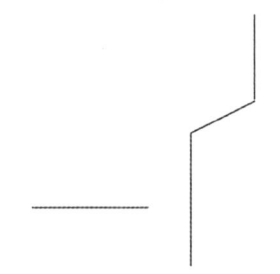

"间接"+"强"+"慢"="扭动"

图 3-9 扭动

(6)"轻敲"(Dabbing)。"轻敲"是由空间元素的"直接"或"阻塞"、重量元素的"弱"或"轻"、时间元素的"快"或"瞬间性"组成,如图 3-10 所示。这种组合与"扭动"力效正好相反,反映出身体在空间和时间元素方面的反抗性,由于重量元素方面具有顺应性质,因而显示出特殊儿童轻松的心理状态。

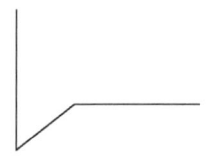

"直接"+"轻"+"快"="轻敲"

图 3-10 轻敲

(7)"冲击"(Punching)。"冲击"是由空间元素的"直接"或阻塞、重量元素的"强"或"重"、时间元素的"快"或"瞬间性"组成,如图 3-11 所示。这种组合可以反映出身体在空间、重量和时间元素方面的反抗性,动作敏捷具有爆发力,因而显示出特殊儿童抵抗的心理状态。

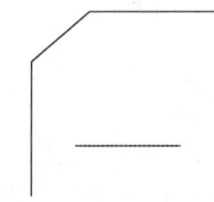

"直接"+"强"+"快"="冲击"

图 3-11 冲击

(8)"浮动"(Floating)。"浮动"是由空间元素的"间接"或"流畅"、重量元素的"轻"或"弱"、时间元素的"慢"或"持续性"组成,如图 3-12 所示。这种组合与"冲击"力效正好相反，反映出身体在空间、重量和时间元素方面的延续性，动作迟缓，因而显示出特殊儿童顺从的心理状态。

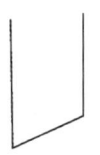

"间接"+"轻"+"慢"="浮动"

图3-12 浮动

尽管可以通过"时间""重量"和"流畅度"的关系来测试动作元素，但是通过加入空间关系来测试，则会更容易一些。这种空间方式的测试更容易唤醒特殊儿童的感知觉。当这八种力效行为与各自对应的空间关系共同作用时，能让特殊儿童在最大范围内释放动作，就好像在一个立方体内，八个对角线方向相对应的分别是八种力效行为，如表3-2所示。

表3-2 基本力效行为驱力与空间关系①

力效行为	名称	空间关系
轻、间接、慢	浮动	HRF（高、右、前）
强、直接、快	冲击	DLB（深、左、后）
轻、直接、慢	滑动	HLF（高、左、前）
强、间接、快	砍动	DRB（深、右、后）
轻、直接、快	轻敲	HLB（高、左、后）
强、间接、慢	扭动	DRF（深、右、前）
轻、间接、快	弹动	HRB（高、右、后）
强、直接、慢	压动	DLF（深、左、前）

（二）"形"的分析

"形"（Shape）②是从"力效"四项动作元素中发展出来的，"力效"描述身体的质感，而"形"描述身体态度，如身体怎样移动，怎样与周围空间互动。无论何时，当特殊儿童做出"力效"改变时，相对应的"形"也会跟着改变，如图3-13所示。

---

① Sharon Chaiklin, Hilda Wengrower. The Art and Science of Dance/Movement Therapy: Life is Dance[M]. New York: Routledge, 2009: 230.
② "形"（Shape）是兰姆在拉班的"力效"四项动作元素理论基础上发展而来的，笔者将"形"置于本节"拉班动作分析法"中，是为了完整呈现拉班动作分析理论应用的研究成果。

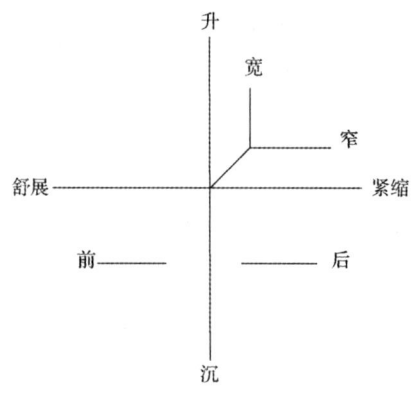

图 3-13 "形"的符号[1]

在拉班动作分析法中有三种身体的"形":"形状流动、方向性、塑形。"[2]

1. 形状流动

形状流动是指没有固定的形状,以自己动作互动为主,和外界互动较少。形状流动的测试可以从舒展动作和紧缩动作两个方面进行。测试的内容如通过向上、向下、向前、向后等方位做舒展或紧缩动作。一般来说,通过测试可以发现多数特殊儿童在形状流动方面有所限制。

2. 方向性

方向性是指身体在空间运动中有明确的方向,和外界互动较多。一般来说,通过测试可以发现多数特殊儿童和外界互动较少,对方向很不敏感,通常对向左、向右、向前、向后等方位概念不理解或是混淆。例如,测试过程中,要求儿童 R 围着圆圈走到 T 的身后,R 直接走向 T,而不是利用自己的定向动作。

3. 塑形

塑形是指通过动作与周围的环境互动,包括与人、与物的环境互动。一般来说,通过测试可以发现特殊儿童在塑形动作方面或多或少存在一些问题,有些特殊儿童使用塑形动作显得非常困难。

(三)"面"的分析

"面"的分析是"从身体在空间中形成的三个面来进行的,分别为门平面(Door)、桌平面(Table)、轮平面(Wheel)。每个平面都有两个维度:主维度和次维

---

[1] 李宗芹.倾听身体之歌——舞蹈治疗的发展与内涵[M].台北:心灵工坊文化事业股份有限公司,2001:218-219.
[2] 参见李宗芹.倾听身体之歌——舞蹈治疗的发展与内涵[M].台北:心灵工坊文化事业股份有限公司,2001:219.

度。主维度为:垂直的从上到下,水平的从左到右,对角的从后到前。次维度为:横向的从左到右为垂直层,对角的从后到前为水平层,纵向的从上到下为对角层"①②。

1. 门平面

门平面(见图3-14)是指特殊儿童在身体垂直的状态下,主要围绕起和落的运动在上、下两个向度上进行。身体向上运动意味着"奋斗""超越""梦幻""挣脱"等情感,经由向上的动作,可以测试到特殊儿童与"成长""期盼""希望"等相关的情感。当特殊儿童的身体垂直重心往下接近地面时,可以测试到他们与"沮丧""伤心""内疚""害怕"等相关的情感。

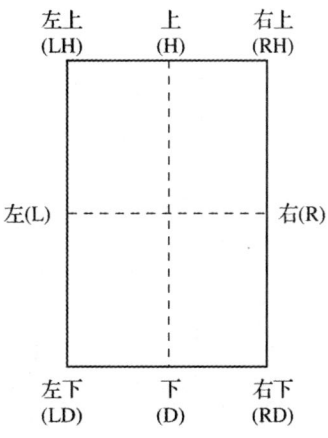

图3-14 门平面

2. 桌平面

桌平面(见图3-15)是指特殊儿童通过开合性质的脊椎扭曲能力,使身体向左、右两侧运动。可以测试到特殊儿童身体向左、右两侧运动的力量,如具有飞越、向外扩展以及社会性交往的含义。很多特殊儿童会习惯性使用身体的一侧。

---

① 参见Sharon Chaiklin, Hilda Wengrower. The Art and Science of Dance/Movement Therapy: Life is Dance [M]. New York: Routledge, 2009: 223-225.
② 参见刘青弋. 现代舞蹈的身体语言[M]. 上海: 上海音乐出版社, 2004: 65-68.

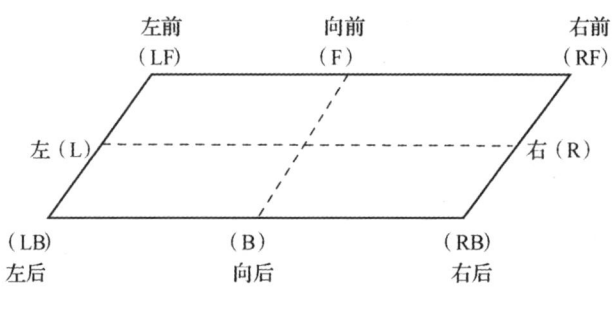

图3‑15 桌平面

3. 轮平面

轮平面(见图3‑16)是指特殊儿童身体的前屈、后伸动作,动作从前进、后退两个向度发展而来。由于我们的多数感觉器官朝着前方,所以,向前动作与时间的持续性相关,就好像特殊儿童向前奔跑,毫不犹豫投入亲人的怀抱中一样,意味着他们愿意接近亲人,接近具有安全感的方向区;而后方动作使用一般较少,向后动作与突然相关,意味着逃避。

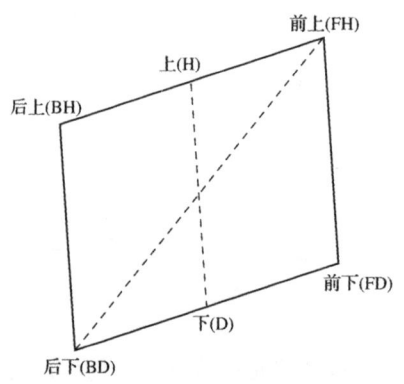

图3‑16 轮平面

尽管身体动态的"面"在日常生活中每个层面都会用到,但特殊儿童还是始终倾向于移向一个或者更多的"面"使自己处于比较舒适的位置。如果很自然地使用门平面,我们可以评价他可能是富于表现的,如果使用桌平面较多,则可将其视为善于交际的,而使用轮平面意味着他可能是实在的。

LMA在特殊儿童舞动治疗的评估方面有着其他评估方法不可替代的优势。但是,我们在实际的临床实践中,应该注意结合我国特殊儿童生活的环境、文化的背景及其对儿童产生的生理与心理影响的特殊性,从而使舞动治疗评估对动作的分析更客观、更准确。因此,该方法对舞动治疗师要求较高,不仅要掌握舞蹈专业方面的知识,还要掌握心理学、医学、特殊教育学等领域的基础理论。希望该方法可以使特殊儿童舞动治疗评估常态化,即可以在特殊儿童的日常生活和学习情境中自然展开。

二、凯斯滕伯格动作分析法

凯斯滕伯格动作分析法(Kestenberg Movement Profile,简称 KMP)是儿童精神病医师凯斯滕伯格以生长发育(Developmental)和心理动力(Psychodynamic)的观点并融合拉班和兰姆的理论以及芭特尼芙的研究成果发展出来的一套动作分析的方法。KMP 是"描述、评估以及解析非语言行为的复杂工具"[1],主要通过一些图表和术语来描述儿童的动作发展状况,研究他们的心理活动,并以此作为特殊儿童舞动治疗评估的重要理论基础之一。

KMP 可以用于记录和分析特殊儿童从出生到成长过程中的动作发展特征,包括:本能冲动的感受与发展、本能防卫、自我与超自我、物我关系、适应与不适应(如协调、抵触或冲突)行为状况、自恋症状、性格行为特征,以及成长过程中的身心影响、诊断身心行为的病征等。从特殊儿童的发展看来,动作的发展贯穿着他们的一生,成为他们适应生活的重要手段。因此,KMP 为全面探究特殊儿童的动作障碍、动作发展以及心理系统的内在机制提供了可能。

下文 KMP 九种动作模式的观察、发展和分析评估的特点总结,来自舞动治疗专家苏珊·洛曼(Susan Loman)和 K. 马克·索斯因(K. Mark Sossin)的论述。[2]

(一)张力流动节律测试

"张力流动节律"有十种模式,它们分别是:"吮吸(Sucking)、猛咬/咬人(Snapping/Biting)、绞扭(Twisting)、拉紧/释放(Straining/Releasing)、流动/放任自流(Running/Drifting)、开始/结束(Starting/Stopping)、摇摆(Swaying)、高涨/出生(Surging/Birthing)、跳跃(Jumping)、喷射/撞击(Spurting/Ramming)。这十种节律模式对应于五个主要的节律发展阶段:口唇(Oral)、肛门(Anal)、尿道(Urethra)、内生殖

---

[1] Sharon Chaiklin, Hilda Wengrower. The Art and Science of Dance/Movement Therapy: Life is Dance[M]. New York: Routledge, 2009:238.
[2] 参见 Sharon Chaiklin, Hilda Wengrower. The Art and Science of Dance/Movement Therapy: Life is Dance[M]. New York: Routledge, 2009:239-247.

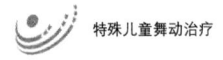

器(Inner-genital)和外生殖器(Outer-genital),如表 3 - 3 所示。"①

表 3 - 3　张力流动节律

张力流动节律发展阶段	张力流动节律模式
口唇	吮吸
	猛咬/咬人
肛门	绞扭
	拉紧/释放
尿道	流动/放任自流
	开始/结束
内生殖器	摇摆
	高涨/出生
外生殖器	跳跃
	喷射/撞击

上表中每一个节律发展阶段对应相应的节律模式。例如:口唇的吮吸节律与安抚需要相关联,可以在特殊儿童伤心、害怕的动作模式中测试到。口唇的猛咬/咬人节律与咬的动作行为相关联,可以在特殊儿童咬人、咬物、撞击的动作模式中测试到,表达了他们想尽快解决某些问题。肛门节律可以在特殊儿童扭捏手指、绞扭双手的动作模式中测试到。尿道节律可以在特殊儿童玩耍、奔跑过程中开始或停止的动作模式中测试到。内生殖器节律可以在特殊儿童舒缓地摇摆、晃动的动作模式中测试到。外生殖器节律可以在特殊儿童的跳跃、跨越的动作模式中测试到。

(二)"前力效"测试

在发展过程中,"前力效"先于"力效"出现。"前力效"包含:"直行(Channeling)对灵活(Flexible)、紧张(Straining)/强烈(Vehemence)对轻柔(Gentle)、突然(Sudden)对犹豫(Hesitating)。每一对的第一因素是'斗争的'(Fighting),第二因素是'放纵

---

① Sharon Chaiklin, Hilda Wengrower. The Art and Science of Dance/Movement Therapy:Life is Dance[M]. New York: Routledge,2009:240 - 241.

的'(Indulgent)。"① 例如,可以在特殊儿童保持张力水平并跟随精确的空间路径的现象中,测试到他们使用"斗争的"空间特点,表明他们的注意力可能比较集中。相反,如果灵活的"前力效"使得张力水平在空间内蜿蜒而行,可以测试到特殊儿童使用"放纵的"自然流动的空间特点,这表明他们的注意力不够集中。"前力效"既是指向身体的也是指向现实的,前者是从束缚和自由的张力流动转换的角度上看,后者是从空间、重量和时间的角度上看,因此,通过"前力效"的测试,可以帮助特殊儿童了解"张力流动"和"力效"的特点,并通过有针对性的干预促进二者之间的和谐。

(三)"力效"测试

"力效"是测试特殊儿童处理外在现实,如在"空间""重量""时间"上组成不同"力效"的能力。在"空间"动作元素上区分了"直接"和"间接",在"重量"动作元素上区分了"重"和"轻",在"时间"动作元素上区别了"快"和"慢"。"直接""重""快"组成了"斗争的"前力效,而"间接""轻""慢"组成了"放纵的"前力效。一个"力效"的发展线可能要追溯到具体的"前力效"。

(四)两极形状流动测试

形状流动中的变化表达了特殊儿童与环境对象的情感关系,通过"斗争的"或"放纵的"空间动机,可以测试特殊儿童对环境的情绪回应能力。测试的结果能帮助特殊儿童通过两极形状流动在情感的舒适感和不舒适感之间自然过渡。这种过渡通过他们身体应对环境刺激的舒展和紧缩动作模式的三个层面,即水平面(宽度)、垂直面(长度)和矢状面(深度)来实现。

(五)单极形状流动测试

在单极形状流动测试中,特殊儿童身体的舒展和紧缩动作模式是不对称的,说明他们对不相关刺激的吸引或是排斥。测试可以从三个层面入手:水平面(两边对中间)、垂直面(上边对下边)和矢状面(前边对后边)。在测试过程中我们发现,有些特殊儿童在垂直面单极形状测试中,身体只能向上或是向下。通过这样的测试,可以帮助他们改变单极形状流动的行为,在空间上推动身体的延伸,即身体不仅能

---

① Sharon Chaiklin, Hilda Wengrower. The Art and Science of Dance/Movement Therapy: Life is Dance[M]. New York: Routledge, 2009:243.

向上做动作,而且还能向下,逐渐培养他们具有两极形状流动的能力。

（六）形状流动设计测试

形状流动设计和张力流动比较相似,区别在于前者使用的是空间关系,后者使用的是张力能量关系。通过形状流动设计测试,可以发现特殊儿童与外部环境联系的方式和感受,而且这一切受到他们家庭关系、认知、偏好、发展阶段和环境等方面因素的影响。在测试过程中我们发现,有些特殊儿童能随着身体外形的变化,创造出个人的动态空间,这些动作要么远离身体(离心的),要么接近身体(向心的)。

（七）各个方向的空间形状测试

各个方向的空间形状是测试特殊儿童身体向空间各个方向进行延伸或延展,与较远的对象互动,与"前力效"的对外刺激的防御机制以及环境学习反应相联系的能力。测试内容包括:全身身体动作、单侧的动作(水平面)、向上或向下动作(垂直面)以及前后动作(矢状面)。在测试过程中我们发现,有些特殊儿童以全身动作或单侧动作创建了抵御直面和旁侧袭击的"盾",防御入侵者,这使他们难以与他人建立正常的交往关系。

（八）平面中的空间形状测试

平面中的空间形状是测试特殊儿童的身体在平面空间中进行延展的能力。它类似于瑜伽里面让身体处于一个平面上,并尽量让身体向远处伸展。通过平面中的空间形状测试,可以发现特殊儿童与他人的交往关系的方式和状态。测试内容和前文拉班动作分析法(LMA)身体的"面"相似,不再赘述。

（九）两个系统测试

张力流动/力效系统描绘了特殊儿童处理内在和外在现实发展的演变模式。形状流动/形状系统描绘了特殊儿童与他人关系在空间运动中发展的演变模式。这两个系统表现为相互呼应,例如,"斗争的"张力流动/力效系统与紧缩的形状流动和闭合的形状相同,"放纵的"张力流动/力效系统与舒展的形状流动和开阔的形状相同。

KMP包括九种动作模式的测试范畴,代表了两条发展研究路线。第一条研究了始于胎儿或新生儿一生的动作模式的发展线。"张力流动节律"属于特殊儿童内在的需要,与发展阶段有着特别的联系,尤其是描述那些最可能与性格相关的方面。"前力效""力效"与特殊儿童的适应和掌握相关能力相关。第二条研究了特殊儿童处理与人、与事的关系的发展线。不管是两极的还是单极的形状流动,都代表了胎儿或新生儿拥有并贯穿一生的动作模式。首先,两极的形状流动模式与特殊儿童的舒服、不舒服的情感体验有关,单极的形状流动模式与放弃、排斥的体验有关;其次,形状流动设计代表接近和远离身体的路径,以及特殊儿童的身体向空间各个方向进行延伸的模式,并最终形成一个或一个以上三维平面上的空间形状。两个系统对"前力效"和"力效"、各个方向的空间形状和平面中的空间形状,以及在动作质量和态度的模式之间做出了区别。

上述对 KMP 的总结是在国外研究者对于舞动治疗研究分析的基础上形成的,让我们能够了解 KMP 测评的内容、过程和结果。因此,摆在我们面前进一步的任务是,在理论和实践探索过程中,需要积累更多的 KMP 评估资料,一方面验证其用于特殊儿童舞动治疗评估中的有效性,另一方面将其研究推向深入。

三、爱斯本动作诊断测验

爱斯本动作诊断测验是由美国舞动治疗学家凌洁·爱斯本(Liljan Espenak)[①]研制的,对特殊儿童舞动治疗评估体系的构建起到了很大的作用。她对该评估方法是这样阐释的:"魏格曼的作品结构,它的本质是建立在拉班理论上的一个全新的创意,即把这个成果运用于医疗事业中,迫使我如治疗智力缺陷儿童一样将成果运用于更多的科学领域。由此就像其他治疗的常规步骤一样,从观察到诊断到治疗,如此的步骤,这便产生了诊断测试(Espenak, personal communication, 1985)。"[②] 20 世纪 50 年代,她在阿德勒学院学习心理治疗。1961 年,她成为纽约医学院精神发育迟滞研究所创造性治疗的负责人,与此同时,她在阿德勒精神保健诊所担任舞动治疗师。

[①] 凌洁·爱斯本(Liljan Espenak)出生在挪威,20 世纪 20 年代后期,她在魏格曼音乐学院(Dresden, Germany)成为魏格曼的助教并跟随其一起工作、演出。接着,她进入柏林大学主修生理学、运动学等课程,此期,还和达克罗兹学习韵律舞蹈。

[②] Fran J. Levy. Dance Movement Therapy: A Healing Art[M]. Revised Edition. Reston, VA: American Alliance for Health, Physical Education, Recreation & Dance, 2005:46.

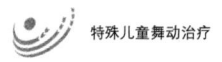

以下是爱斯本动作诊断测验在舞动治疗评估过程中的运作机制,如表3-4所示。

表3-4 舞蹈治疗动作诊断测验[①]

姓名：   测验日期： 地址：   年龄： 转介由来： 电话:(宅)   (公) 过去治疗经验   地点：   时间： 生理机能与障碍： 分数： (理想的)实际的 □1. 动驱力的程度(Degree of Dynamic Drive) (1) 推椅子 (2) 推桌子 (3) 背部抵抗墙壁推墙壁 (4) 弯曲膝盖推离地板并向空中跳起 □2. 控制性动驱力(Control of Dynamic Drive) (1) 速度反应 (2) 节奏模式(爱斯本转轮) (3) 放松—休息 □3. 动作的协调(Coordination) (1) 走及四肢爬行 (2) 测试对等动作 (3) 侧走 (4) 手臂摆动(华尔兹节奏) □4. 专注力与耐力(Attention and Endurance) (1) 数和跳 (2) 动作的掌握

---

① 转引自李宗芹.倾听身体之歌——舞蹈治疗的发展与内涵[M].台北:心灵工坊文化事业股份有限公司,2001:147-149.

续表

□5. 生理勇气(Physical Courage)
(1) 向后走
(2) 向后翻跟斗
□6. 自我意象(Body Image)
(1) 举起脚趾
(2) 用脚趾站立
(3) 用脚趾走路
(4) 举起手臂向上
(5) 手臂向外打开并伸展
(6) 头抬起
(7) 用脚趾走路、头朝上、手臂向上
□7. 人格和情绪状态(Emotional State and Personality)
(1) 音乐刺激
(2) 心智状态
(3) 创造性反应
总结:
签名:

由表3-4可知,爱斯本的"动作诊断测验"分成七个测试领域:"动驱力的程度""控制性动驱力""动作的协调""专注力与耐力""生理勇气""自我意象"以及"人格和情绪状态"。[1][2]

1."动驱力的程度"

"动驱力的程度"(力量的调节)测试项目包括推椅子、推桌子、背部抵抗墙壁推墙壁、弯曲膝盖推离地板并向空中跳起。测试特殊儿童力量的强弱及驱力动机,发现个体展现能量程度的大小以及被刺激的程度等。

2."控制性动驱力"

"控制性动驱力"(韵律、时间感)测试项目包括速度反应、节奏模式(爱斯本转轮)、放松—休息。测试特殊儿童的控制性和目的性。时间的控制揭示了特殊儿童固有的个人韵律风格,同时强调呼吸的韵律和内在感受。呼吸与身体内部生理和情感的改变有着紧密的内在联系。

---

[1] 参见李宗芹. 倾听身体之歌——舞蹈治疗的发展与内涵[M]. 台北:心灵工坊文化事业股份有限公司,2001:147-149.

[2] 参见 Fran J. Levy. Dance Movement Therapy:A Healing Art[M]. Revised Edition. Reston, VA: American Alliance for Health,Physical Education,Recreation & Dance,2005:46-47.

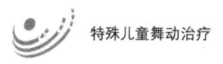

3. "动作的协调"

"动作的协调"(身体意识和移动)测试项目包括走及四肢爬行、测试对等动作、侧走、手臂摆动(华尔兹节奏)。测试特殊儿童的手、脚及躯体间的协调性,或因哪些身体部位不协调导致全身动作的不协调等。

4. "专注力与耐力"

"专注力与耐力"(注意力、忍耐力)测试项目包括数和跳、动作的掌握。测试特殊儿童的动作思维控制和忍耐力的动觉驱力,包括运用动作的重复来测定他们的注意力跨度、集中能力、忍耐挫折和压力的能力等。

5. "生理勇气"

"生理勇气"(自信心)测试项目包括向后走、向后翻跟斗。测试特殊儿童自信心的强弱、动作执行的能力等。

6. "自我意象"

"自我意象"(身体意象)测试项目包括举起脚趾、用脚趾站立、用脚趾走路、举起手臂向上、手臂向外打开并伸展、头抬起和用脚趾走路、头朝上、手臂向上。测试特殊儿童身体意象的强弱,包括自我力量和自信等。

7. "人格和情绪状态"

"人格和情绪状态"测试项目包括音乐刺激、心智状态和创造性反应。测试特殊儿童是否能跟随音乐即兴而舞及表达情感,用即兴表演形式暗示有关他们生活的主题、形象和标志,提供他们的生活方式和心理环境的信息等。

爱斯本动作诊断测验操作简便,它为制订特殊儿童舞动治疗目标和优化治疗参数,形成个别化治疗计划和方案实施的参数规范化作出了贡献。

四、情感环面心理诊断模型

情感环面心理诊断模型(Emotorics Psychodiagnostic Model,简称 EPM)是"通过个体情感运动行为的现象学和生物学来分析、解释个体情感系统的动作模型(Shahar-Levy,1996,2001,2004)"[①]。EPM 是由尤纳·沙哈尔-利维(Yona Shahar-Levy)提出的,她对舞动治疗的种种理解注重回到人的生命的原点上,这个原点贯穿于她整个的舞动治疗研究历程。她坚信 EPM 是一个系统性的诊断评估工具。她将心理分析、发展心理学、神经生物学等领域的研究进行了整合,从而推断出情

---

① Sharon Chaiklin, Hilda Wengrower. The Art and Science of Dance/Movement Therapy:Life is Dance[M]. New York:Routledge, 2009:268.

感动作对个体的心理发展起促进作用。因为身心是统一的，EPM 在特定的概念中和 LMA、KMP 也可能存在一些相似之处，然而，EPM 的整个评估方式与 LMA、KMP 是完全不同的。沙哈尔-利维在柴克林和文阁沃合著的《舞蹈/动作治疗之艺术和科学：生命即舞蹈》一书中，撰写了"情感环面：分析并诠释情感动作行为的精神动作模型"，阐释了其从现象学和生物学视角研制出人体力学原型和情感动作评估的二元模型的 EPM 核心原理，这在一定程度上推进了特殊儿童舞动治疗评估方法的研究进展。[①]

下面的人体力学原型分类和情感动作评估的二元模型系统相关内容介绍，来自沙哈尔-利维的论述。[②]

（一）人体力学原型分类

在人体力学原型中有许多不同的类别，如情感动作周期原型、人际关系设定原型、情感动作核心原型，对这些原型基本原理的理解，将有助于我们对 EPM 方法的掌握。

1. 情感动作周期原型

从某种意义上说，情感动作是指动作、情感、感知、身体记忆以及人际关系之间的互联性动作。从一开始，每一种动作模式就迅速地采用了交互式的情感模式，最终，如果说在动作模式后隐藏着心理状态和情感态度，那么动作模式是一直处于有情感状态的；相反地，情感受到刺激会导致动作系统非常活跃。我们可以从自由循环原型和阻滞循环原型来解释情感动作周期原型。

（1）自由循环原型。自由循环原型是指通过自由动作的循环给整个身体带来能量的评估，并加强对自我的感受。自由动作会带来一定动作顺序的循环，它会促使神经刺激持续活跃直到动作的转变，然后到肌肉的放松。

（2）阻滞循环原型。阻滞循环原型是指当个体受到主观情绪、动力、外界激励和打压影响的时候，会阻滞动作的循环，特别是在儿童年幼的时候，可能会造成深远的疾病影响。阻滞循环原型在特殊儿童身上尤为明显。

2. 人际关系设定原型

人际关系设定原型是个体在人际关系中发展出来的模型，包括亲本设定原型

[①] 参见 Sharon Chaiklin, Hilda Wengrower. The Art and Science of Dance/Movement Therapy: Life is Dance [M]. New York: Routledge, 2009: 268 - 289.

[②] 参见 Sharon Chaiklin, Hilda Wengrower. The Art and Science of Dance/Movement Therapy: Life is Dance [M]. New York: Routledge, 2009: 239 - 247.

和面对面设定原型。亲本设定和面对面设定这两种原型,或许可以说明婴幼儿的人际关系是由完全不同的两个实物设定组成的。

(1) 亲本设定原型。在人类发展的最初阶段,婴儿的身体被亲人搂抱着,他们的身体、声音、味道、肌肉张力、节奏和动作与亲人之间形成了一个亲本设定原型。在这个模型中,婴儿得依靠亲人的身体支撑,因为他们的身体还不足以克服重力,所以只能在有限空间中依附亲人,如图 3-17 所示。亲本设定原型的概念强调了婴儿的依赖特性,它涵盖了两层含义:一是婴儿将感情移入亲本设定原型以确保健康成长;二是在这个有限的亲本设定原型范围内,一旦移情作用发挥得不好,则有可能造成婴儿永久的累积性的心理创伤。亲本设定原型为诊断特殊儿童人际关系能力提供了有力的佐证。

(2) 面对面设定原型。面对面设定原型一般在 2~3 岁时出现,此时,儿童的动作和姿势臻于成熟,如图 3-18 所示。亲本设定原型中的亲情引力与面对面设定原型中的人际关系引力是不同的。前者与父母身体接触和分离的空间是十分有限的,而后者则有较大的拓展空间。在面对面设定原型中,幼儿可以通过身体姿势的调节来获得满意的情感和动作,所以幼儿与他人之间身体的分离或接触是一个相互影响的心理过程。

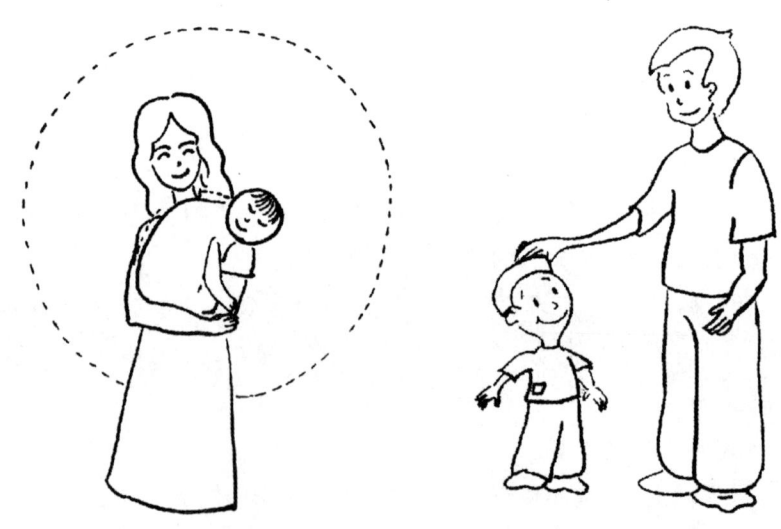

图 3-17 亲本设定原型　　图 3-18 面对面设定原型

3. 情感动作核心原型

每一种亲本设定原型都是由特定的电位和情感动作原型传达的。一组情感动作核心原型包含着一组与亲本设定原型兼容的核心电位,而另一种原型则包含着一组与面对面设定原型兼容的核心电位。亲本设定原型由附件原型(缺少垂直的脊椎支撑的身体造型)传达,面对面设定原型则通过强有力的垂直原型(投射性的强有力动作)传达。为亲本设定原型服务的动作原型被定义为0号原型[P-0],为面对面设定原型服务的动作原型被定义为1号原型[P-1]。

(1) [P-0]动作原型。[P-0]动作原型与亲本设定原型之间具有相容性,这种原型包含着与亲本设定原型相容的电位。也就是说,从亲本设定原型中可以看出特殊儿童动作系统神经的成熟度。[P-0]动作原型典型的动作特质是:①几乎不会自行控制,没有躯干动作和弯曲姿势的支配意识;②能够形成圆润、柔软的身体轮廓;③在粗大动作运动上占有优势;④不能完全克服地球引力;⑤不能保持直立姿势;⑥腿部不能在地面上支持向上的姿势;⑦身心分化不成熟。

(2) [P-1]动作原型。[P-1]动作原型与面对面设定原型之间具有相容性。幼儿2~3岁时,有力的投射动作以及自身的脊椎支撑成为亲本设定原型兼容动作的一部分。[P-1]动作原型典型的动作特质有:①四肢和躯干的伸展被加入到所有的动作和姿势当中;②所有的肌肉运动是由两种原型中的情感支配的;③获得了垂直姿势和脊椎支撑;④有反地球引力的动作和姿势;⑤有伸展、扩展的有力发射性动作;⑥独自站立或运动;⑦自由选择动作或手脚的激烈活动;⑧刺激肌肉支配情感;⑨刺激肌肉支配阻滞情感释放;⑩在刺激肌肉基础上的支配抵御。

[P-0]和[P-1]这两种原型设定在幼儿2~3岁时共同存在。学步期幼儿会从一个原型迅速转换到另一个原型。然而,随着幼儿的成长,面对面设定原型逐步使个体在幼儿园、学校等社会交往中形成支配性的身体模式。当个体具备了基本的动作技能,在脊椎支撑和直立姿势的基础上,强有力的反地球引力动作就会形成。对于一个健康的儿童来说,这些动作特质与控制感以及欢乐感是紧密相关的。而对于特殊儿童来说,原型的转换过程会受到一定的限制。所以,根据原型测试结果,通过舞动治疗的干预可以帮助特殊儿童体验原型转换过程。干预从四个方面进行:一是从亲本设定原型到面对面设定原型;二是从附件原型的支配到强有力原型的支配;三是从他人驱使的认知动作到自发的认知动作;四是从隐藏的情感动作到外显的认知动作。

(二) 情感动作评估的二元模型系统

情感动作评估的二元模型与动作主观体验和周围空间有关。身体能交替扩张和收缩,也能交替前进和后退,这就构成了一个二元电位系统。在一个看似圆形的

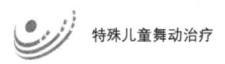

平面内,情感动作的诊断系统包含了二元动力学的概念。根据二元系统的定义,两个情感动作原型的动作质量可以被分为两组,有 22 个电位。每个电位包含一个[P-0]电极和一个[P-1]电极。22 个[P-0]电极组代表[P-0]动作原型的动作质量,而 22 个[P-1]电极组则代表[P-1]动作原型的动作质量。这些电位分别与动作质量、身体姿势、身体的空间轴线、肌肉调动和感知机制相关。电位的二元模型可以按二元表(见表 3-5)和二元环形图(见图 3-19)两种不同记号的图表进行排列。

表 3-5 二元表[①]

[P-0] 二元级			[P-1] 二元级		
不可觉察到的动作	Ⅰ	Ⅱ	可觉察到的动作	Ⅰ	Ⅱ
1. 没有肌肉收缩			1. 肌肉收缩		
2. 原动力流畅			2. 原动力抑制		
3. 沉重			3. 有力		
4. 低强度			4. 高强度		
5. 正重力			5. 反重力		
6. 内部动作			6. 外部动作		
7. 躯体激活			7. 四肢激活		
8. 弯曲			8. 伸长		
9. 对称			9. 不对称		
10. 圆形的形态			10. 直线的形态		
11. 摆动动作			11. 激涨动作		
12. 循环			12. 控制		
13. 双向			13. 单向		
14. 小范围			14. 大范围		
15. 水平路线			15. 垂直路线		
16. 快速动作			16. 缓慢动作		
17. 不连续动作			17. 连续动作		
18. 转换			18. 固定		
19. 重复			19. 变化		
20. 不能区分			20. 能区分		
21. 间接动作			21. 直接动作		
22. 注意力分散			22. 注意力集中		

---

① Sharon Chaiklin, Hilda Wengrower. The Art and Science of Dance/Movement Therapy: Life is Dance[M]. New York: Routledge, 2009:283.

1. [P-0]电位和[P-1]电位之间的联接和交织的二元转换

理论上,复杂动作模式是由[P-0]和[P-1]电位之间的转换和交织形成的。二元转换和交织反映了组合的过程,通过这个过程,动作集中于某些复杂的模式。从某种意义上来说,在健康状态下原型的转换就较为容易;反之,原型的转换可能是不完全的,甚至可能是完全受限的。作为评估工具,二元电位使舞动治疗师能够观察到特殊儿童的细微变化,并根据过往的经历以及当前身体的适应性变化,如矛盾、挣扎、现状、退行等做出假设。

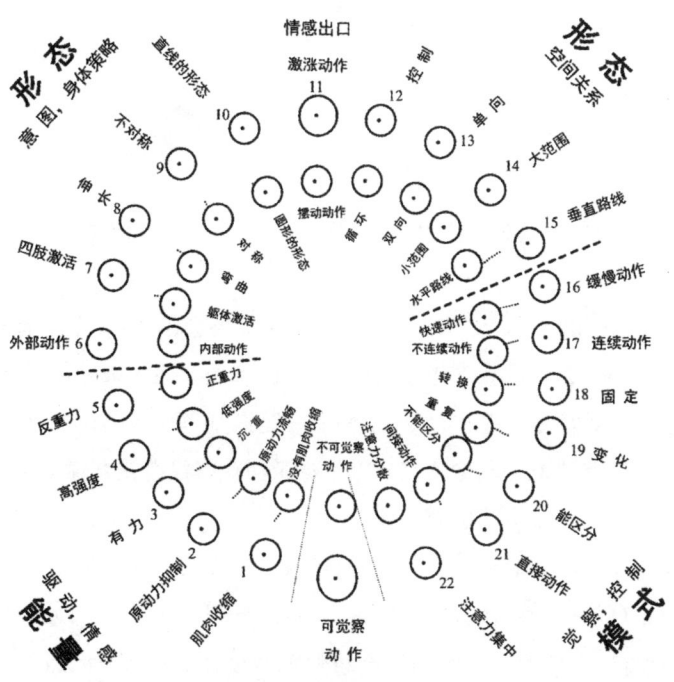

图3-19 二元环形图[①]

如图3-19所示,二元模型是用两个同心环和三个部分来表示动态舞动治疗的。内环代表了[P-0]动作原型和[P-0]电位,外环代表了[P-1]动作原型和[P-1]电位。一个环形包含22个圆形位,内、外环型一共包含44个圆形位。每一个核心电位有它的显著位。圆环外的数字和表格中的数字相互关联。二元环形图显示了一个综合系统

---

① Sharon Chaiklin, Hilda Wengrower. The Art and Science of Dance/Movement Therapy: Life is Dance[M]. New York: Routledge, 2009: 284.

中[P-0]和[P-1]的动作原型、核心电位和动态治疗相互交织的过程。

2. 二元环形图中情感动作记录法

清晰的二元环形图包含了[P-0]电位和[P-1]电位,这些电位可分成几大评估类别。根据二元环形图,记录从以下四个方面入手。

第一步,记录[P-0]环和[P-1]环的核心电位。首先用符号记录哪些电位是活跃的,哪些电位是静止的。在一个空心圆中加一个小点来表示一个静止电位,如图3-20所示,用一个实心圆来表示一个活跃电位,如图3-21所示,这些符号是记号法中的基础符号。当在相关位置插入活跃或静止符号后,就可得到一张清晰的二元环形图,如图3-22所示。

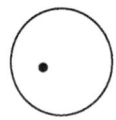   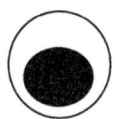

图3-20　静止电位[①]　　　　图3-21　活跃电位[②]

图3-20圆中的小圆点表明,一个原型电位是不会消失的,哪怕有时候我们看不到它。它总是存在于情感动作原型中,一旦创造了合适的条件,它就能被重新激活。通过这些活跃符号或静止符号,我们能一窥究竟:每一环有多少个核心电位被激活?每个治疗类别中有多少个核心电位被激活?有没有重复激活的?有没有过度激活的?哪些电位被系统性地回避?

第二步,记录[P-0]环和[P-1]环的转换符号。在二元环形图中,当基本的活跃符号或静止符号被插入在各自的位置上时,这些符号就成了二元转换的表层符号。流畅转换符号(见图3-23)或阻塞转换符号(见图3-24)被插入在[P-0]环和[P-1]环之间。

第三步,记录[P-0]和[P-1]电位之间的相互交织和聚集,可以用虚线表示,如图3-25所示。某特殊儿童[P-0]和[P-1]电位之间的相互交织和聚集后的情感状态图,如图3-26所示。

[①] Sharon Chaiklin, Hilda Wengrower. The Art and Science of Dance/Movement Therapy:Life is Dance[M]. New York:Routledge, 2009:285.

[②] Sharon Chaiklin, Hilda Wengrower. The Art and Science of Dance/Movement Therapy:Life is Dance[M]. New York:Routledge, 2009:285.

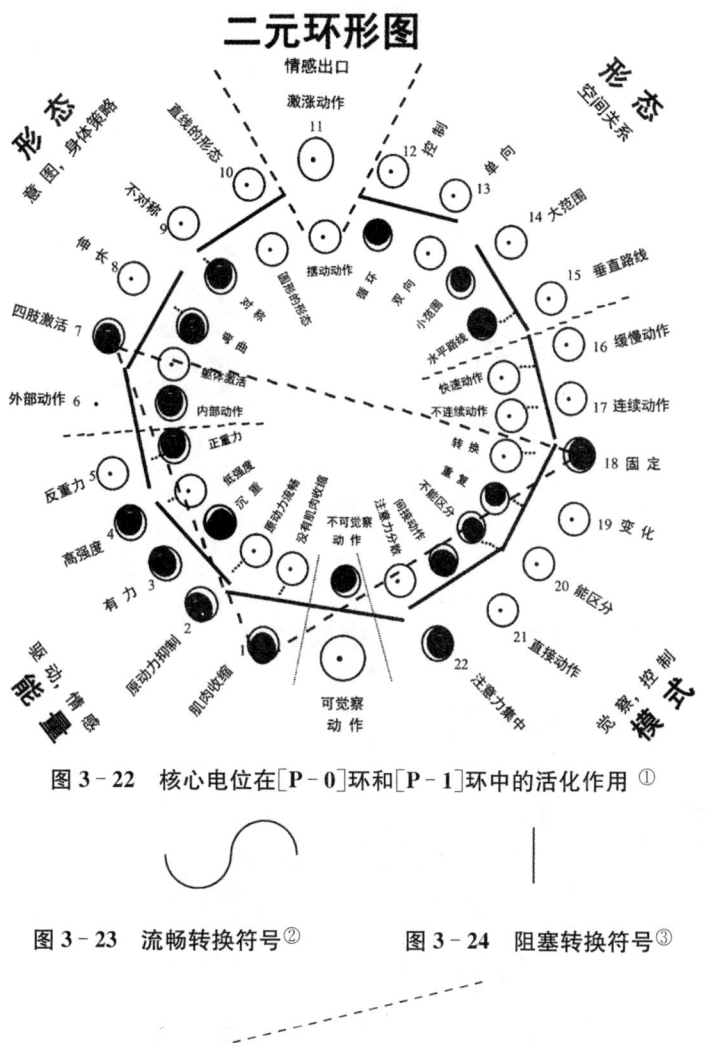

图 3-22 核心电位在[P-0]环和[P-1]环中的活化作用①

图 3-23 流畅转换符号②　　图 3-24 阻塞转换符号③

图 3-25 线条表示聚集④

---

① Sharon Chaiklin, Hilda Wengrower. The Art and Science of Dance/Movement Therapy: Life is Dance[M]. New York: Routledge, 2009: 289.
② 译自 Sharon Chaiklin, Hilda Wengrower. The Art and Science of Dance/Movement Therapy: Life is Dance[M]. New York: Routledge, 2009: 285.
③ 译自 Sharon Chaiklin, Hilda Wengrower. The Art and Science of Dance/Movement Therapy: Life is Dance[M]. New York: Routledge, 2009: 285.
④ Sharon Chaiklin, Hilda Wengrower. The Art and Science of Dance/Movement Therapy: Life is Dance[M]. New York: Routledge, 2009: 285.

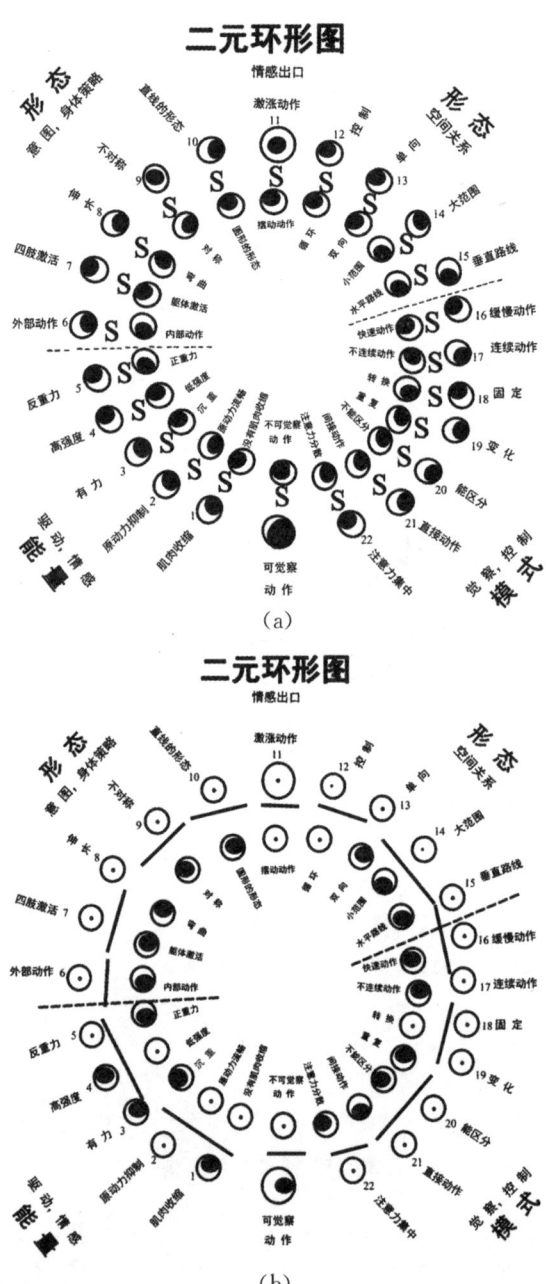

图3-26 [P-0]和[P-1]电位之间的相互交织和聚集[1]

---

[1] Sharon Chaiklin, Hilda Wengrower. The Art and Science of Dance/Movement Therapy: Life is Dance[M]. New York: Routledge, 2009: 285-287.

第四步，记录[P-0]和[P-1]动态之间的平衡。[P-0]和[P-1]的电位组被分为三类动态：能量、形态、模式。这三种动态模式为我们提供了有关特殊儿童每一个动作对应的内心情感这一重要评估信息。

能量（Energy）评估包括五个电位组：[P-0]包含没有肌肉收缩、原动力流畅、沉重、低强度、正重力；[P-1]包含肌肉收缩、原动力抑制、有力、高强度、反重力。可以从特殊儿童肌肉使用程度、停滞和自由的动作、身体张力水平、兴奋度以及对重力的态度展开能量评估。能量评估与特殊儿童的驱动、情感相关，表明了他们在情感动作过程中使用了多少能量。

形态（Form）评估包括十个电位组：[P-0]包含内部动作、躯体激活、弯曲、对称、圆形的形态、摆动动作、循环、双向、小范围、水平路线；[P-1]包含外部动作、四肢激活、伸长、不对称、直线的形态、激涨动作、控制、单向、大范围、垂直路线。可以从特殊儿童的身体部位、身体形态以及动作的空间展开形态评估。形态评估与特殊儿童的意图、身体策略和空间关系相关，即特殊儿童希望得到什么。

模式（Mode）评估包含节奏评估和区别评估，包括七个电位组：[P-0]包含快速动作、不连续动作、转换、重复、不能区分、间接动作、注意力分散；[P-1]包含缓慢动作、连续动作、固定、变化、能区分、直接动作、注意力集中。

此外，节奏（Rhythm）评估与时间相关，反映了特殊儿童的热情度和协调度。区别（Differentiation）评估反映了特殊儿童的学习能力和注意能力等。

3. 二元图表的制作

为了给评估分析和解释奠定基础，舞动治疗师需要准备很多的二元图表，便于连续的记录，这样可以直观地呈现特殊儿童的情感信息变化过程。在制作表格时，要把一些具体内容编制进去，如分别记录上肢、下肢、躯干等不同身体部位的二元图表、阶段性治疗过程二元图表等。

除了以上四种评估方法，还有 Oseretsky 测验、Frostig 运动技能测验、Hamm-Marburg 动作协调性测验、Gibson 螺旋迷宫测验、南加州感觉统合训练等等。考虑到舞动治疗评估方法比较复杂和专业，故本书不做展开，有兴趣者可以进一步参考相关的专业书籍。

舞动治疗作为一种心理疗法，由于其身体语言沟通的特质和成效，在特殊儿童教育和康复中逐渐开始受到关注。尽管舞动治疗因其身体语言沟通优势在特殊儿童身心康复中具有不可替代的作用，但由于我国舞动治疗尚处于起步阶段，研究者对于世界同一领域的研究及其成果尚比较陌生，特别是对上述科学家、舞动治疗学家研制出来的评估方法还没有进行过全面的信度和效度的检验,因而对从舞蹈艺术延伸出的种种推论和评估方法还存有许多困惑和疑问。因此,本书对于上述评估方法的概念、产生背景、作用机制以及有效性进行了较系统的梳理、介绍和阐释,其目的在于:使中国同行能够了解当今世界舞动治疗领域的主要成果;并将这些来自于实践经验的理论与方法灵活、有效地运用于我国特殊儿童教育与康复的实践,进行检验、发展、创新,从而在我国舞动治疗学科建设本土化进程中,创造出更多的优秀成果,以促进我国特殊儿童舞动治疗的深入研究,为更多的特殊儿童的身心康复提供方法和手段。

第三节 特殊儿童舞动治疗评估的内容

特殊儿童舞动治疗评估的内容主要包括两个方面:非舞蹈/动作的评估和舞蹈/动作的评估。非舞蹈/动作的评估包括通过医学、心理学等途径对特殊儿童的生理、心理等方面进行的评估,这些在医学领域和心理学领域都有公认的评估标准,本书在此不做赘述。舞蹈/动作的评估是指采用适用于特殊儿童的舞蹈活动对特殊儿童进行综合评估。评估项目要根据特殊儿童的实际情况,因人而异,因需要而组合,真正评估出特殊儿童的具体问题,为其舞动治疗提供依据。

【个案基本资料】

梦梦,女,2003年4月出生,轻度智力障碍儿童。梦梦的父母没有稳定的工作,收入较低,均为初中毕业,梦梦有一个3岁的弟弟(普通儿童),父母对弟弟的关爱较多。梦梦动作不协调;胆子较小,有依赖性,面对任务时常会说"我不行""我不会";接受事物的速度慢,表达能力很弱。

梦梦的舞动治疗初期评估通过四次测试完成,测试时间分别为2012年的10月10日、10月12日、10月15日、10月17日。

在此,笔者以智力障碍儿童梦梦舞动治疗的评估内容为例,对其动作能力、认知能力、语言能力、社会行为能力和舞蹈能力进行评估,对评估过程中所使用的舞蹈/动作活动加以说明。与此同时,运用拉班动作分析法对梦梦的舞动治疗初期评估结果加以阐释,呈现特殊儿童舞动治疗初期评估的过程。

一、动作能力评估

动作能力是指在中枢神经系统的控制下,与特定动作相关的肌群以一定的时空关系共同作用,从而产生平稳、准确、有控制的动作的能力。舞动治疗中的动作能力评估包括粗大动作能力评估和精细动作能力评估两个方面。评分标准采用了四级计分标准,按照 3、2、1、0 四级计分,具体评分标准见表 3-6。

表 3-6 动作能力评分标准

计 分	说 明
3 分	能独自完成规定的动作、活动和要求
2 分	需要他人口头的提示完成规定的动作、活动和要求
1 分	需要他人身体的协助完成规定的动作、活动和要求
0 分	不能完成规定的动作、活动和要求

(一)粗大动作能力评估

粗大动作能力评估是指对特殊儿童大肌肉群参与的身体姿势保持、平衡等粗大动作的能力评估,包括头和翻身、行走、跳、臂的测试项目,如表 3-7 所示。

测试项目 1:头和翻身。

舞蹈活动:治疗师示范"指南针",梦梦模仿。测试活动可分为:向左倒头(见图 3-27),向右倒头;向后仰头(见图 3-28),向下低头(见图 3-29);向左转头(见图 3-30),向右转头;仰卧(见图 3-31)和俯卧(见图 3-32)之间的转换。

【谱例 3-1】

指 南 针

$1=C \dfrac{2}{4}$

代 凌 词
庞 佳 编舞

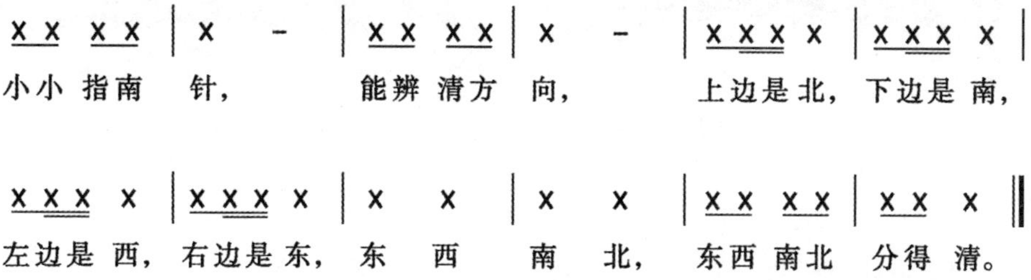

| x x x x | x - | x x x x | x - | x x x x | x x x x |
| 小小 指南 针, | | 能辨 清方 向, | | 上边是北, | 下边是 南, |

| x x x x | x x x x | x x | x x | x x x x | x x x |
| 左边是 西, | 右边是东, | 东 西 | 南 北, | 东西南北 | 分得 清。|

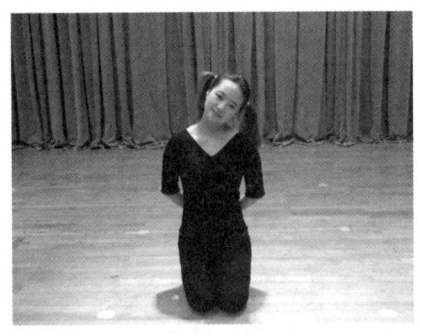

图 3-27 向左倒头

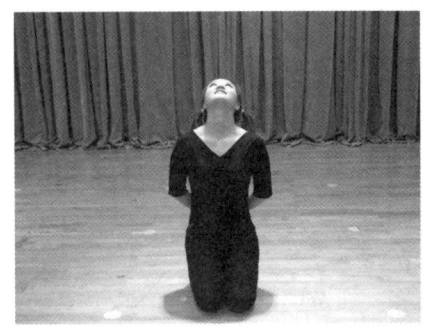

图 3-28 向后仰头

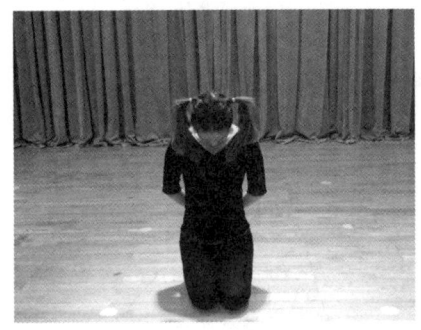

图 3-29 向下低头

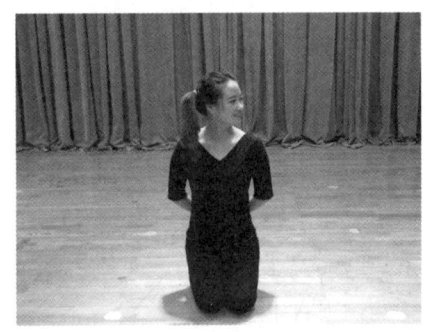

图 3-30 向左转头

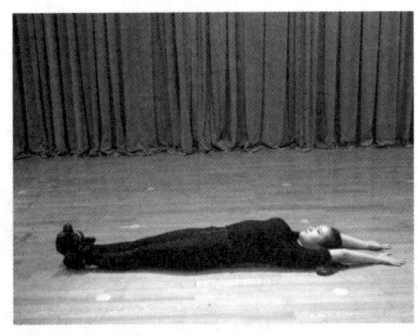

图 3-31 仰卧

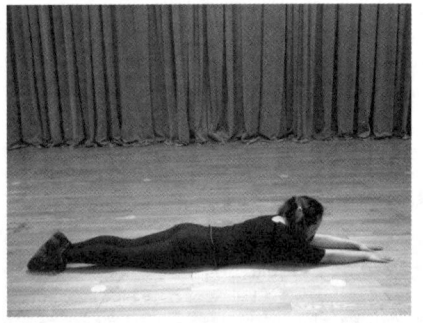

图 3-32 俯卧

测试项目 2:行走。

舞蹈活动:治疗师示范"我们一起走",梦梦模仿。测试活动可分为:踮脚走(见图 3-33);大八字步半蹲向前走(见图 3-34);半蹲向左侧走,半蹲向右侧走(见图 3-35、图 3-36)。

【谱例 3-2】

我们一起走

代凌 词
庞佳 编舞

1=C 2/4

× ×	× ×	× ×	×	× ×	× ×	× ×	×
木 偶	木 偶	怎 样	走，	木 偶	木 偶	这 样	走，
小 鸭	子	怎 样	走，	小 鸭	子	这 样	走，
小 螃	蟹	怎 样	走，	小 螃	蟹	这 样	走，

×	×	×	×	× ×	× ×	× ×	×
一	二	三	四，	一 二	三 四	五 六	七。
一	二	三	四，	一 二	三 四	五 六	七。
一	二	三	四，	一 二	三 四	五 六	七。

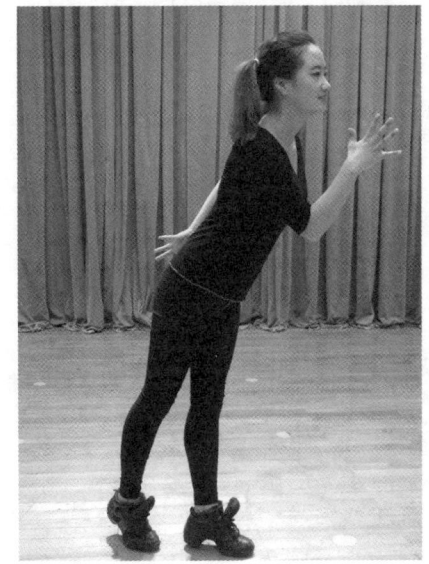

图 3-33 踮脚走

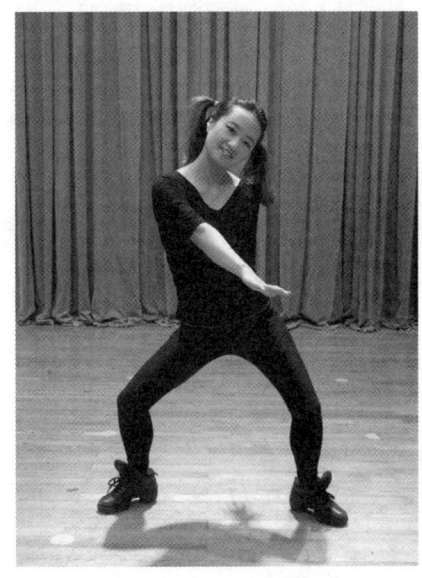

图 3-34 大八字步半蹲向前走

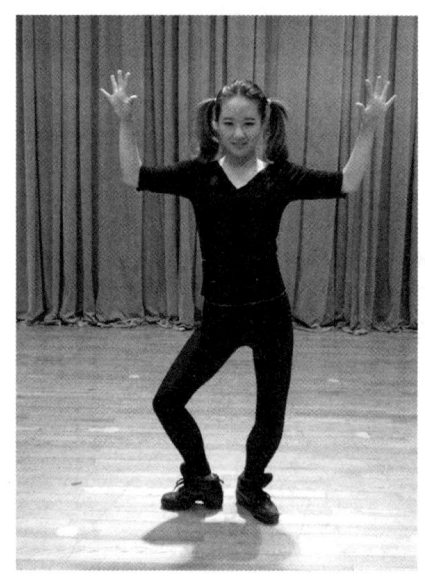 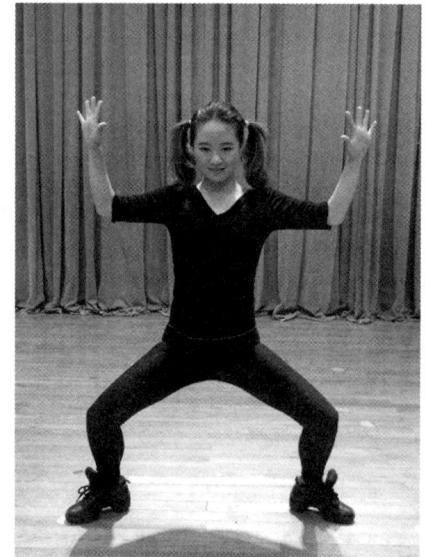

图 3-35 半蹲向右侧走(1)　　　图 3-36 半蹲向右侧走(2)

测试项目 3：跳。

舞蹈活动：治疗师示范"大青蛙"，梦梦模仿。测试活动可分为双脚跳和单脚跳（见图 3-37）。

【谱例 3-3】

大 青 蛙

寒　枫　词
嘉　评　曲
庞　佳　编舞

$1=D\ \frac{2}{4}$

| 5 5 　3 | 4 4 　2 | 5 5 　3 | 4 4 　2 | 1 2 　3 4 | 5 5 　5 |
| 大青　蛙，| 嘴巴　大，| 捉害　虫，| 保庄　稼，| 唱起歌　来 | 嗓门　高，|

(6 4 　5 3 | 4 2 　2 | 5 3 　4 2 | 1 $\overset{7}{1}$)‖

| 5 3 4 2 | 1 - | × 0 | × 0 | × × | × 0 ‖
| 呱呱呱　呱。| 呱！| 呱！| 呱！呱！| 呱！|

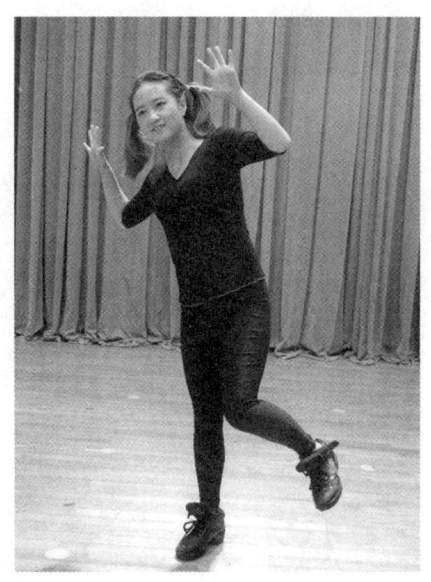

图 3-37 单脚跳

测试项目 4:臂。

舞蹈活动:治疗师示范"大雁",梦梦模仿。测试活动可分为:双臂手的提腕(见图 3-38)、压腕(慢速和快速)(见图 3-39);左单臂立圆手,右单臂立圆手(见图 3-40、图 3-41、图 3-42、图 3-43)。

【谱例 3-4】

大 雁

杨春华 词
龚耀年 曲
庞 佳 编舞

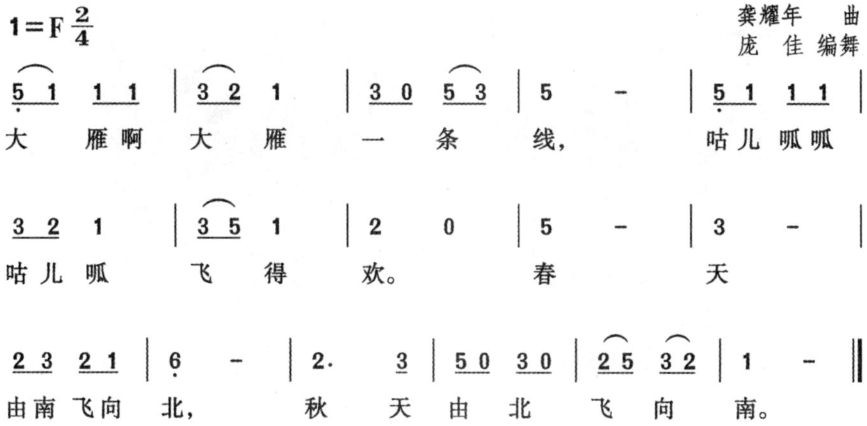

$1=F\ \frac{2}{4}$

5 1 1 | 3 2 1 | 3 0 5 3 | 5 — | 5 1 1 |
大 雁 啊 大 雁 一 条 线, 咕 儿 呱 呱

3 2 1 | 3 5 1 | 2 0 | 5 — | 3 — |
咕 儿 呱 飞 得 欢。 春 天

2 3 2 1 | 6 — | 2. 3 | 5 0 3 0 | 2 5 3 2 | 1 — ‖
由 南 飞 向 北, 秋 天 由 北 飞 向 南。

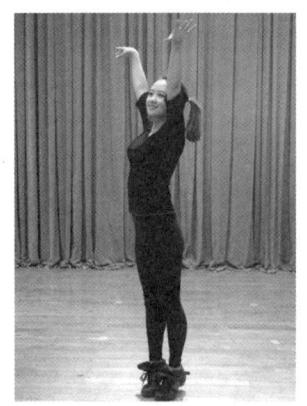
图 3-38 提腕

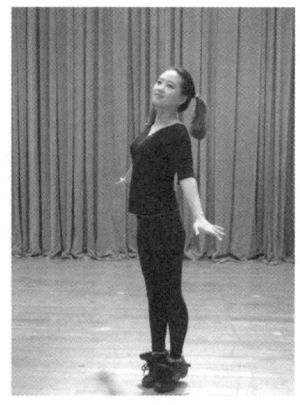
图 3-39 压腕

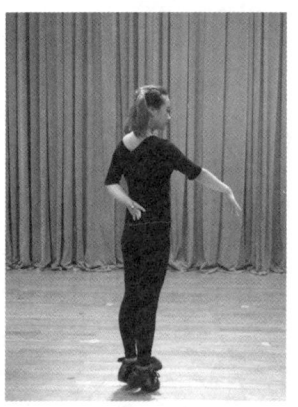
图 3-40 右单臂立圆手(1)

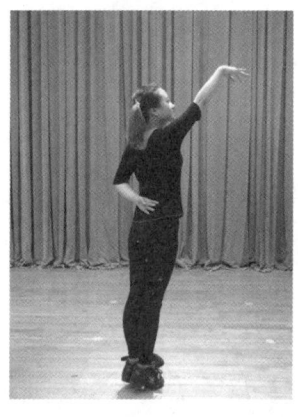
图 3-41 右单臂立圆手(2)

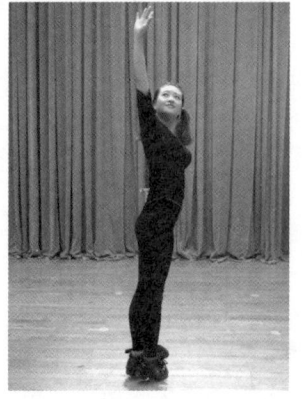
图 3-42 右单臂立圆手(3)

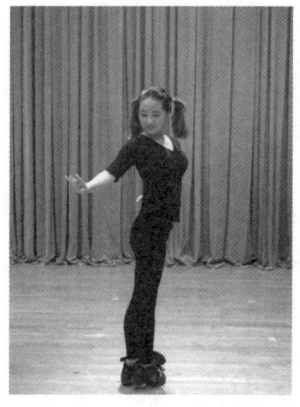
图 3-43 右单臂立圆手(4)

表 3-7 粗大动作能力评估表

| 评估对象:梦梦 | | 性别:女 | 出生日期:2003 年 4 月 2 日 | | | | | | | | | 病案号:1-36 |

测试项目		舞蹈/动作活动		分值				空间		重量		时间		力效
				3	2	1	0	流畅	阻塞	轻	重	慢	快	
头	指南针	1. 左倒头	第1~2小节:向左倒头			1		√		√			√	滑动
		2. 右倒头	第3~4小节:向右倒头		2			√			√	√		压动
		3. 仰头	第5小节:向后仰头		2			√			√	√		压动
		4. 低头	第6小节:向下低头		2			√		√			√	滑动
		5. 左转头	第7小节:向左转头				0	√			√	√		压动
		6. 右转头	第8小节:向右转头		2			√		√			√	滑动
翻身		7. 俯、仰卧交替翻身	第9~12小节:经俯卧至仰卧翻身		2			√		√			√	滑动
行走	我们一起走	8. 踮脚走	(第一段)第1~8小节:半脚掌,向前走,同时双臂前后摆动,模仿木偶走		2			√		√			√	滑动
		9. 大八字步半蹲向前走	(第二段)第1~8小节:大八字步半蹲向前走,微屈膝,双手至斜下手,模仿小鸭走			1		√		√			√	滑动
		10. 半蹲,侧走	(第三段)第1~8小节:大八字步,半蹲,分别向左、右侧走,同时双臂至肩两侧屈曲成90°,掌心向前,模仿小螃蟹走				0	√		√			√	滑动

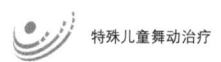

续表

测试项目		舞蹈/动作活动	分值				空间		重量		时间		力效
			3	2	1	0	流畅	阻塞	轻	重	慢	快	
跳	大青蛙	11. 双脚跳(慢速)	第1~6小节：经大八字步屈膝双脚跳，双臂屈曲至肩前，双手扩指		1		√		√		√		压动
		12. 双脚跳(快速)	第7~8小节：经大八字步屈膝双脚跳，向前、向后、向左、向右，双臂屈曲至肩前，双手扩指			0	√		√			√	冲击
		13. 左单脚跳	第9~10小节：左脚单脚跳，向前、向后、向左、向右，上身舞姿保持			0	√		√			√	冲击
		14. 右单脚跳	第11~12小节：右脚单脚跳，向前、向后、向左、向右，上身舞姿保持		1		√		√		√		压动
臂	大雁	15. 双臂手(慢速)	第1~4小节：体对2点，双手经斜下手压腕至斜上手提腕	2				√		√		√		滑动
		16. 双臂手(快速)	第5~8小节：向后转身，体对6点，双手经斜下手压腕至斜上手提腕		1		√		√			√	压动
		17. 右单立圆臂手	第9~12小节：向后踮脚走，右臂经体前至体后立圆，左背手		1		√		√		√		滑动
		18. 左单立圆臂手	第13~16小节：向后踮脚走，左臂经体前至体后立圆，右背手		1		√		√		√		压动

续表

得分：21 分	
分析： 　　梦梦的粗大动作能力评估的测试项目为头和翻身、行走、跳以及臂,这5大项又细化为18小项,按照每小项3分代表能独自完成规定的动作、活动和要求来计算,总分值为54分,梦梦获得21分。从测评结果来看,梦梦完成头和翻身的大部分动作需要他人的口头提示,如右倒头、仰头、低头、右转头以及俯、仰卧交替翻身;对行走、跳、臂的大部分动作需要他人身体协助完成,完成动作不够精确,慢速动作尚可,不能完成"向左转头"、"半蹲,侧走"、"双脚跳"(快速)、"左单脚跳"的动作(有"力效"表现)、活动和要求。 　　梦梦的"力效"三项动作元素表现为:空间元素多为"阻塞",显示空间运动不流畅,活动范围很小,空间使用束缚;重量元素为"轻"多于"重",显示梦梦比较胆小,参与活动意图弱;时间元素为"慢"多于"快",大部分动作反应较慢,如听到指令后经常犹豫不定,过了较长时间才会跟随治疗师一起舞蹈,这或许和她的决策能力有关。 　　梦梦的基本"力效"表现为:"滑动"9次,"压动"7次,"冲击"2次。"滑动"力效较多,显示出梦梦顺从的行为和心理状态,她可能想通过模仿治疗师的行为获得赞同。治疗师发现,梦梦的父母对其存在不现实的希望和期待,加上年幼的弟弟的挑战,梦梦努力取悦她的父母,逐渐发展出温顺的性格特征。但这对她的父母影响不大,因为她不能达到父母对她的期望。从某种意义上说,治疗师的分析或许和梦梦的顺从心理特征是一致的,她正试图摸索一种应和家人的办法来解决她的学习方式和家庭要求之间的冲突。"压动"力效主要体现在向左转头、向左倒头、向后倒头的动作测试中。治疗师发现梦梦的左侧动作能力较差,旋转控制能力较弱,这可能与她幼时不慎摔伤左侧头部导致潜意识中对"生与死"的感受有关。因此,治疗师推测,梦梦遇到左侧头部摔伤是一个极度的生存孤独和害怕的经验,导致她面临"死亡"的恐惧感觉,这种感觉促使她面对左侧动作时显示出紧张的心理状态。"冲击"力效较少,主要体现在跳跃动作中,这个可能与梦梦平时遇到困难急得跺脚跳起的动作隐喻相关,显示出抗拒的心理状态,也许是她应对家庭关系时的重要表达方式之一。 　　梦梦的"形"表现为:以自己的动作互动为主,和外界互动较少,对左侧方向不敏感,塑形能力较弱。 　　梦梦的"面"表现为:能在他人口头提示下完成从上到下、从下到上、向前、向右的门平面动作、轮平面动作和桌平面动作;能在他人身体协助下完成向后踮脚走、向左侧走的轮平面动作和桌平面动作;不能完成向后单脚跳、向左单脚跳的轮平面动作和桌平面动作。	
治疗师签名：庞佳	评估日期：2012年10月10日

制表人：庞佳

（二）精细动作能力评估

精细动作能力评估是指对特殊儿童小肌肉群实施精细动作的能力进行评估,包括双手的抓握及开放、捏取及开放、里外绕腕及轮指等,如表3-8所示。

测试项目1:双手的抓握及开放。

舞蹈/游戏活动:"盖楼房"。测试活动要求梦梦抓握各种几何形状的积木,建造她喜欢或熟悉的建筑物。

【谱例 3-5】

盖 楼 房

寒 枫 词
嘉 评 曲
庞 佳 设计

$1=E \dfrac{2}{4}$

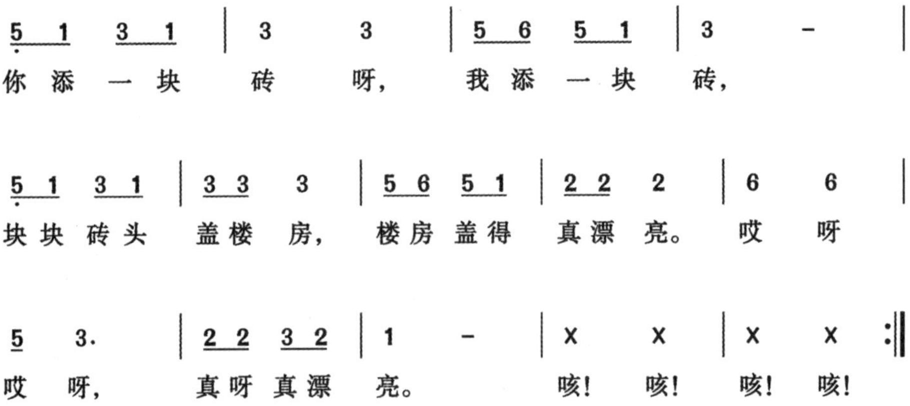

5̣ 1 3 1	3 3	5 6 5 1	3 —
你添 一块	砖 呀,	我添 一块	砖,

5̣ 1 3 1	3 3 3	5 6 5 1	2 2 2	6 6
块块 砖头	盖楼 房,	楼房 盖得	真漂 亮。	哎 呀

5 3.	2 2 3 2	1 —	× ×	× × ‖
哎 呀,	真呀 真漂	亮。	咳!咳!	咳!咳!

测试项目2:双手的捏取及开放。

舞蹈/游戏活动:"拣豆豆",治疗师示范,梦梦模仿。测试活动要求梦梦用手指把豆子捏取后放入指定的篮子里。

【谱例 3-6】

拣 豆 豆

寒 枫 词
嘉 评 曲
庞 佳 设计

$1=C \dfrac{2}{4}$

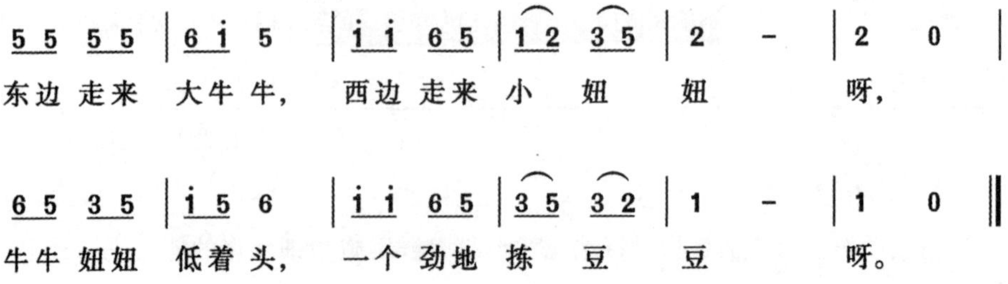

5 5 5 5	6 1̇ 5	1̇ 1̇ 6 5	1 2 3 5	2 —	2 0
东边 走来	大牛牛,	西边 走来	小妞 妞	呀,	

6 5 3 5	1̇ 5 6	1̇ 1̇ 6 5	3 5 3 2	1 —	1 0 ‖
牛牛 妞妞	低着头,	一个 劲地	拣豆 豆	呀。	

测试项目3:双手里外绕腕及轮指。

舞蹈活动:"我有一双小小手",治疗师示范,梦梦模仿。测试活动可分为:摊手(见图3-44);单手立掌(见图3-45),双手立掌(见图3-46);轮指(见图3-47、图3-48、图3-49、图3-50、图3-51)。

【谱例3-7】

我有一双小小手

陆爱珍 词
张 翼 曲
庞 佳 编舞

$1=D \quad \dfrac{2}{4}$

1 1 3 3	5 5 5	6 6 5 3	2 2 2
我有一双	小小手,	一只左来	一只右;
我有一双	小小手,	能洗脸来	能漱口;

3 2 1	3 4 5	5 6 5 3	2 3 2	1 - ‖
小小手	小小手,	一共十个	手指	头。
会穿衣	会梳头,	自己事情	自己	做。

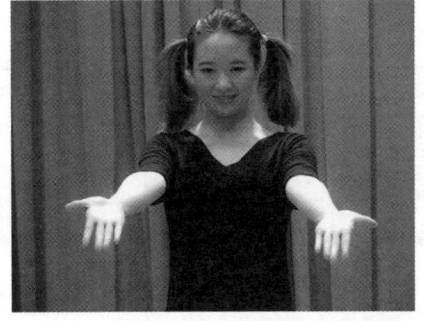

图3-44 摊手

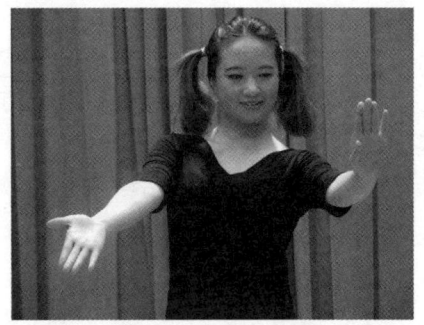

图3-45 单手立掌

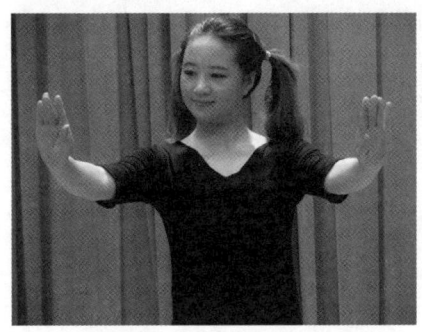

图3-46 双手立掌

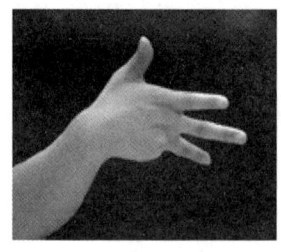
图 3-47 轮指(1)
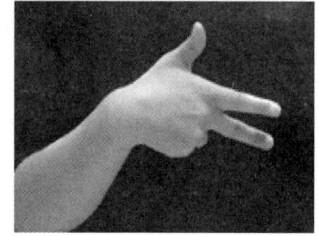
图 3-48 轮指(2)
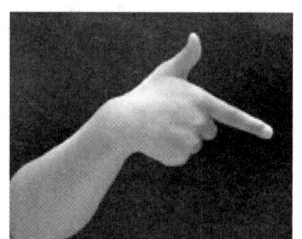
图 3-49 轮指(3)

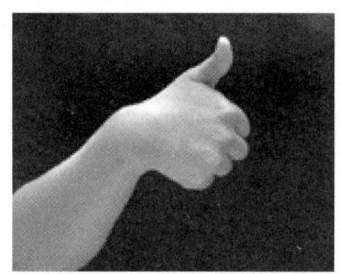
图 3-50 轮指(4)
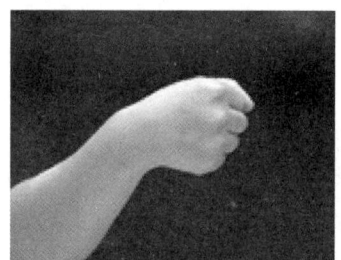
图 3-51 轮指(5)

表 3-8 精细动作能力评估表

评估对象:梦梦			性别:女	出生日期:2003 年 4 月 2 日				病案号:1-36				
测试项目	舞蹈/动作活动			分值				空间		重量		时间	力效
				3	2	1	0	流畅	阻塞	轻	重	慢	快	
手	双手的抓握及开放	盖楼房	1. 右手抓握及开放	方形、三角形、椭圆形、拱形等积木		2			√	√		√		滑动
			2. 左手抓握及开放	方形、三角形、椭圆形、拱形等积木		2			√		√		√		浮动
	双手的捏取及开放	拣豆豆	3. 右手捏取及开放	第 1~12 小节:蹲下,右手捏取豆子,起身后放入篮子		2			√		√		√		滑动
			4. 左手捏取及开放	第 1~12 小节:左手捏取豆子后起身放入篮子			1		√		√		√		浮动

续表

测试项目	舞蹈/动作活动		分值				空间		重量		时间		力效
			3	2	1	0	流畅	阻塞	轻	重	慢	快	
双手里外绕腕及轮指	我有一双小小手	5. 立掌	第1～2小节:双手体前摊手经里绕弯成立掌,掌心向前		1		√		√		√		滑动
		6. 左摊手	第3小节:左手经外绕腕成左摊手		1		√		√		√		浮动
		7. 右摊手	第4小节:右手经外绕腕成右摊手		1		√		√		√		浮动
		8. 轮指	第5～9小节:双手经小拇指依次轮指成握拳,再经拇指依次轮指成掌形				0	√		√		√		浮动

得分:10 分

分析:

梦梦的精细动作能力评估的测试项目为手部,这一大项又细化为 8 小项,按照每小项 3 分代表能独自完成规定的动作、活动和要求来计算,总分值为 24 分,梦梦获得 10 分。从测评结果来看,梦梦完成右手捏取及开放动作需要他人口头提示,左手捏取及开放动作、里外绕腕动作需要他人身体的协助完成,轮指动作不能完成(有"力效"表现)。手部动作不够灵活且速度较慢,如经常把积木掉在地上。

梦梦的"力效"三项动作元素表现为:空间元素"流畅"多于"阻塞",显示空间使用无拘束多于受限制;重量元素为"轻",显示梦梦犹豫不定,参与活动意图较弱;时间元素为"慢",表示她决策较慢,如在舞蹈游戏活动"盖楼房"中,需要考虑很长时间,才会选择一块积木。

梦梦的基本"力效"表现为:"浮动"5 次,"滑动"3 次。梦梦的身体在空间、重量和时间元素方面表现出延续性,揭示动作在运动过程中的自由度较好。测试过程中,她总是乞求治疗师的帮助,寻求保护和关照,显示出依赖个性。这和"粗大动作能力评估"的力效比较相似,她以柔弱的行为和态度顺应治疗师的要求,尝试获得赞同。梦梦在做任何活动之前,总是会说"我不行",治疗师回应她的是"你能行""试试看""我们一起做"的言语鼓励。

梦梦的"形"表现为:以自己的动作互动为主,和外界互动较少。

梦梦的"面"表现为:能在他人口头提示和身体协助下完成从下到上、从上到下的拣、放豆子的门平面动作。

治疗师签名:庞佳	评估日期:2012 年 10 月 10 日

制表人:庞佳

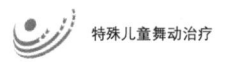

二、认知能力评估

认知包括以下内容:知觉、记忆、注意、想象、思维、推理、判断、创造、问题解决、语言、元认知等。舞动治疗中的认知能力评估包括基本概念认知能力评估、记忆能力评估和注意能力评估三个方面。

(一)基本概念认知能力评估

基本概念认知能力评估是指对特殊儿童把握同类事物或现象的本质特征的能力进行评估,包括对身体、方位、数字、形状、颜色的认知,如表 3-10 所示。评分标准采用了四级计分标准,按照 3、2、1、0 四级计分,具体评分要求见表 3-9。

表 3-9 基本概念认知能力评分标准

计　分	说　明
3 分	能完全认知
2 分	能大部分认知
1 分	能小部分认知
0 分	完全不能认知

测试项目 1:对身体的认知。

舞蹈/动作活动:"认识身体"。测试活动为治疗师提问,要求梦梦回答并指出相应的身体部位。

测试项目 2:对方位的认知。

(1) 舞蹈/动作活动:"小手爬"。测试活动为要求梦梦根据歌词大意,分别做向上、向下的动作。

【谱例 3-8】

小 手 爬

立 路 词
佚 名 曲
庞 佳 设计

$1=C\ \dfrac{2}{4}$

1	1̲2̲	3	3̲4̲	5	5̲6̲	5	-	5	5̲6̲	7	6̲5̲
我	的	小	手	向	上	爬,	一	爬	爬	到	
小	乌	龟	呀	向	上	爬,	一	爬	爬	到	
小	蚂	蚁	呀	爬	呀	爬,	一	爬	爬	到	我

```
i  i  | i - | i  i7 | 6  65 | 4  43 |
头 顶   上。    我  的   小  手    向  下
头 顶   上。    小  乌   龟  呀    向  下
鼻 子   上。    小  蚂   蚁  呀    向  下

2 -  | 7  76 | 56  54 | 3  2 | 1 - ‖
爬,     一  爬   爬 到   小  脚   上。
爬,     一  爬   爬 到   小  脚   上。
爬,     一  爬   爬 到我  膝  盖   上。
```

（2）舞蹈/游戏活动："认识左右"。"吃饭右手拿筷子,写字右手拿铅笔,升旗右手行队礼,另外一侧为左手"。测试活动要求梦梦根据童谣,分别伸出右手、左手。

测试项目 3：对数字、形状、颜色的认知。

（1）舞蹈/游戏活动："十个印第安小朋友"。测试活动为：活动人数 10 人（包括梦梦）,分别手拿数字"1~10",听到自己的数字时跳出队伍。也可根据现场实际情况,适当将歌词改为"数画笔""数小椅子""数小动物"等。

（2）舞蹈/游戏活动："数字歌"。测试活动为：治疗师念"1 像树枝细又长,2 像小鸭水上漂,3 像一只小耳朵,4 像小旗随风飘,5 像衣钩墙上挂,6 像豆芽开心笑,7 像镰刀割小麦,8 像两个小圆圈,9 像蝌蚪小尾巴,0 像鸡蛋做蛋糕"；梦梦分别找出数字"0~9"的图片,找到之后双手将图片举过头顶转一圈,同时说"我真棒""我能行"等言语,以此鼓励自己。

（3）舞蹈/游戏活动："小白兔回家"。给梦梦戴上小白兔头饰,展示图片《小白兔的房子》。测试活动可分为：第一步,指出图片中房子三角形的屋顶、正方形的窗户、长方形的门、圆形的门把手；第二步,要求梦梦把不同形状的大型积木铺设成一条路,一边铺一边说"这是三角形""这是圆形""这是长方形"等；第三步,按照指令,走到不同的形状上。

（4）舞蹈/游戏活动："蝴蝶找花"。治疗室各个区域放置了红、黄、蓝、白等不同颜色的塑料花,给梦梦戴上蝴蝶头饰,身披纱巾。测试活动可分为：治疗师问"红花在哪里?"梦梦跑至"红花"区域转一圈,同时说"红花红花在这里"；治疗师问"黄花在哪里?"梦梦跑至"黄花"区域转一圈,同时说"黄花黄花在这里"。

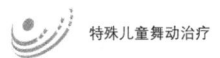

表 3-10 基本概念认知能力评估表

评估对象:梦梦		性别:女	出生日期:2003 年 4 月 2 日								病案号:1-36	
测试项目		舞蹈/动作活动		分值				空间		重量		时间	力效
				3	2	1	0	流畅	阻塞	轻	重	慢	快	
对身体的认知	认识身体	1. 头	问"梦梦头在哪里?"梦梦用手指出		2			√		√			√	轻敲
		2. 眼睛	问"梦梦眼睛在哪里?"梦梦用手指出		2			√		√			√	轻敲
		3. 鼻子	问"梦梦鼻子在哪里?"梦梦用手指出		2			√		√			√	轻敲
		4. 嘴巴	问"梦梦嘴巴在哪里?"梦梦用手指出		2			√		√			√	轻敲
		5. 耳朵	问"梦梦耳朵在哪里?"梦梦用手指出			1		√		√			√	轻敲
		6. 手	问"梦梦小手在哪里?"梦梦双手上举或是拍手		2			√		√			√	轻敲
		7. 肩	问"梦梦肩膀在哪里?"梦梦拍拍或动一动肩膀			1		√		√		√		滑动
		8. 胸	问"梦梦胸在哪里?"梦梦拍拍胸部			1		√		√		√		滑动
		9. 腿	问"梦梦腿在哪里?"梦梦踢或触摸腿		2			√		√		√		滑动
		10. 脚	问"梦梦小脚在哪里?"梦梦跺或是触摸小脚			1		√		√			√	轻敲

续表

测试项目	舞蹈/动作活动		分值				空间		重量		时间		力效
			3	2	1	0	流畅	阻塞	轻	重	慢	快	
对方位的认知	小手爬	11. 上	第1~8小节：坐地，双手轻拍，经脚至头顶上方		1		√		√		√		压动
		12. 下	第9~16小节：双手轻拍，经头顶上方至脚		1		√		√		√		压动
	认识左右	13. 右	"吃饭右手拿筷子,写字右手拿铅笔,升旗右手行队礼",梦梦伸出右手		1			√	√		√		滑动
		14. 左	"另外一侧为左手",梦梦伸出左手		1		√		√		√		压动
对数字的认知	十个印第安小朋友	15. 数数"1~10"	活动人数10人,分别手拿数字"1~10",梦梦能根据自己的数字做向前或向后的跳跃		1		√		√		√		压动
	数字歌	16. 找数"0~9"	分别找出数字"0~9"的图片		1		√		√		√		压动
对形状的认知	小白兔回家	17. 三角形	指出图片中三角形的屋顶				0							/
		18. 正方形	指出图片中正方形的窗户				0							/
		19. 长方形	指出图片中长方形的门				0							/
		20. 圆形	指出图片中圆形的门把手				0							/

续表

测试项目	舞蹈/动作活动		分值				空间		重量		时间		力效
			3	2	1	0	流畅	阻塞	轻	重	慢	快	
对颜色的认知	蝴蝶找花	21. 红			1			√		√	√		压动
		22. 黄				0							/
		23. 蓝				0							/
		24. 白			1			√		√	√		压动

得分：24 分

分析：

梦梦的基本概念认知能力评估的测试项目为5大项，包括对身体、方位、数字、形状、颜色的认知，这5大项又细化为24小项，按照每小项3分代表能完全认知来计算，总分值为72分，梦梦获得24分。从测评结果来看，梦梦对身体的基本概念能大部分认知，对方位、数字、颜色的基本概念能小部分认知，对形状的基本概念如"三角形""正方形""长方形""圆形"完全不能认知（没有"力效"表现）。

梦梦的"力效"三项动作元素表现为：空间元素为"阻塞"多于"流畅"，显示空间使用束缚多于自由；重量元素为"重"多于"轻"，显示参与活动意图强、弱均有，如对形状和颜色的认知较强，虽然指认结果很多是错误的；时间元素为"慢"多于"快"，显示慢的决策多于快的决策，这可能与她自身的认知发展水平有很大的关系。

梦梦的基本"力效"表现为："压动"7次、"轻敲"7次、"滑动"4次。"压动"力效体现在对方位、数字、颜色的基本概念的认知中，由于重量元素多为"重"，这使得在这些基本概念认知的动作色彩中带有紧张的心理色彩。如在形状和数字认知的过程中，难以区别"9"和"6"，难以将注意力集中在特定的测试项目上，因而显示出紧张的心理状态。梦梦的动作协调能力优于其他同学，所以教师经常在全班同学面前表扬她，培养了她对舞蹈学习的自信心，因而在对身体动作的认知上，显示"轻敲"和"滑动"力效，代表轻松的心理状态。

梦梦的"形"表现为：以自己的动作互动为主，和外界互动较少，塑形能力较弱。

梦梦的"面"表现为：能在他人口头提示和身体协助下完成从上到下、从下到上、向前、向右的门平面动作、轮平面动作和桌平面动作。

治疗师签名：庞佳	评估日期：2012 年 10 月 12 日

制表人：庞佳

(二) 记忆能力评估

记忆能力评估是指对特殊儿童识记、保持、再认识和重现客观事物所反映的内容和经验的能力进行评估,包括视觉记忆、听觉记忆,如表3-12所示。"根据记忆编码方式不同和保持时间不同,将记忆分为瞬时记忆、短时记忆和长时记忆。瞬时记忆是指信息保留的时间以毫秒计,最长1~2秒钟,又称感觉记忆;短时记忆是指信息保留时间在1分钟以内,又称工作记忆;长时记忆是指保留信息的时间在1分钟以上,长时记忆分为情节记忆和语义记忆。"[①]

评分标准采用了四级计分标准,按照3、2、1、0四级计分,具体评分要求见表3-11。

表3-11 记忆能力评分标准

计 分	说 明
3分	记忆完全正确
2分	记忆大部分正确
1分	记忆小部分正确
0分	没有记忆

测试项目1:视觉记忆。

(1) 舞蹈活动:"小手爬",测试梦梦瞬时记忆。测试活动为治疗师逐句示范动作,要求梦梦将瞬时动作再现。

(2) 舞蹈/游戏活动:"小朋友想一想",治疗师一边唱一边做动作示范,测试梦梦短时记忆。测试活动为:治疗师唱"小朋友想一想,什么动物鼻子长?"后停顿,让梦梦在众多玩具里把大象找出;治疗师唱"小朋友想一想,什么动物耳朵长?"后停顿,让梦梦在众多玩具里把小白兔找出。要求梦梦根据要求,将玩具大象和小白兔找出的短时动作再现。

[①] 恽晓平.康复疗法评定学[M].北京:华夏出版社,2006:492-493.

【谱例 3-9】

小朋友想一想

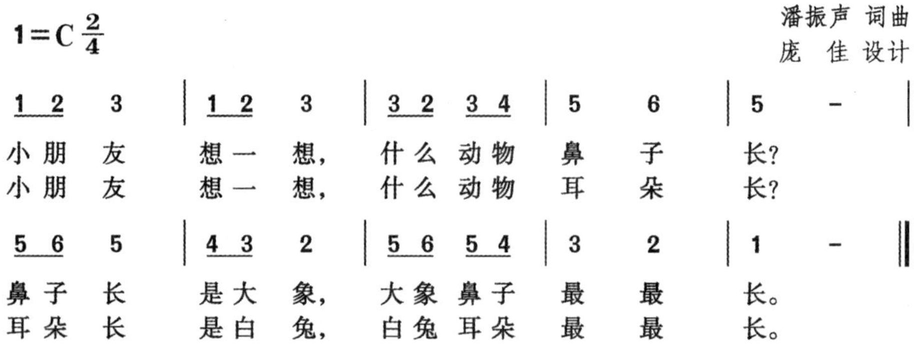

潘振声 词曲
庞 佳 设计

$1=C \dfrac{2}{4}$

1 2 3	1 2 3	3 2 3 4	5 6	5 —
小朋友 想一想， 什么动物 鼻子 长？
小朋友 想一想， 什么动物 耳朵 长？

5 6 5	4 3 2	5 6 5 4	3 2	1 — ‖
鼻子长 是大象， 大象鼻子 最最 长。
耳朵长 是白兔， 白兔耳朵 最最 长。

（3）舞蹈活动："我们一起走"，测试梦梦长时记忆。测试活动为治疗师完整示范动作，要求梦梦将情节动作再现。

测试项目 2：听觉记忆。

（1）舞蹈/音乐活动："叫声"。测试活动为：治疗师唱"小黄狗在门口"后停顿，梦梦模仿小狗"汪汪汪"的叫声；治疗师唱"小鸭子在水里"后停顿，梦梦模仿小鸭"嘎嘎嘎"的叫声；治疗师唱"小喜鹊在树上"后停顿，梦梦模仿小喜鹊"喳喳喳"的叫声；治疗师唱"小山羊在草地"后停顿，梦梦模仿小羊"咩咩咩"的叫声。

【谱例 3-10】

叫 声

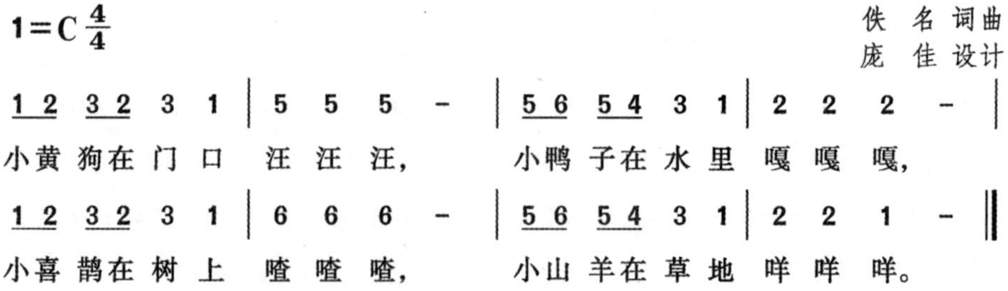

佚 名 词曲
庞 佳 设计

$1=C \dfrac{4}{4}$

1 2 3 2 3 1	5 5 —	5 6 5 4 3 1	2 2 2 —
小黄狗在 门 口 汪 汪 汪， 小鸭子在 水 里 嘎 嘎 嘎，

1 2 3 2 3 1	6 6 —	5 6 5 4 3 1	2 2 1 — ‖
小喜鹊在 树 上 喳 喳 喳， 小山羊在 草 地 咩 咩 咩。

（2）舞蹈/游戏活动：击鼓。治疗师击鼓，梦梦跟随节奏的快慢做拍手、走、跑、跳等动作；也可根据鼓声的高低做站、蹲等动作。

（3）舞蹈/游戏活动：击鼓。治疗师在治疗室不同的位置敲击乐器，把梦梦的眼睛蒙上，要求其指出声音的方位。

表 3-12 记忆能力评估表

评估对象:梦梦		性别:女	出生日期:2003 年 4 月 2 日							病案号:1-36	
测试项目	舞蹈/动作活动		分值				空间		重量		时间	力效
			3	2	1	0	流畅	阻塞	轻	重	慢	快	
视觉记忆	小手爬	1. 瞬时动作再现			1				√	√		√	滑动
	小朋友想一想	2. 短时动作再现			1		√		√		√		滑动
	我们一起走	3. 情节动作再现				0							/
听觉记忆	叫声	4. 语义性再现		2					√	√		√	滑动
	击鼓	5. 快			1		√		√			√	浮动
		6. 慢			1		√		√		√		浮动
		7. 高			1		√		√			√	浮动
		8. 低			1		√		√		√		浮动
		9. 方位				0							/

得分:8 分

分析:

梦梦记忆能力评估的测试项目为视觉记忆和听觉记忆,这 2 大项又细化为 9 小项,按照每小项 3 分代表记忆力完全正确来计算,总分值为 27 分,梦梦获得 8 分。从测评结果来看,梦梦瞬时动作再现和短时动作再现的视觉记忆小部分正确,对情节动作再现没有视觉记忆;语义再现的听觉记忆大部分正确,如对小动物的叫声;对节奏的快、慢和声音的高、低的听觉记忆小部分正确,对声音方位没有听觉记忆。

梦梦的"力效"的三项动作元素表现为:空间元素为"流畅"多于"阻塞",显示空间使用无拘束多于受限制;重量元素大部分为"轻",显示参与活动意图弱,如治疗师一旦停止动作,梦梦便不知所措;时间元素为"慢",显示慢的决策,这可能与梦梦胆小和依赖的性格有很大关系。

梦梦的基本"力效"表现为:"浮动"4 次,"滑动"3 次。这些力效体现在对短时动作再现、情节动作再现的视觉记忆和听觉记忆中,反映出身体在重量和时间元素方面的延续性,动作迟缓,显示出顺从的心理状态。如在梦梦蒙上眼睛做声音方位的测试过程中,她站在原地一动不动,身体僵硬,不敢抬头,只有当治疗师牵起她的双手时,才会慢而轻地跟随。经治疗师了解,这可能和梦梦的一次意外事件有关。事件源于在一次买完东西回家的路途中,梦梦不慎将母亲给她拎的东西弄丢了,回家后父亲大发雷霆,将梦梦关在家里的杂物间中。她在漆黑的杂物间里待了整整半天,等父亲出门后,母亲才敢将其放出。之后,梦梦不敢在黑夜里行走或出门,晚上要开着小灯才敢睡觉。父亲的行为可能使梦梦产生被抛弃的感觉。在测试活动中,当梦梦被治疗师蒙上眼睛的时候,或许再次触动了她潜意识里被抛弃的恐惧感,伴随而来的只有顺从行为。

梦梦的"形"表现为:以自己动作互动为主,和外界互动较少,塑形能力较弱。

梦梦的"面"表现为:能在他人口头提示和身体协助下完成从高到低、从低到高的门平面动作;不能完成向前、向后、向右、向左的轮平面动作和桌平面动作。

治疗师签名:庞佳	评估日期: 2012 年 10 月 12 日

制表人:庞佳

(三)注意能力评估

注意能力评估是指对一定对象指向和集中的能力的评估,包括反应时间、注意广度和注意持久性,如表3-14所示。评分标准采用了四级计分标准,按照3、2、1、0 四级计分,具体评分要求见表3-13。

表3-13 注意能力评分标准

测试项目	计 分	说 明
反应时间	3分	立即模仿
	2分	模仿时间间隔较短
	1分	模仿时间间隔较长
	0分	不能模仿
注意广度	3分	能连续模仿三个连贯动作
	2分	能连续模仿两个连贯动作
	1分	能模仿单一动作
	0分	不能模仿
注意持久性	3分	能完整模仿
	2分	能大部分模仿
	1分	能小部分模仿
	0分	不能模仿

测试项目1:反应时间。

舞蹈/动作活动:"上下左右"。测试活动为:治疗师分别示范单一动作、两个连贯动作、三个连贯动作,以刺激梦梦的反应,要求她再现动作。测试时,计时器记录从刺激到梦梦反应开始时的时间间隔。可根据情况选择听觉反应结合视觉反应时间的测定。

测试项目2:注意广度。

舞蹈/动作活动:测试活动可分为以"前→后""左→右""高→中→低""上→前→右""下→后→左"或相反动作为基准,要求梦梦再现动作。

测试项目3:注意持久性。

舞蹈/音乐活动:"叫声"。测试活动为治疗师示范,梦梦模仿,检测模仿持久性。

表 3-14 注意能力评估表

评估对象:梦梦		性别:女	出生日期:2003年4月2日						病案号:1-36	
测试项目	舞蹈/动作活动		分值			空间		重量		时间	力效
		3	2	1	0	流畅	阻塞	轻	重	慢	快	
反应时间 上下左右	1. 单一动作		2				√	√			√	轻敲
	2. 两个连贯动作			1		√		√		√		滑动
	3. 三个连贯动作				0							/
注意广度	4. 前→后			1			√	√		√		滑动
	5. 左→右			1			√	√		√		滑动
	6. 高→中→低			1			√	√		√		滑动
	7. 上→前→右			1		√		√		√		浮动
	8. 下→后→左			1		√		√		√		浮动
注意持久性 叫声	9. 语音、语义			1			√	√			√	轻敲

得分:9分

分析:

梦梦注意能力评估的测试项目为反应时间、注意广度和注意持久性,这3大项又细化为9小项,按照每小项3分立即模仿、能连续模仿三个连贯动作和能完整模仿来计算,总分值为27分,梦梦获得9分。从测评结果来看,梦梦对单一动作的模仿时间间隔较短,对两个连贯动作模仿时间间隔较长,对三个连贯动作不能模仿;对"前→后""左→右""高→中→低""上→前→右""下→后→左"动作或相反动作的注意广度能模仿其中一个动作,如模仿"前→后"动作中的"前",模仿"左→右"动作中的"右",对"高→中→低""上→前→右""下→后→左"或相反动作的注意广度一般模仿最后一个动作;对语音、语义的注意持久性能小部分模仿。

梦梦的"力效"三项动作元素表现为:空间元素为"阻塞"多于"流畅",显示空间的使用束缚多于自由;重量元素为"轻",显示参与活动意图弱;时间元素为"慢"多于"快",显示慢的决策多于快的决策。

梦梦的基本"力效"表现为:"滑动"4次,"浮动"2次,"轻敲"2次。这些力效的使用表现了梦梦渴求身体和精神能量的卷入,通过动作节奏和精神节奏的统一,使潜意识的直觉和有意识的需求达到一种平衡。这可能和治疗师使用了鼓励的技巧贯穿于评估过程有直接的关联。鼓励有助于引起梦梦行动和改变,通过身体动作的自我认识,治疗师帮助她克服了胆小和卑微的自我观念。治疗师常用的一句话是"再试试,我相信你能做"。更确切地说,治疗师的鼓励有助于促进梦梦更好地了解自己,而不是谈论她错误的认识或行为。在这一刻,梦梦打开了心扉,她的身体语言比她用语言表达得更多。虽然她想跟上治疗师的动作节奏,但由于本身接受能力较弱,在轻松的状态下,动作反应还是很慢。然而对于"叫声"舞蹈活动的反应比较兴奋,这可能与之前已经使用过这首歌曲有关,听到熟悉的歌曲她比较开心,也许和梦梦放松了戒备,体验到舞蹈互动的乐趣相关。

梦梦的"形"表现为:以自己的动作互动为主,和外界互动较少,塑形能力较弱。

梦梦的"面"表现为:能在他人口头提示和身体协助下完成从上到下、从下到上、向前、向右的门平面动作、轮平面动作和桌平面动作。

治疗师签名:庞佳	评估日期:2012年10月12日

制表人:庞佳

三、语言能力评估

语言是人们用来表达情感,进行思想交流的工具。舞动治疗中的语言能力评估包括身体语言能力评估和口头语言能力评估两个方面。

(一)身体语言能力评估

身体语言能力评估是指对特殊儿童非词语性的身体体态语言能力的评估,包括手势语、表情语、身体姿态语、身体接触语和空间定位,如表3-16(见第121页)所示。测评标准与等级采用了四级计分标准,按照3、2、1、0四级计分。具体评分要求见表3-15。

表3-15 身体语言能力评分标准

计 分	说 明
3分	使用或模仿完全正确
2分	使用或模仿大部分正确
1分	使用或模仿小部分正确
0分	使用或模仿不正确

测试项目1:手势语。

(1)舞蹈/动作活动:"指认"。测试活动为治疗师说出水果类、蔬菜类、动物类的名称,梦梦用手分别指出相关图片,同时说"我真棒"。

(2)舞蹈活动:"好朋友"。测试活动可分为:用招手表示"来"(见图3-52);用握手表示"友好"(见图3-53)。

【谱例3-11】

好 朋 友

1=C 4/4

佚 名 词曲
庞 佳 编舞

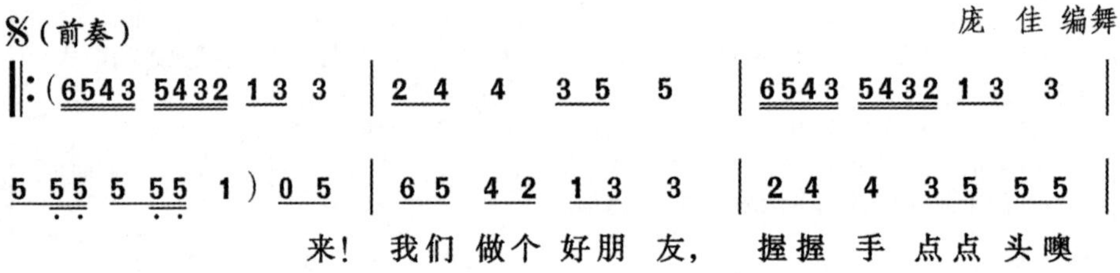

%(前奏)

‖:(6543 5432 13 3 | 2 4 4 3 5 5 | 6543 5432 13 3 |

5 5 5 5 5 5 1) 0 5 | 6 5 4 2 1 3 3 | 2 4 4 3 5 5 5 |
　　　　　　　　　来! 我们 做个 好 朋 友, 握握 手 点点 头 噢

| 6 5 4 2 1 3 3 | 5 5 1 0 5 | 6 5 3 2 1 3 3 |
相亲 相爱 到 永 久　好 朋 友，　来！我们 做个 好 朋 友，

| 2 4 4 3 5 5 5 | 5 6 3 2 1 3 3 | 5 5 1 — :||
握 握 手 点 点 头噢 相亲 相爱 到 永 久　好 朋 友。

|2.3.
5 5 1 — :|| (6 5 4 3 5 4 3 2 1 3 3) ||
好 朋 友。　　D.S.　　　　　　　　　　　　Fine

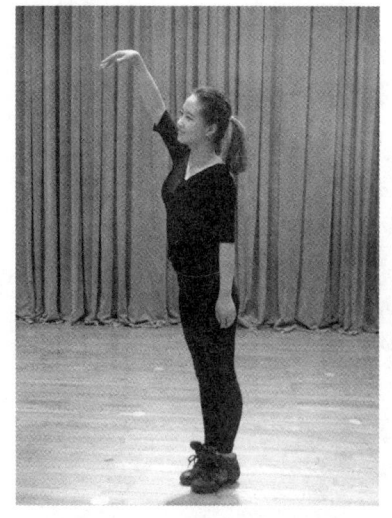
图 3-52 招手表示"来"

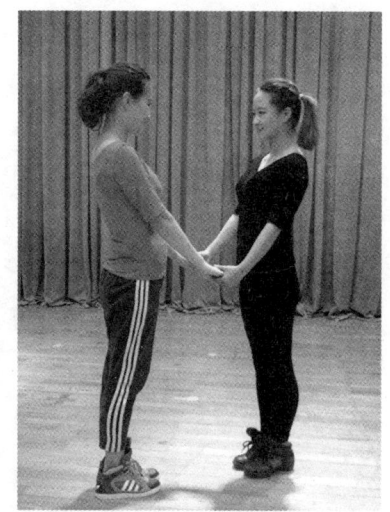
图 3-53 握手表示"友好"

（3）舞蹈活动："握握手"。测试活动可分为：用牵手表示"好朋友"；用摆手表示"你好"（见图 3-54）。

【谱例 3-12】

握握手

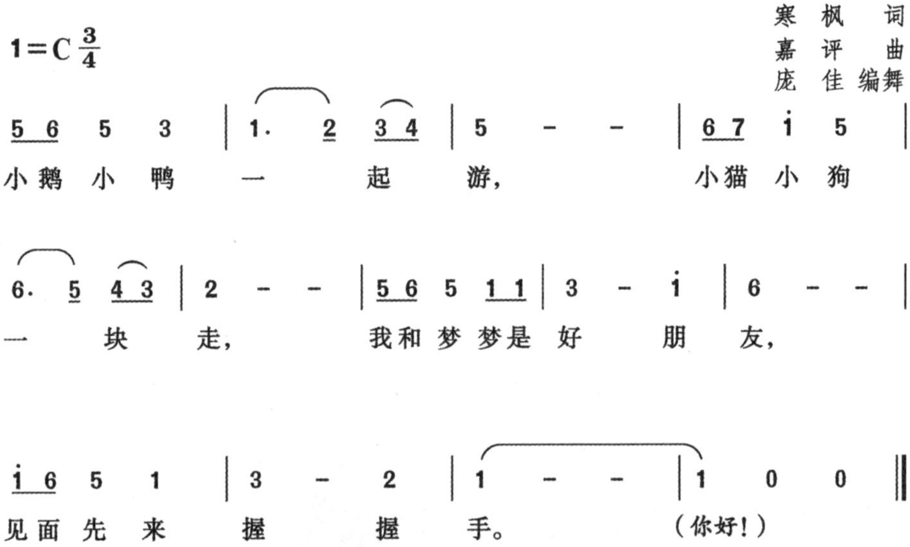

寒枫 词
嘉评 曲
庞佳 编舞

$1=C \dfrac{3}{4}$

5 6 5 3 | 1. 2 3 4 | 5 — — | 6 7 i 5 |
小鹅 小鸭 一 起 游， 小猫 小狗

6. 5 4 3 | 2 — — | 5 6 5 1 1 | 3 — i | 6 — — |
一 块 走， 我和梦梦是 好 朋 友，

i 6 5 1 | 3 — 2 | 1 — — | 1 0 0 ‖
见面先来 握 握 手。 (你好!)

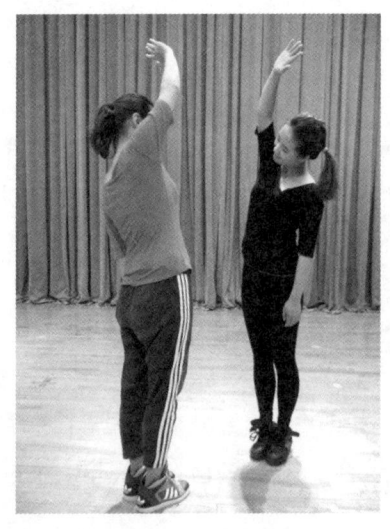

图 3-54 摆手表示"你好"

测试项目 2：表情语。

舞蹈活动："表情歌"。治疗师示范，梦梦模仿。测试活动可分为：快乐地拍手；着急地跺脚；幸福地拍肩；生气地噘嘴；难过地哭泣；高兴地大笑。

【谱例 3-13】

表 情 歌

张友姗 词
汪 玲 曲
庞 佳 编舞

1=C 4/4 2/4

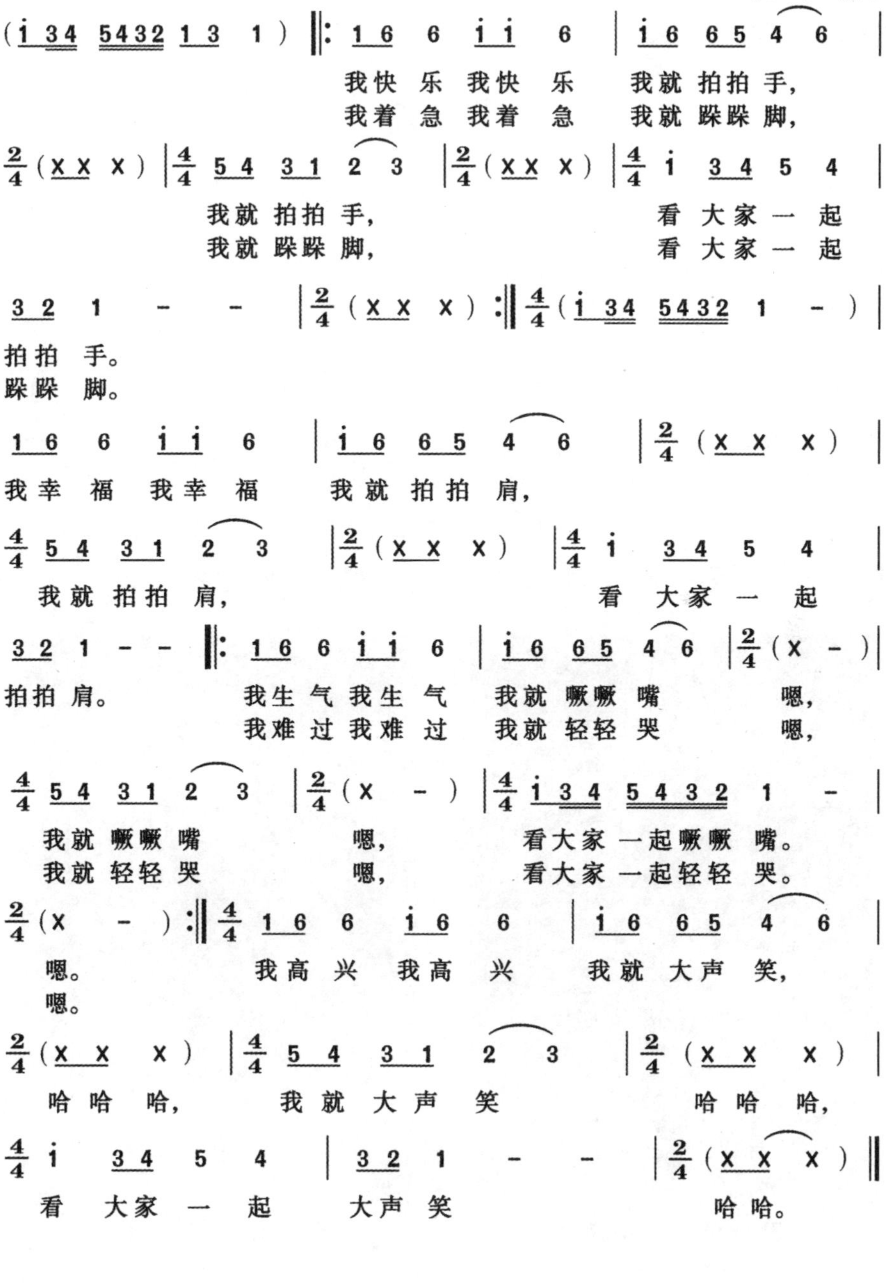

(1 34 5432 13 1) ‖: 1 6 6 1 1 6 | 1 6 6 5 4 6 |
　　　　　　　　　　我快乐我快乐　我就拍拍手，
　　　　　　　　　　我着急我着急　我就跺跺脚，

2/4 (X X X) | 4/4 5 4 3 1 2 3 | 2/4 (X X X) | 4/4 1 3 4 5 4 |
　我就拍拍手，　　　　　　　　　看大家一起
　我就跺跺脚，　　　　　　　　　看大家一起

3 2 1 - - | 2/4 (X X X) :‖ 4/4 (1 34 5432 1 -) |
拍拍手。
跺跺脚。

1 6 6 1 1 6 | 1 6 6 5 4 6 | 2/4 (X X X) |
我幸福我幸福　我就拍拍肩，

4/4 5 4 3 1 2 3 | 2/4 (X X X) | 4/4 1 3 4 5 4 |
我就拍拍肩，　　　　　　　看大家一起

3 2 1 - - ‖: 1 6 6 1 1 6 | 1 6 6 5 4 6 | 2/4 (X -) |
拍拍肩。　　我生气我生气　我就噘噘嘴　　嗯，
　　　　　　我难过我难过　我就轻轻哭　　嗯，

4/4 5 4 3 1 2 3 | 2/4 (X -) | 4/4 1 34 5432 1 - |
我就噘噘嘴　　嗯，　　看大家一起噘噘嘴。
我就轻轻哭　　嗯，　　看大家一起轻轻哭。

2/4 (X -) :‖ 4/4 1 6 6 1 6 | 1 6 6 5 4 6 |
嗯。　　　　我高兴我高兴　我就大声笑，
嗯。

2/4 (X X X) | 4/4 5 4 3 1 2 3 | 2/4 (X X X) |
哈哈哈，　　我就大声笑　　　哈哈哈，

4/4 1 3 4 5 4 | 3 2 1 - - | 2/4 (X X X) ‖
看大家一起　　大声笑　　　　哈哈。

测试项目3:身体姿态语。

(1) 舞蹈活动:"走路"。治疗师示范,梦梦模仿。测试活动可分为:模仿小兔蹦蹦跳(见图3-55);模仿小鸭摇摆走(见图3-56);模仿小乌龟慢慢走(见图3-57);模仿小花猫轻轻走(见图3-58)。

【谱例3-14】

走 路

陈镒康 词
孙又新 曲
庞 佳 编舞

$1=D \frac{2}{4}$

| 1 3 3 | 1. 3 | 5 0 5 0 | 5 - | 2 4 4 |
| 小兔儿 走 路 跳 跳 跳, 小 鸭 儿 |

| 2. 4 | 2 2 | 2 - | 1 3 3 | 3. 1 |
| 走 路 摇 摇 摇, 小乌龟 走 路 |

| 6 0 6 0 | 6 - | 5 6 5 4 | 3 1 | 2 2 | 1 - ‖
| 慢吞吞, 小花猫 走 路 静悄悄。

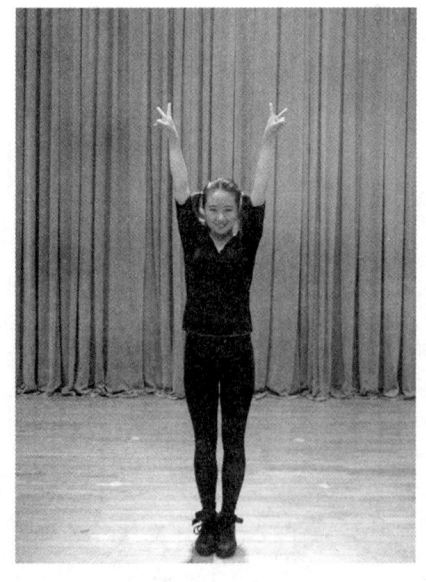

图3-55 小兔蹦蹦跳

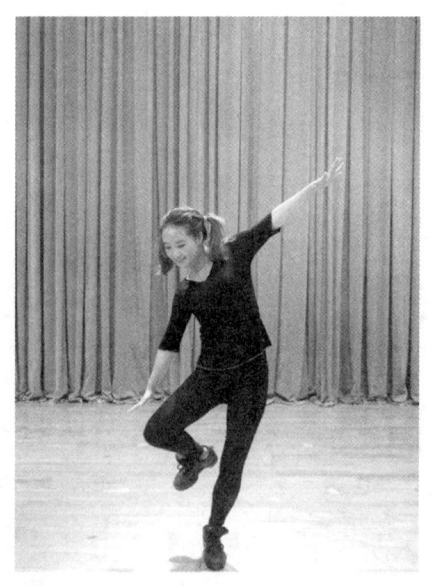

图3-56 小鸭摇摆走

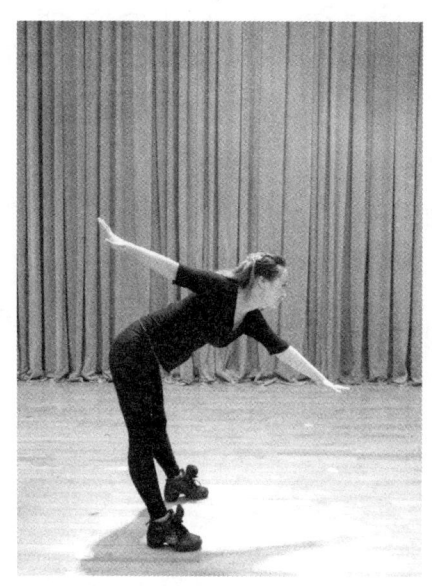
图 3-57 小乌龟慢慢走

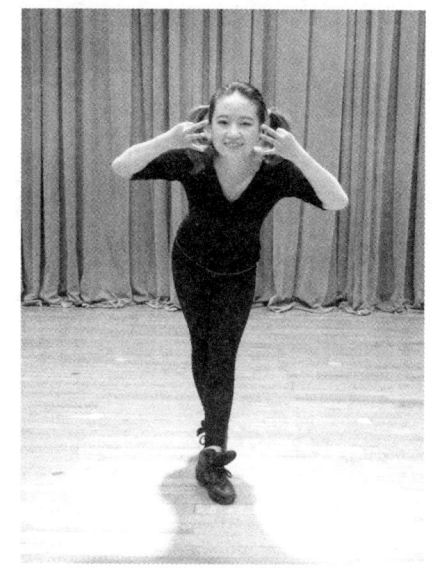
图 3-58 小花猫轻轻走

（2）舞蹈/游戏活动:"太阳和月亮"。测试活动可分为:治疗师唱"月亮从西边落下去"后停顿,要求梦梦慢慢蹲下;治疗师唱"太阳从东边升起来"后停顿,要求梦梦慢慢站起,同时抬头;治疗师唱"落下去"后停顿,要求梦梦快速蹲下;治疗师唱"升起来"后停顿,要求梦梦快速站起。

【谱例 3-15】

太阳和月亮

寒枫 词
李嘉评 曲
庞 佳 设计

$1=\flat E$ $\frac{2}{4}$

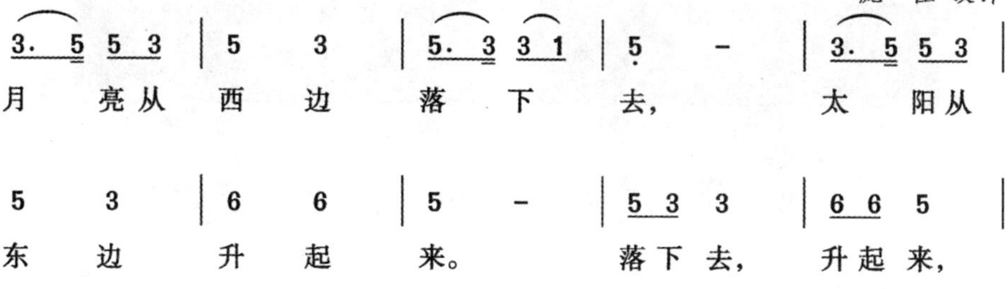

| 3. 5 5 3 | 5 3 | 5. 3 3 1 | 5. - | 3. 5 5 3 |
| 月 亮 从 西 | 边 | 落 下 去, | | 太 阳 从 |

| 5 3 | 6 6 | 5 - | 5 3 3 | 6 6 5 |
| 东 边 | 升 起 | 来。 | 落 下 去, | 升 起 来, |

| 5 3 3 | 6 6 5 | 6. 6 | 5 3 3 | 2 3 3 1 |

落下去， 升起来， 太 阳 月 亮 来 赛

| 2. 3 | 6 6 6 | 5 5 3 | 2.2 2 2 | 1 0 ||

跑。 啊哈哈 哈哈嘿 哈哈哈哈 嘿!

测试项目4：身体接触语。

（1）舞蹈/游戏活动："火车跑"。测试活动为治疗师或同伴做"火车头"，梦梦从身后抱着对方表示坐火车（见图3-59），或者角色互换表示开火车（见图3-60）。

【谱例3-16】

火 车 跑

寒 枫 词
嘉 评 曲
庞 佳 设计

$1=D \dfrac{2}{4}$

| 3 3 1 3 | 5 5 5 5 | 5 5 5 5 | 6 6 5 3 | 2 2 2 | 2 2 2 |

一列 火车 长又 长， 长又 长， 跑来 跑去 运输 忙， 运输 忙。

| 1 3 3 3 | 3 5 5 5 | 6 5 5 5 | 1 - | 1 0 | X - ||

轰隆 隆隆 轰隆 隆隆 轰隆 隆隆 呜 咔！

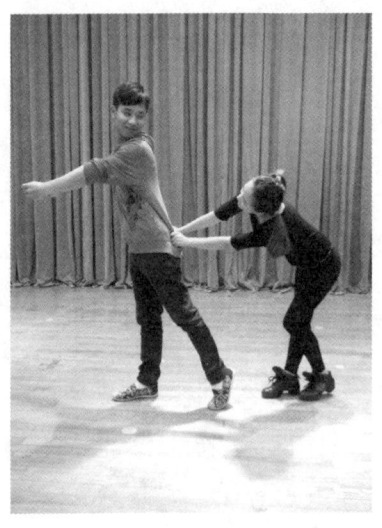
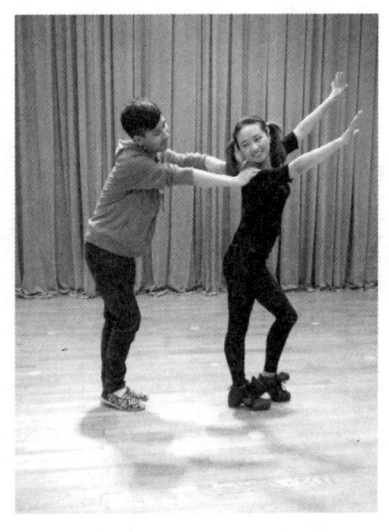

图3-59 坐火车　　　　图3-60 开火车

(2) 舞蹈/游戏活动:"两只老虎"。测试活动可分为腹部、脑袋、臀部相互触碰。

【谱例3-17】

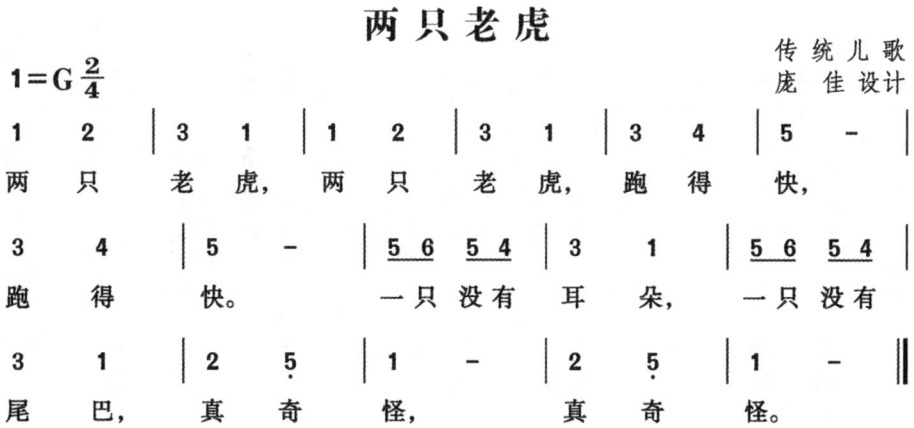

(3) 舞蹈活动:"老师像妈妈"。测试活动为治疗师和梦梦相互拥抱。

【谱例3-18】

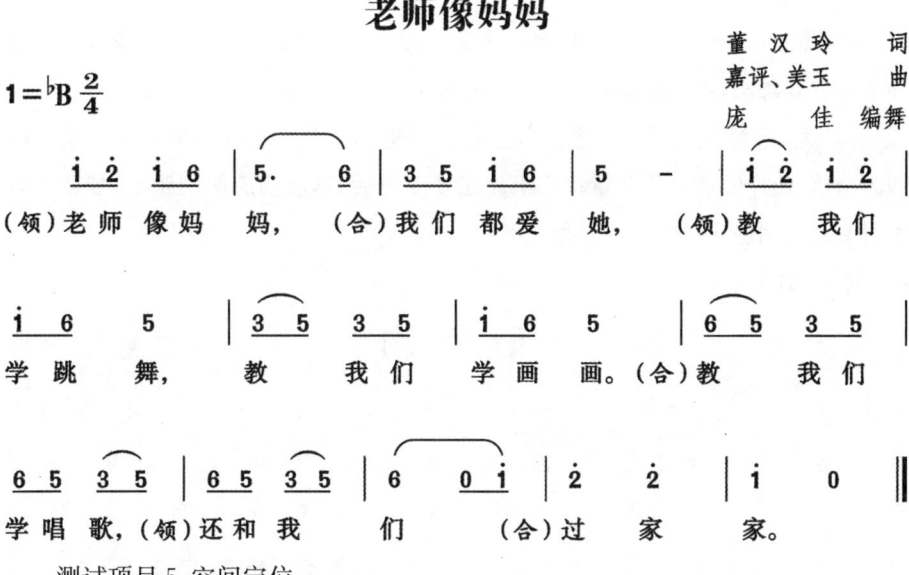

测试项目5:空间定位。

(1) 舞蹈/游戏活动:"雪花和雨滴"。在地面上画两个大圈,分别在治疗室的两侧,一个圈中画雪花图形,另一个圈中画雨滴图形。测试活动可分为:治疗师唱"是谁敲着窗户沙沙沙沙沙"后停顿,梦梦跑至画有雪花图形的圆圈中;治疗师唱"是谁敲着窗户叮叮叮叮当"后停顿,梦梦跑至画有雨滴图形的圆圈中。

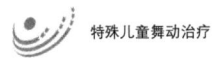

【谱例 3-19】

雪花和雨滴

佚 名 词曲
庞 佳 设计

1=D 4/4

（前奏）
‖:(5 4 3 4 3 2 - | 3 3 3 1 2 - | 5 4 3 4 3 2 |
3 3 2 2 1 -) | 1 1.2 3 3 3 4 | 5 5 5 6 5 |
　　　　　　　　是 谁　敲着 窗户 沙沙 沙沙 沙，
　　　　　　　　是 谁　敲着 窗户 叮叮 叮叮 当，

5 4 3 4 3 2 | 3 3 4 2 3 - | 1 1.2 3 3 3 4 |
是 我 是 我　我 是 小雪 花。　我 从　天 空 中
是 我 是 我　我 是 小雨 滴。　我 从　天 空 中

5 6.5 3 - | 5 4 3 4 3 2 | 3 3 2 2 1 - :‖
飘 下　来，　告诉 你 告诉 他，　冬 天 来 到 了。
落 下　来，　告诉 你 告诉 他，　春 天 来 到 了。

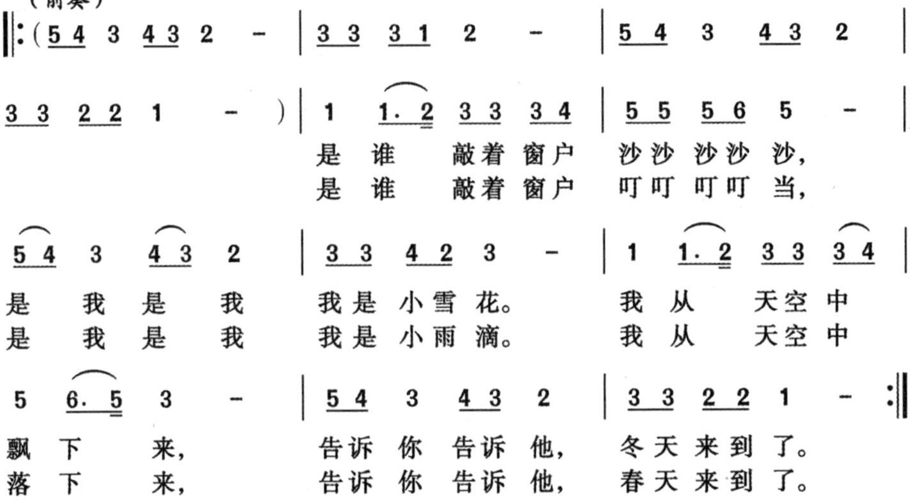

（2）舞蹈活动："好朋友"，这是一个集体舞形式。测试活动可以是第一遍治疗师邀请梦梦舞蹈，第二遍梦梦邀请治疗师或同学一起舞蹈。

（3）舞蹈/游戏活动："丢手绢"，这是一个集体舞形式。测试活动为大家围成圆圈坐地，治疗师或其他儿童将手绢放在梦梦身后，然后围着圆圈跑动，梦梦拿着手绢围着圆圈追逐治疗师或其他儿童。

【谱例 3-20】

丢 手 绢

鲍 侃 词
关鹤岩 曲
庞 佳 设计

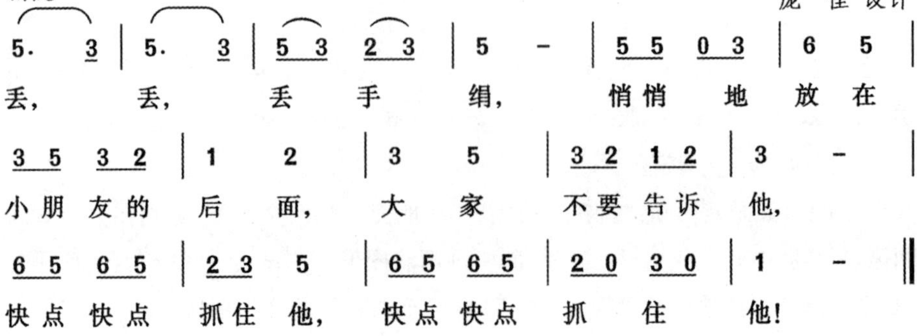

1=E 2/4

稍慢

5. 3 | 5. 3 | 5 3 2 3 | 5 - | 5 5 0 3 | 6 5 |
丢，　 丢，　丢 手 绢，　 悄悄 地 放 在

3 5 3 2 | 1 2 | 3 5 | 3 2 1 2 | 3 - |
小朋友的 后 面，　大 家　不要 告诉 他，

6 5 6 5 | 2 3 | 5 | 6 5 6 5 | 2 0 3 0 | 1 - ‖
快点 快点　抓住 他，　快点 快点　抓 住　他！

表 3-16 身体语言能力评估表

评估对象：梦梦		性别：女	出生日期：2003年4月2日							病案号：1-36	
测试项目		舞蹈/动作活动	分值				空间		重量		时间	力效
			3	2	1	0	流畅	阻塞	轻	重	慢	快	
手势语	指认	1. 水果类	指认苹果、香蕉、梨子、葡萄、桃子、西瓜等图片		2			√		√			√	弹动
		2. 蔬菜类	指认青菜、大白菜、西红柿、胡萝卜、土豆等图片		2			√		√			√	弹动
		3. 动物类	指认小狗、小猫、大象、猴子、长颈鹿等图片		2			√		√			√	弹动
	好朋友	4. 招手	第1~5小节：前后招手呼唤同伴，表示"来"		2			√		√			√	弹动
		5. 握手	第6~12小节：面对面握手，表示"友好"		2			√		√			√	弹动
	握握手	6. 牵手	第1~9小节：走步，相互牵手，表示"好朋友"		2			√		√			√	弹动
		7. 摆手	第10~13小节：左右摆手表示"你好"		2			√		√		√		浮动

续表

测试项目		舞蹈/动作活动	分值				空间		重量		时间		力效
			3	2	1	0	流畅	阻塞	轻	重	慢	快	
表情语	表情歌	8.快乐	第1～9小节:开心表情,同时拍拍肩。第10～17小节:幸福表情,同时拍拍肩。第25～32小节:高兴表情,同时大声笑	2			√		√			√	弹动
		9.生气	第1～9小节:着急表情,同时跺跺脚。第18～24小节:生气表情,同时噘噘嘴。第18～24小节:难过表情,同时假装哭	2			√			√		√	砍动
身体姿态语	走路	10.小兔蹦蹦跳	第1～4小节:蹦跳步,双手食指与中指成"V"至斜上手		1		√		√			√	弹动
		11.小鸭摇摆走	第5～8小节:摇摆步,屈膝,双手至斜下手			0	√		√		√		浮动
		12.小乌龟慢慢走	第9～12小节:慢走步,双手掌心向前,双臂屈肘		1		√		√		√		浮动
		13.小花猫轻轻走	第13～16小节:踮脚走,双手五指分开至脸前		1		√		√		√		浮动

续表

测试项目		舞蹈/动作活动	分值				空间		重量		时间		力效
			3	2	1	0	流畅	阻塞	轻	重	慢	快	
身体姿态语	太阳和月亮	14. 慢慢蹲下			1		√		√			√	弹动
		15. 慢慢起身			1		√		√		√		浮动
		16. 快速蹲下			1		√		√			√	弹动
		第9小节：快速蹲下，低头（第11小节动作重复第9小节）											
		17. 快速站起			1		√		√		√		浮动
		第10小节：快速站起，抬头（第12小节动作重复第10小节）											
		18. 小跑步 第13～20小节：向前小跑步		2			√		√		√		浮动
身体接触语	火车跑	19. 身体接触 第1～12小节：从身后抱着对方表示坐火车，或者角色互换表示开火车	3				√		√		√		浮动
	两只老虎	20. 脑袋轻碰 第1～8小节：即兴舞动。第9～10小节：俯身，脑袋相互轻碰		2				√	√		√		滑动
		21. 臀部轻碰 第11～12小节：背对背，俯身，臀部相互轻碰。第13～16小节：即兴舞动			1			√	√		√		滑动
	老师像妈妈	22. 拥抱 第1～14小节：相互搂抱，摇动身体，同时一起唱歌		2			√	√			√		滑动

续表

测试项目	舞蹈/动作活动		分值			空间		重量		时间		力效
			3	2	1	0	流畅	阻塞	轻	重	慢	快	
空间定位	雪花和雨滴	23. 跑至雪花图形的圆圈	（第一段）第1~4小节：自由跑动。第5~12小节：跑至画有雪花图形的圆圈，轻轻躺地		2			√		√		√		浮动
		24. 跑至雨滴图形的圆圈	（第二段）第5~12小节：跑至画有雨滴图形的圆圈，用手指轻敲地面		2			√		√		√		浮动
	好朋友	25. 邀请他人	第一遍治疗师邀请梦梦跳舞，第二遍梦梦邀请治疗师或同学一起跳舞		2			√		√		√		浮动
	丢手绢	26. 追逐他人	围着圆圈路径，梦梦拿着手绢追逐治疗师或同学		2			√		√		√		浮动

得分：43分

分析：

梦梦身体语言能力评估的测试项目为5大项，包括手势语、表情语、身体姿态语、身体接触语和空间定位，这5大项又细化为26小项，按照每小项3分代表身体语言使用完全正确来计算，总分值为81分，梦梦获得43分。从测评结果来看，梦梦对手势语的使用和模仿大部分完全正确，这或许与她日常生活认知较好有关；对表情语中"快乐"和"生气"的模仿大部分正确；对身体姿态语的模仿小部分正确，不能模仿"小鸭摇摆走"；对身体接触语的使用大部分正确，这说明梦梦还是喜欢和他人交往的；对空间定位使用大部分正确，喜欢跟他人互动，如围着圆圈追逐同伴等。

梦梦的"力效"三项动作元素表现为：空间元素多为"流畅"，显示比较自由的注意空间，可能她越来越能认识到舞蹈动作带给她的快乐体验，从中得到满足或是成功自我表达的方法，她想在流畅的空间中得到有用的信息；重量元素多为"轻"，她总是小心翼翼做动作，显示参与意图弱；时间元素为有"慢"有"快"，它们出现的频率差不多，如手势语和表情语的决策较快，而身体姿态语、身体接触语和空间定位的决策较慢，显示梦梦参与活动的放松感和紧迫感是并存的。

续表

梦梦的基本"力效"表现为:"弹动"8次,"浮动"12次,"滑动"3次,"砍动"1次。"弹动""浮动""滑动"是梦梦主要的力效形式,这些力效的使用表现了她在心理、感情、身体等方面具有顺应性质,因而显示出放松的心态。这次的测试是间隔1天后进行的,治疗师发现梦梦渴望参加测试活动,注意到她有愉快的迹象,如当她进入舞动治疗室时,会快步走向治疗师,可见,舞蹈活动深深触动了她。因此,以身体语言建立梦梦的精神世界和她周围现实环境之间的一种联系,是非常有可能实现的。"砍动"力效是第一次出现,体现在表情语的"生气"中,显示出一定的抗拒心理。后来与家长交流的时候,母亲说梦梦年幼的时候,喜欢和父亲一起玩,可是父亲要么不予理睬,要么把她推开,梦梦会生气地大哭。在这种情况下,她的生气可能是无意识的,如果她的愤怒情绪非常强烈,那么她可能潜意识地开始妨碍与父亲、母亲、教师和同学正常交流的过程。通过把这种反抗心理能量的无意识内容引入意识的治疗活动中去,变化就会产生。从人格发展来看,儿童的大多数问题属于在家中的问题,如果家中的问题能被解决,那么儿童的一些不良情绪或问题将会减少。 梦梦的"形"表现为:以自己的动作互动为主,和外界互动较少,塑形能力较弱。 梦梦的"面"表现为:能在他人口头提示下完成从上到下、从下到上、向前、向右的门平面动作、轮平面动作和桌平面动作;能在他人身体协助下完成向后小鸭走、向左小兔跳的轮平面动作和桌平面动作。	
治疗师签名:庞佳	评估日期:2012年10月15日

制表人:庞佳

(二) 口头语言能力评估

口头语言能力评估是指对特殊儿童语言的接受和表达能力的评估,包括语音、语义、主题对话,如表3-18所示。测评标准与等级采用了四级计分标准,按照3、2、1、0四级计分。具体评分要求见表3-17。

表3-17 口头语言能力评分标准

测试项目	计 分	说 明
语 音	3分	声音构音完全正确
	2分	声音构音大部分正确
	1分	声音构音小部分正确
	0分	声音构音完全不正确

续表

测试项目	计 分	说 明
语 义	3分	能完全理解并使用词汇的意义
	2分	能大部分理解并使用词汇的意义
	1分	能小部分理解并使用词汇的意义
	0分	不能理解和使用词汇的意义
主题对话	3分	与他人主题对话交流意愿强烈
	2分	与他人主题对话交流意愿中等
	1分	与他人主题对话交流意愿迟钝
	0分	没有主题对话交流意愿

测试项目1:语音。

(1)舞蹈活动:测试活动为治疗师模仿"小鸟""小青蛙""小狗"等动物的主要动作特征,要求梦梦模仿词语。

(2)舞蹈活动:测试活动为念儿歌《小老鼠》《外婆桥》和《指南针》等,治疗师念一句,要求梦梦模仿一句。

测试项目2:语义。

(1)舞蹈/动作活动:测试活动为治疗师模仿图片做1个或2个动作,要求梦梦根据图片或舞蹈动作说词语。

(2)舞蹈/动作活动:测试活动为梦梦看情景图片或治疗师的舞蹈动作表演,要求梦梦进行叙述。

测试项目3:主题对话。

(1)舞蹈/游戏活动:"叫声"。测试活动可分为:治疗师问"小狗小狗怎样叫",梦梦回答"汪汪汪";治疗师问"小鸭小鸭怎样叫",梦梦回答"嘎嘎嘎";治疗师问"喜鹊喜鹊怎样叫",梦梦回答"喳喳喳";治疗师问"小羊小羊怎样叫",梦梦回答"咩咩咩"。

(2)舞蹈/游戏活动:"谁会这样"。测试活动可分为:治疗师一边做动作一边问"谁会飞呀",梦梦回答"鸟会飞";接着治疗师问"鸟儿鸟儿怎样飞",梦梦做动作并回答"扑扑翅膀飞呀飞";治疗师一边做动作一边问"谁会游呀",梦梦回答"鱼会游";接着治疗师一边做动作一边问"鱼儿鱼儿怎样游",梦梦做动作并回答"摇摇尾巴点点头"。

【谱例 3-21】

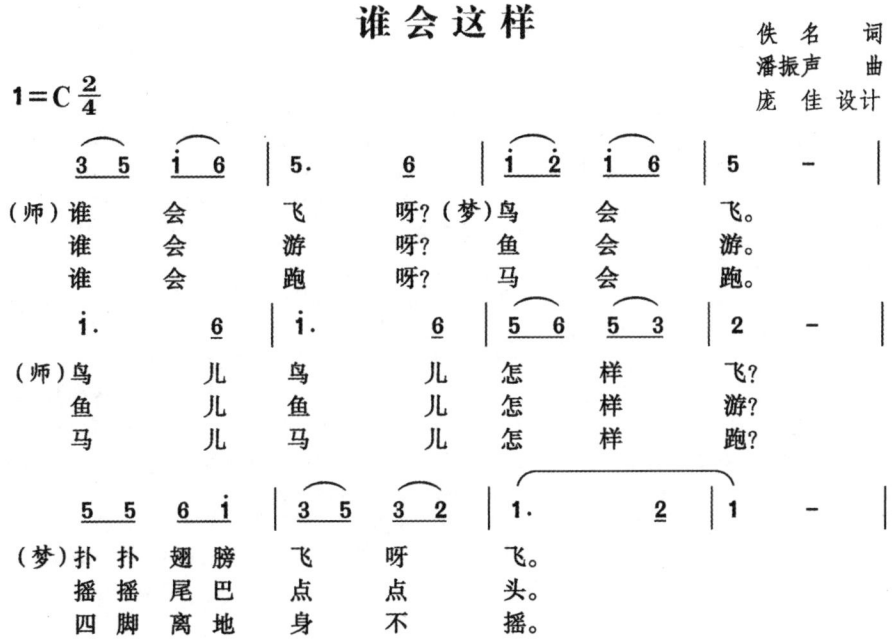

(3) 舞蹈活动："好朋友"。测试活动为一边跳舞一边唱歌。

表 3-18 口头语言能力评估表

评估对象：梦梦		性别：女	出生日期：2003 年 4 月 2 日								
测试项目	舞蹈/动作活动			分值				空间		重量		时间		力效
				3	2	1	0	流畅	阻塞	轻	重	慢	快	
语音	1. 模仿词语				2				√	√			√	轻敲
	2. 模仿句子				2				√	√			√	轻敲
语义	3. 看图片或舞蹈动作说词语				2			√		√		√		滑动
	4. 看情景图片或舞蹈动作表演进行叙述					1		√		√		√		浮动
主题对话	叫声	5. 听句子对话			2			√		√		√		滑动
	谁会这样	6. 看动作同时听句子做动作并对话			2			√		√		√		滑动
	好朋友	7. 舞蹈对话			2			√		√		√		滑动

病案号：1-36

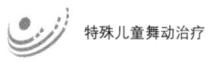

续表

得分：13 分	
分析： 　　梦梦口头语言能力评估的测试项目为 3 大项，包括语音、语义、主题对话，这 3 大项又细化为 7 小项，按照每小项 3 分代表声音构音完全正确、能完全理解并使用词汇的意义、与他人主题对话交流意愿强烈来计算，总分值为 21 分，梦梦获得 13 分。从测评结果来看，梦梦对语音的声音构音大部分正确；对语义能大部分理解并使用词汇的意义，如看图片或舞蹈动作说词语，而对看情景图片或舞蹈动作表演进行叙述只能小部分理解并使用词汇的意义；与他人主题对话交流意愿中等。 　　梦梦的"力效"三项动作元素表现为：空间元素多为"阻塞"，显示空间使用受束缚，活动范围较小；重量元素为"轻"，显示参与活动意图弱；时间元素为"慢"多于"快"，如快的决策体现在语音的词语和句子模仿中，慢的决策体现在语义和主题对话中。 　　梦梦的基本"力效"表现为："滑动"4 次、"轻敲"2 次、"浮动"1 次。这些力效的使用凸显了梦梦顺从、放松的行为和心理状态，这可能与治疗师通过身体语言和简单口语如"再说一遍""太好了""你真棒"的结合暗示方法，帮助梦梦进入活动状态有着密不可分的关联。虽然她的反应很慢，动作也很拖沓，但是看起来进行得不错。 　　梦梦的"形"表现为：以自己的动作互动为主，和外界互动较少，塑形能力较弱。 　　梦梦的"面"表现为：能在他人口头提示和身体协助下完成从上到下、从下到上、向前、向后、向右的门平面动作、轮平面动作和桌平面动作。	
治疗师签名：庞佳	评估日期：2012 年 10 月 15 日

制表人：庞佳

四、社会行为能力评估

"社会行为能力大致可以看作是人际互动中表现出的可以让人接受或有价值的行为。包括不同复杂程度的事件中与东西或人互动的能力、满足自身需要的能力、与同伴或大人沟通互动等。"[1]舞动治疗中的社会行为能力评估包括与人际相关的社会行为能力评估和与自我相关的社会行为能力评估两方面。

（一）与人际相关的社会行为能力评估

与人际相关的社会行为能力评估是指对特殊儿童对他人的认知维度、情感维度和行为维度的评估，包括认识他人、与他人交流、与他人合作和分享，如表 3 - 20（见第 131 页）所示。具体评分要求见表 3 - 19。

---

[1] 王辉.特殊儿童教育诊断与评估[M].南京:南京大学出版社,2007:120.

表 3-19　与人际相关的社会行为能力评分标准

测试项目	计　分	说　　明
认识他人	1 分	能识别他人
	0 分	不能识别他人
与他人交流	3 分	与他人交流积极
	2 分	与他人交流中等
	1 分	与他人交流很少
	0 分	拒绝与他人交流
与他人合作和分享	3 分	与他人合作和分享强烈
	2 分	与他人合作和分享一般
	1 分	与他人合作和分享很少
	0 分	拒绝与他人合作和分享

测试项目 1：认识他人。

（1）舞蹈/动作活动：测试活动为治疗师拿出照片，要求梦梦分别指认"爸爸""妈妈""爷爷""奶奶""外公""外婆""教师""同学"等。

（2）舞蹈活动："握握手"。测试活动可分为：说出同伴姓名；对同伴说"你好"。

测试项目 2：与他人交流。

（1）舞蹈活动："点点头，握握手"，这是一个集体舞的形式。测试活动可分为：点头并说"您早"，握手并说"您好"；注视对方；相互拥抱。

【谱例 3-22】

点点头，握握手

李嘉评 词曲
庞　佳 编舞

$1=C\ \dfrac{2}{4}$

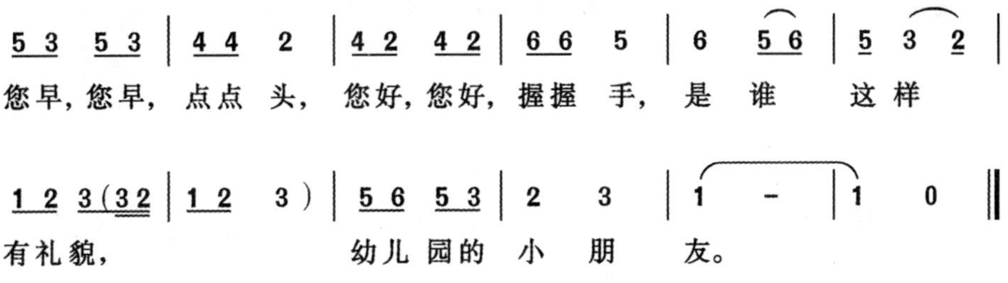

```
5 3  5 3 | 4 4  2 | 4 2  4 2 | 6 6  5 | 6  5 6 | 5 3  2 |
您早，您早，点点 头， 您好，您好，握握 手， 是  谁   这样

1 2  3(3 2 | 1 2  3) | 5 6  5 3 | 2  3 | 1  - | 1  0 |
有礼 貌，              幼儿 园的  小  朋   友。
```

（2）舞蹈/音乐活动："我爱我的小动物"。测试活动可分为：治疗师拿着小羊玩具边跳边唱"我爱我的小羊,小羊怎样叫?"梦梦边跳边回答(唱)"咩咩咩咩咩咩咩咩咩咩";治疗师拿着小猫玩具边跳边唱"我爱我的小猫,小猫怎样叫?"梦梦边跳边回答(唱)"喵喵喵喵喵喵喵喵喵喵";治疗师拿着小鸡玩具边跳边唱"我爱我的小鸡,小鸡怎样叫?"梦梦边跳边回答(唱)"叽叽叽叽叽叽叽叽叽叽";治疗师拿着小鸭玩具边跳边唱"我爱我的小鸭,小鸭怎样叫?"梦梦边跳边回答(唱)"嘎嘎嘎嘎嘎嘎嘎嘎嘎嘎"。

【谱例 3-23】

我爱我的小动物

佚 名 词曲
庞 佳 设计

$1=C \quad \frac{4}{4}$

(师)我爱我的小羊 小羊怎样叫?
我爱我的小猫 小猫怎样叫?
我爱我的小鸡 小鸡怎样叫?
我爱我的小鸭 小鸭怎样叫?

(梦)咩咩咩咩咩咩 咩咩咩咩。
喵喵喵喵喵喵 喵喵喵喵。
叽叽叽叽叽叽 叽叽叽叽。
嘎嘎嘎嘎嘎嘎 嘎嘎嘎嘎。

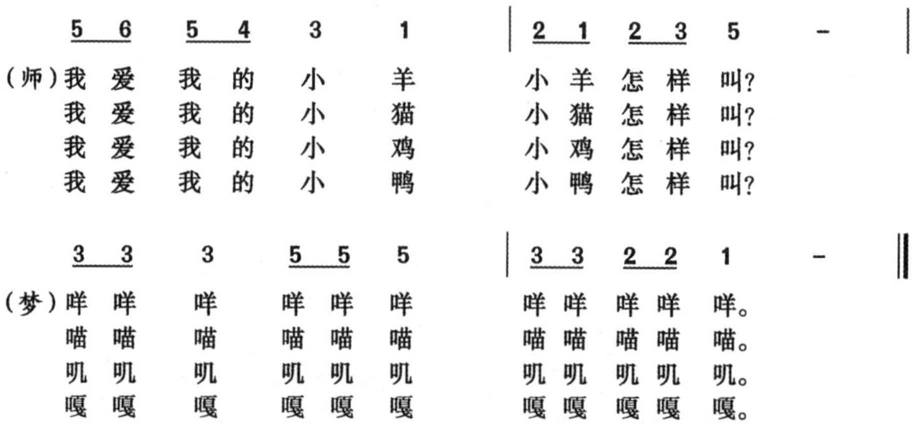

测试项目 3:与他人合作和分享。

(1) 舞蹈/游戏活动:"大鼓小鼓"。测试活动可分为:治疗师唱"大鼓大鼓"后用鼓槌击大鼓;治疗师唱"小鼓小鼓"后停顿,梦梦用鼓槌击小鼓;然后梦梦和治疗师一同击鼓。

【谱例 3-24】

大 鼓 小 鼓

小林纯一 词
中田喜直 曲
庞 佳 设计

$1=F \quad \frac{2}{4}$

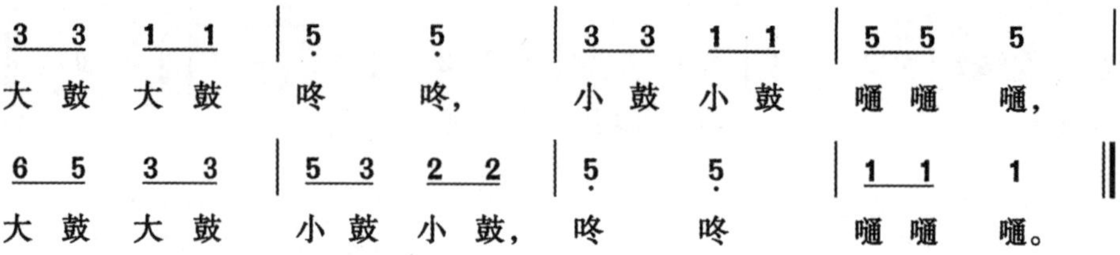

大鼓大鼓 咚 咚, 小鼓小鼓 嗵嗵嗵,
大鼓大鼓 小鼓小鼓, 咚 咚 嗵嗵嗵。

（2）舞蹈/音乐活动："山谷回音真好听"。测试活动为治疗师唱"美丽山谷真稀奇，真稀奇，唱歌讲话有回音，有回音"后停顿，梦梦做走步状，同时唱"啊啊啊啊……"

【谱例 3－25】

山谷回音真好听

汪爱丽 词曲
庞　佳 设计

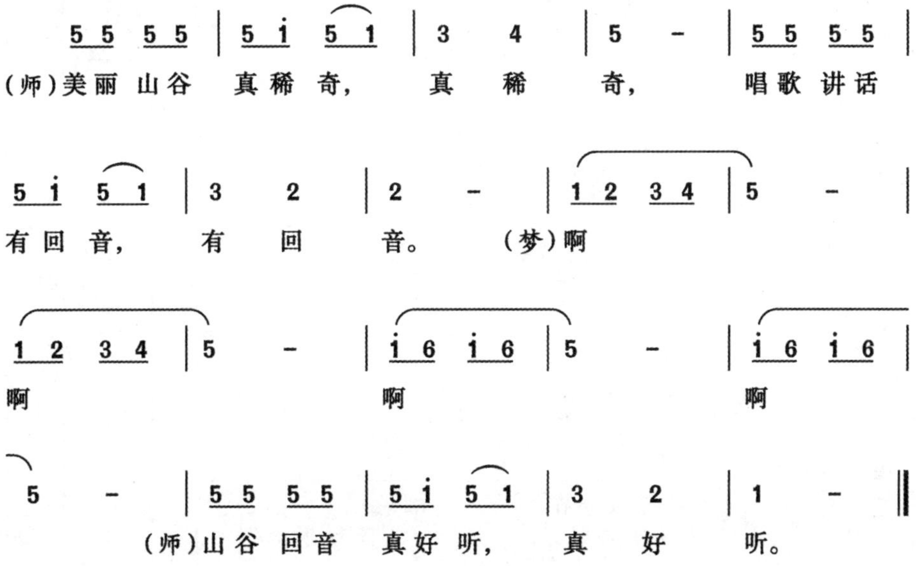

1=C 2/4

5 5 5 5 | 5 1 5 1 | 3　4 | 5　－ | 5 5 5 5 |
（师）美丽 山谷　真稀奇，　真　稀　奇，　唱歌 讲话

5 1 5 1 | 3　2 | 2　－ | 1 2 3 4 | 5　－ |
有回音，　有　回　音。　（梦）啊

1 2 3 4 | 5　－ | 1 6 1 6 | 5　－ | 1 6 1 6 |
啊　　　　　　　啊　　　　　　　啊

5　－ | 5 5 5 5 | 5 1 5 1 | 3　2 | 1　－ ||
　　　（师）山谷 回音　真好听，　真　好　听。

表 3－20　与人际相关的社会行为能力评估表

评估对象：梦梦		性别：女	出生日期：2003 年 4 月 2 日							病案号：1－36	
测试项目	舞蹈/动作活动		分值			空间		重量		时间		力效
			3	2	1	0	流畅	阻塞	轻	重	慢	快	
认识他人	1. 家人	指认爸爸、妈妈、爷爷、奶奶、外公、外婆等			1		√		√			√	轻敲
	2. 教师	指认任课教师			1		√		√			√	轻敲
	3. 同学	指认同学			1		√		√			√	轻敲

续表

测试项目		舞蹈/动作活动	分值				空间		重量		时间		力效
			3	2	1	0	流畅	阻塞	轻	重	慢	快	
认识他人	握握手	4. 说"我和××是好朋友"			1		√		√			√	弹动
		5. 握手说"你好"	第10～12小节:面对面,双手相握。第13小节:面对舞伴说"你好"		1		√		√			√	弹动
与他人交流	点点头，握握手	6. 点头说"您早"	第1～2小节:和舞伴点点头并说"您早"	2			√		√			√	弹动
		7. 握手说"您好"	第3～4小节:面对面,和舞伴握手并说"您好"	2			√		√			√	弹动
		8. 注视对方	第5～8小节:面对面,握握手并微笑注视对方			1		√		√		√		浮动
		9. 拥抱	第9～12小节:拥抱舞伴	2			√		√		√		浮动
	我爱我的小动物	10."哔哔"叫	第一段:治疗师提问,梦梦回答"哔哔哔"			1		√		√		√		浮动
		11."喵喵"叫	第二段:治疗师提问,梦梦回答"喵喵喵"	2			√		√			√	弹动
		12."叽叽"叫	第三段:治疗师提问,梦梦回答"叽叽叽"	2			√		√			√	弹动
		13."嘎嘎"叫	第四段:治疗师提问,梦梦回答"嘎嘎嘎"	2			√		√			√	弹动

(注：第4题"舞蹈/动作活动"栏内容为:第1～6小节:治疗师和梦梦单手相牵,走步。第7～9小节:面对面,用食指指着对方说"我和××是好朋友")

续表

测试项目	舞蹈/动作活动		分值				空间		重量		时间		力效
			3	2	1	0	流畅	阻塞	轻	重	慢	快	
与他人合作和分享	大鼓小鼓	14. 等待	第1～2小节：治疗师唱"大鼓大鼓"后用鼓槌击大鼓，梦梦等待		1		√		√			√	轻敲
		15. 合作	第3～4小节：治疗师唱"小鼓小鼓"后停顿，梦梦用鼓槌击小鼓。第5～6小节：一同击鼓		1		√		√			√	轻敲
	山谷回音真好听	16. 分享	第1～8小节：治疗师唱至"美丽山谷真稀奇……有回音，有回音"。第9～16小节：梦梦做走步，同时唱"啊啊……"		1		√		√			√	轻敲

得分：22 分

分析：
　　梦梦与人际相关的社会行为能力评估的测试项目为3大项，包括认识他人、与他人交流、与他人合作和分享，这3大项又细化为16小项，按照每小项1分代表能认识他人，3分代表与他人积极交流、与他人合作和分享来计算，总分值为42分，梦梦获得22分。从测评结果可以看出，梦梦能认识周围熟悉的人，如家人、教师和同学；与他人交流中等，如在治疗师或舞伴的引导下点头说"您早"、握手说"您好"，但用眼神与他人交流很少；与他人合作和分享很少，如治疗师唱"大鼓大鼓"时梦梦便开始击自己的小鼓，没有按照活动要求和指令去做，这可能与梦梦认知能力弱有关。
　　梦梦的"力效"三项动作元素表现为：空间元素为"流畅"多于"阻塞"，空间使用无拘束多于受限制；重量元素为"轻"，显示参与活动意图弱；时间元素为"快"多于"慢"，快的决策主要表现在如快速用手指出自己家人的图片，而慢的决策表现在与他人交流中，如"注视对方""拥抱"，她似乎不能认可这样的行为。
　　梦梦的基本"力效"表现为："弹动"7次、"轻敲"6次、"浮动"3次。这些力效的使用和"记忆能力评估""注意能力评估""语言能力评估"等相似，凸显梦梦顺从的心理特质。梦梦没有体验到父母的支持，产生如"我很笨""我无能"的意识，这使她在与人交往的过程中有了消极的观念。这些观念、被批评的经历和交往失败的创伤性体验一起影响到了梦梦的交往信念。通过测试，治疗师发现了这些消极信念产生的背景，而通过这些消极信念，治疗师也许可以帮助梦梦重新确定她的核心信念。
　　梦梦的"形"表现为：以自己的动作互动为主，和外界互动较少，塑形能力较弱。
　　梦梦的"面"表现为：能在他人口头提示和身体协助下完成从上到下、从下到上、向前、向后、向右的门平面动作、轮平面动作和桌平面动作。

治疗师签名：庞佳	评估日期：2012 年 10 月 17 日

制表人：庞佳

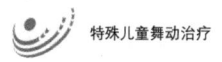

(二) 与自我相关的社会行为能力评估

与自我相关的社会行为能力评估是指对自我的认知维度、情感维度和行为维度的评估，包括自我认知、自我保护、情绪控制，如表 3-22(见第 137 页)所示。具体评分要求见表 3-21。

表 3-21　与自我相关的社会行为能力评分标准

测试项目	计　分	说　明
自我认知	2 分	听到自己名字时反应正常
	1 分	听到自己名字时反应迟钝
	0 分	听到自己名字时没有反应
自我保护	3 分	能主动自我保护
	2 分	需要他人口头提示自我保护
	1 分	需要他人身体协助自我保护
	0 分	不能自我保护
情绪控制	3 分	能主动控制情绪
	2 分	需要他人口头提示控制情绪
	1 分	需要他人身体协助控制情绪
	0 分	不能控制情绪

测试项目 1：自我认知。

舞蹈/动作活动：治疗师呼唤"梦梦在哪里"，要求她做双手上举动作并回答"梦梦在这里"；如果是呼唤他人的名字，要求梦梦注视他人或是用食指指出并向其问好。

测试项目 2：自我保护。

(1) 舞蹈活动：治疗师示范"小手绢"，梦梦模仿。测试活动为模仿拿手绢擦手背(见图 3-61)，擦手心(见图 3-62)，擦手指(见图 3-63)；擦眼睛(见图 3-64)，擦鼻子(见图 3-65)，擦嘴巴(见图 3-66)，擦脸颊(见图 3-67)。

【谱例 3－26】

小 手 绢

寒 枫 词
嘉 评 曲
庞 佳 编舞

$1=D \frac{2}{4}$

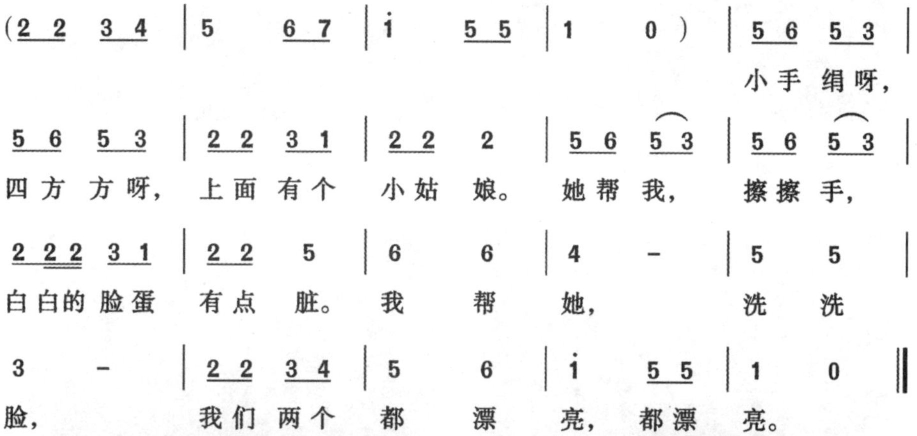

(2 2 3 4 | 5 6 7 | i 5 5 | 1 0) | 5 6 5 3 |
　　　　　　　　　　　　　　　　　　　　　　小手绢呀，

5 6 5 3 | 2 2 3 1 | 2 2　2 | 5 6 5 3 | 5 6 5 3 |
四 方 方呀，上面有个　小姑　娘。她帮我，擦擦手，

2 2 2 3 1 | 2 2　5 | 6　6 | 4　- | 5　5 |
白白的脸蛋　有点 脏。我　帮　她，　洗　洗

3　- | 2 2 3 4 | 5　6 | i　5 5 | 1　0 ‖
脸，　　我们两个　都　漂　亮，都 漂 亮。

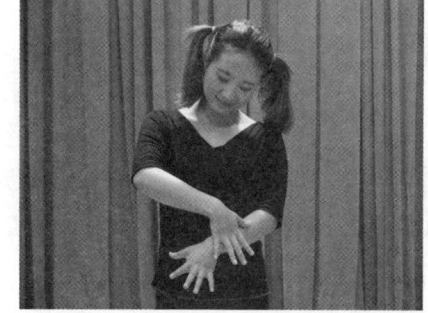

图 3－61　擦手背

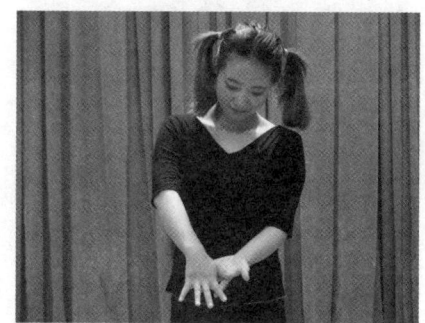

图 3－62　擦手心

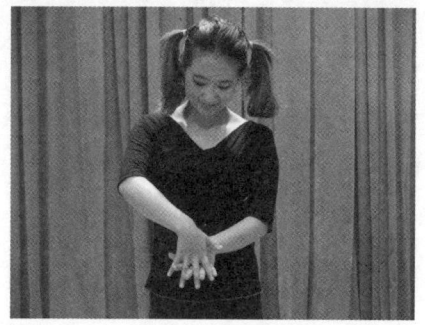

图 3－63　擦手指

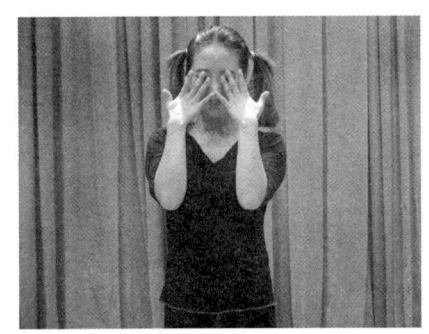
图 3-64 擦眼睛

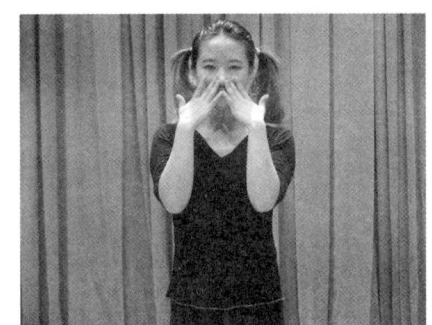
图 3-65 擦鼻子

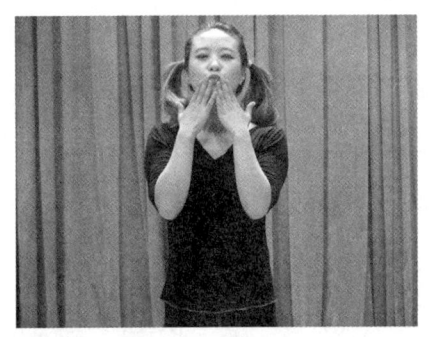
图 3-66 擦嘴巴

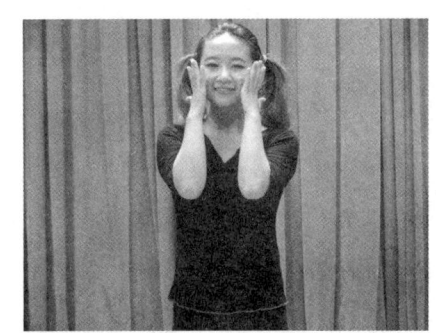
图 3-67 擦脸颊

（2）舞蹈/游戏活动:"红绿灯"。测试活动可分为:当治疗师唱至"看见红灯停脚步"并拿出一张画有红色信号灯的情景图片时,梦梦停止踏步走;当治疗师唱至"绿灯亮了快快行"并拿出一张画有绿色信号灯的情景图片时,梦梦继续踏步走。

【谱例 3-27】

红绿灯

林河 词
刘博 曲
庞佳 设计

1=C 4/4
♩=100

| 5 5̂6 3 3 | 5 4̂3 5 - | 5 5̂4 3 3 | 4 3̂2 3 - |

大 街 上 有 红 绿 灯， 小 朋 友 们 要 记 清，

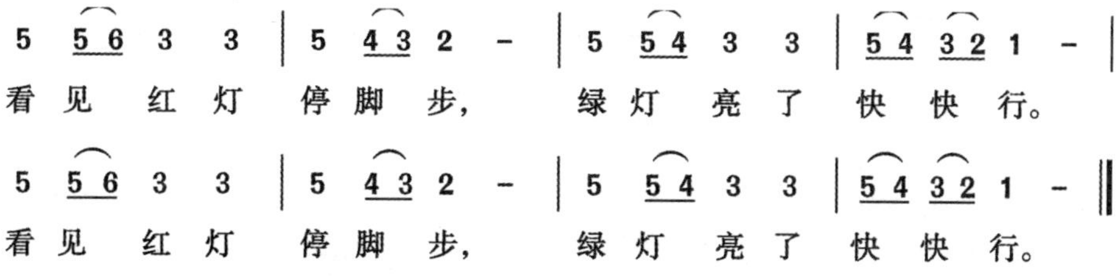

```
5 5̂6 3  3  | 5 4̂3 2  -  | 5 5̂4 3  3  | 5̂ 4̂ 3̂ 2̂ 1  - |
看见  红灯  停  脚  步,    绿灯  亮了  快  快  行。

5 5̂6 3  3  | 5 4̂3 2  -  | 5 5̂4 3  3  | 5̂ 4̂ 3̂ 2̂ 1  - ‖
看见  红灯  停  脚  步,    绿灯  亮了  快  快  行。
```

测试项目 3：情绪控制。

(1) 舞蹈/游戏活动："开汽车"。测试活动为当"汽车"（梦梦和治疗师或同伴）相遇时，梦梦停下"汽车"（不碰撞），让其他"汽车"（治疗师或同伴）先行。

【谱例 3‑28】

开汽车

寒枫 词
嘉评 曲
庞佳 设计

$1=C \dfrac{2}{4}$

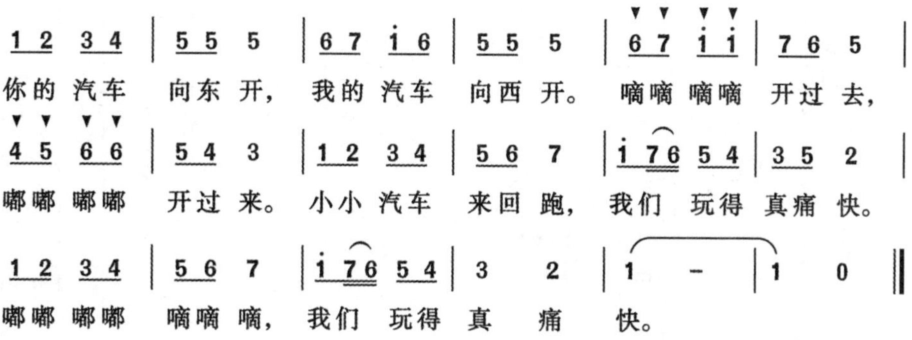

```
1 2 3 4 | 5 5 5 | 6 7 i 6 | 5 5 5 | 6 7 i i | 7 6 5 |
你的 汽车  向东 开,  我的 汽车  向西 开。 嘀嘀 嘀嘀  开过 去,

4 5 6 6 | 5 4 3 | 1 2 3 4 | 5 6 7 | i 7 6 5 4 | 3 5 2 |
嘟嘟 嘟嘟  开过 来。 小小 汽车  来回 跑, 我们  玩得 真痛 快。

1 2 3 4 | 5 6 7 | i 7 6 5 4 | 3  2 | 1  - | 1  0 ‖
嘟嘟 嘟嘟  嘀嘀 嘀, 我们 玩得 真 痛   快。
```

(2) 舞蹈活动：集体舞活动"好朋友"。测试活动为梦梦耐心等待舞伴的邀请。

表 3‑22　与自我相关的社会行为能力评估表

评估对象：梦梦		性别：女	出生日期：2003 年 4 月 2 日				病案号：1‑36			
测试项目	舞蹈/动作活动		分值				空间		重量		时间	力效
			3	2	1	0	流畅	阻塞	轻	重	慢	快	
自我认知	1. 知道自己名字	治疗师呼唤"梦梦在哪里？"梦梦双手上举并回答"梦梦在这里！"		2			√		√			√	轻敲

续表

测试项目	舞蹈/动作活动		分值				空间		重量		时间		力效
			3	2	1	0	流畅	阻塞	轻	重	慢	快	
自我保护	小手绢	2. 擦手部	第1~10小节：拿手绢擦手背、擦手心、擦手指		2			✓	✓			✓		滑动
		3. 擦脸部	第11~20小节：拿手绢擦眼睛、擦鼻子、擦嘴巴、擦脸颊		2			✓	✓			✓		滑动
	红绿灯	4. 看见红灯停	第1~6小节：当治疗师唱至"看见红灯停脚步"并拿出一张画有红色信号灯的情景图片时，梦梦停止踏步走（第9~10小节：同第1~6小节动作）		2			✓			✓	✓		压动
		5. 看见绿灯行	第7~8小节：当治疗师唱至"绿灯亮了快快行"并拿出一张画有绿色信号灯的情景图片时，梦梦继续踏步走（第11~12小节：同第7~8小节动作）		2			✓			✓		✓	压动
情绪控制	开汽车	6. 谦让	第一段：当"汽车"相遇时，梦梦停下"汽车"，谦让其他"汽车"先行			1		✓			✓	✓		压动
	好朋友	7. 耐心	第二段：梦梦耐心等待舞伴的邀请		2			✓		✓		✓		滑动

续表

得分：13 分
分析： 　　梦梦与自我相关的社会行为能力评估的测试项目为 3 大项，包括自我认知、自我保护、情绪控制，这 3 大项又细化为 7 小项，按照每小项听到自己名字时反应正常 2 分、能主动自我保护 3 分、能主动控制情绪 3 分来计算，总分值为 20 分，梦梦获得 13 分。从测评结果来看，梦梦在听到自己名字时反应正常；对自我保护的模仿需要他人口头提示完成；对情绪控制有些需要他人身体协助完成，如音乐游戏"开汽车"中的"谦让"行为，有些需要他人口头提示完成。 　　梦梦的"力效"三项动作元素表现为：空间元素为"阻塞"，显示空间使用受束缚，空间运动不连续，动作不连贯，活动范围较小，如在"开汽车"活动中，梦梦基本上是站在原地不动的，在治疗师的身体协助和多次鼓励下，才勉强完成活动；重量元素为有"轻"有"重"，如上述活动，"汽车"（治疗师或同伴）与梦梦相碰，梦梦会重重地撞击"汽车"，似乎想用全身的力量来抵抗对方，不让对方靠近，显示出"强"的意图，这和梦梦胆小的性格形成了鲜明的反差；时间元素多为"慢"，虽然梦梦经历了多次测试，但在舞蹈动作反应方面没有发生太大变化，大部分需要思考很久才会有反应，因而显示"慢"的决策。 　　梦梦的基本"力效"表现为："滑动"3 次、"轻敲"1 次、"压动"3 次。"滑动"和"轻敲"力效体现在梦梦继续以友好的方式对待治疗师，看来，尽管她有不安全感，但还是有与自我相关的社会交往的需要。"压动"力效体现在"红绿灯"和"开汽车"活动中，她在重量和空间元素方面具有反抗性质，显示出紧张的心理状态。经治疗师了解，在梦梦 7 岁时，被一辆闯红灯的出租车撞伤，出租车司机负全责，在住院期间主要由出租车司机的家人照顾梦梦。梦梦的奶奶在探望她时，不慎摔伤，梦梦的家人既要照顾摔伤的奶奶，又要照顾 2 岁的弟弟，所以，梦梦的父母没有太多时间来看她。这对于一个 7 岁的智力障碍儿童来说是一个痛苦的过程，因为她既要忍受病痛的折磨，又要面对与家人分离的困扰和奶奶因她受伤的残酷现实。治疗师分析，被汽车撞伤的事件深深影响了她，梦梦似乎越来越相信"我很笨"，奶奶恨她，爸爸妈妈不再要她，因此她变得更加沉默，面对任务时会说"我不行"。这在"红绿灯"和"开汽车"的活动中已经体现，梦梦无法意识到自己内心的认知和情感上的冲突，更无法调适自己恐慌的心理状态。 　　梦梦的"形"表现为：以自己的动作互动为主，和外界互动较少，塑形能力较弱。 　　梦梦的"面"表现为：能在他人口头提示和身体协助下完成从上到下、从下到上、向前、向右的门平面动作、轮平面动作和桌平面动作。

治疗师签名：庞佳	评估日期： 2012 年 10 月 17 日

制表人：庞佳

五、舞蹈能力评估

舞蹈是以肢体语言做"心智交流"的表达性动作艺术，"着重表现语言文字或其他艺术表现手段所难以表现的人们的内在深层的精神世界"[①],它强调"身心合一"的追求。舞蹈能力评估包括表现性动作模拟能力评估和舞蹈即兴能力评估两方面。

(一) 表现性动作模拟能力评估

表现性动作模拟能力评估是以模拟表现性动作为核心,对特殊儿童的情感、思想和性格特征的动作评估,包括对生活动作的模拟、对游戏动作的模拟、对小动物动作的模拟,如表3-24(见第145页)所示。测评标准与等级采用了四级计分标准,按照3、2、1、0四级计分。具体评分要求见表3-23。

表3-23 表现性动作模拟能力评分标准

计 分	说 明
3分	能独自完成模拟
2分	需要他人口头提示完成模拟
1分	需要他人身体协助完成模拟
0分	不能完成模拟

测试项目1:对生活动作的模拟。

(1) 律动活动:"我会",治疗师示范,梦梦模仿。测试活动可分为模拟梳头、模拟洗脸、模拟穿衣、模拟洗碗、模拟弹钢琴等。根据个案情况,可适当修改歌词。

【谱例3-29】

我 会

寒枫 词
嘉评 曲
庞佳 编舞

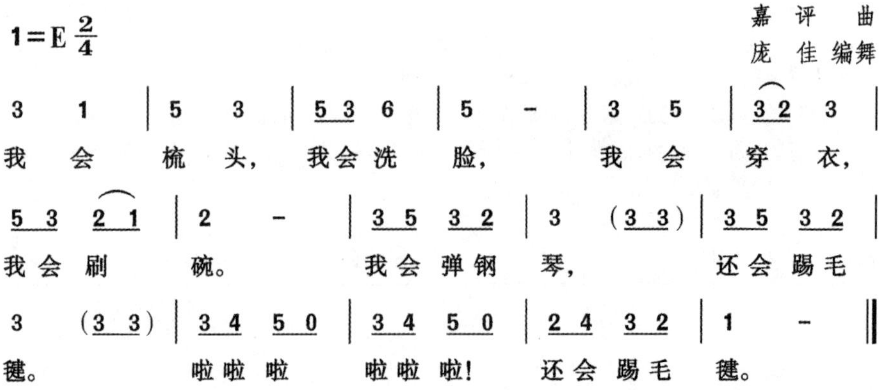

$1=E \quad \frac{2}{4}$

| 3 1 | 5 3 | 5̲3̲ 6 | 5 — | 3 5 | 3̲2̲ 3 |
| 我 会 | 梳 头, | 我 会 洗 | 脸, | 我 会 | 穿 衣, |

| 5̲3̲ 2̲1̲ | 2 — | 3̲5̲ 3̲2̲ | 3 (3̲3̲) | 3̲5̲ 3̲2̲ |
| 我 会 刷 | 碗。 | 我 会 弹 | 钢 琴, | 还 会 踢 毛 |

| 3 (3̲3̲) | 3̲4̲ 5̲0̲ | 3̲4̲ 5̲0̲ | 2̲4̲ 3̲2̲ | 1 — ‖
| 毽。 | 啦 啦 啦 | 啦 啦 啦! | 还 会 踢 毛 | 毽。 |

[①] 隆萌培,徐尔充,欧建平. 舞蹈知识手册[M]. 上海:上海音乐出版社,2007:1.

（2）律动活动："娃娃洗澡"，治疗师示范，梦梦模仿。测试活动可分为模拟脱衣服（见图 3－68、图 3－69）、模拟洗胳膊（见图 3－70、图 3－71）、模拟洗腿（见图 3－72）、模拟洗肚皮（见图 3－73）、模拟洗脚（见图 3－74）、模拟睡觉（见图 3－75）。

【谱例 3－30】

娃 娃 洗 澡

寒 枫 词
嘉 评 曲
庞 佳 编舞

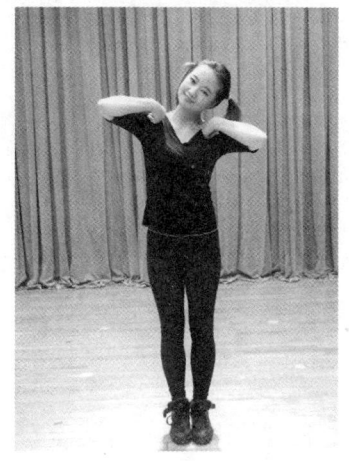 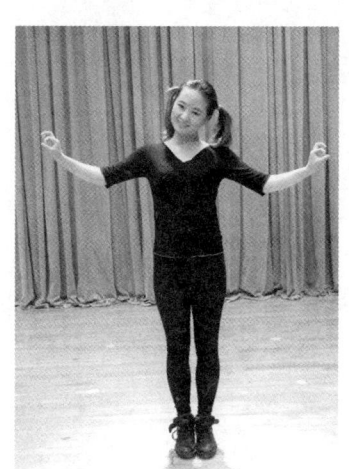

图 3－68　模拟脱衣服（1）　　图 3－69　模拟脱衣服（2）

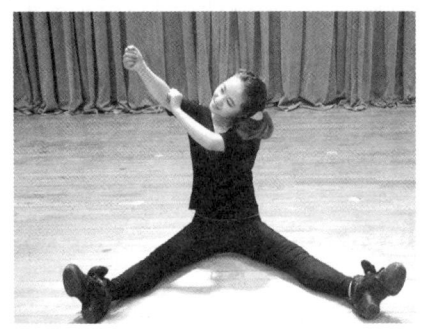
图 3-70　模拟洗胳膊(1)
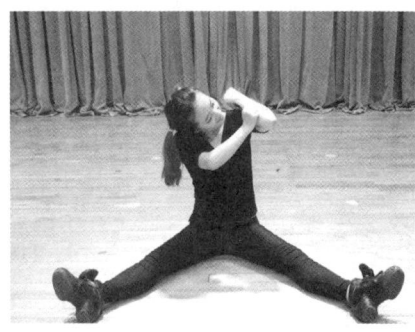
图 3-71　模拟洗胳膊(2)

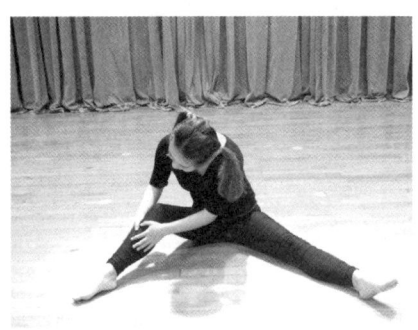
图 3-72　模拟洗腿
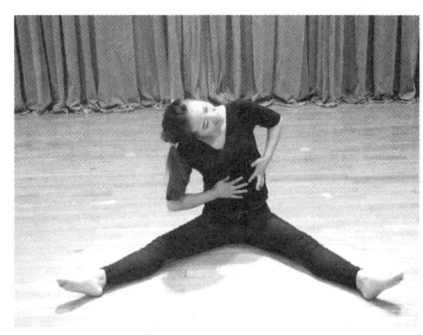
图 3-73　模拟洗肚皮

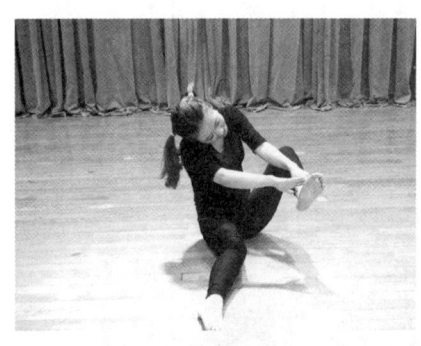
图 3-74　模拟洗脚
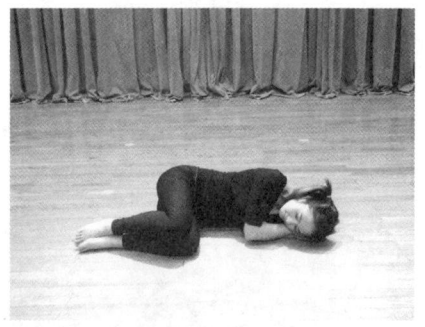
图 3-75　模拟睡觉

测试项目2:对游戏动作的模拟。

(1) 舞蹈/游戏活动:"滚环环",治疗师示范,梦梦模仿。测试活动可分为:屈臂扶地(见图3-76);团身提臀(见图3-77);前脚掌蹬离地(见图3-78);向前滚翻坐地(见图3-79)等。

【谱例 3‑31】

滚 环 环

寒 枫 词
嘉 评 曲
庞 佳 设计

$1=C \dfrac{2}{4}$

| 5. i 6. i | 5 6 5 | 3 5 2 3 | 5 6 5 | 3 5 i 6 |
| 滚 滚 滚环环， | 环环地上 | 转 圈 圈， | 你的 环环 |

| 5 6 5 3 | 2 3 5 6 | 3. 5 2 3 | 1.　2 | 1 — | i 6 5.3 |
| 上 了 桥， | 我 的 到 了 | 桥 边 边。 | | | 哎 呀 呀 |

| i 6 5 3 | 2 3 5 6 | 3. 5 2 3 | 1.　2 | 1 — ‖
| 哎 呀 呀， | 我 的 到 了 | 桥 边 边。 |

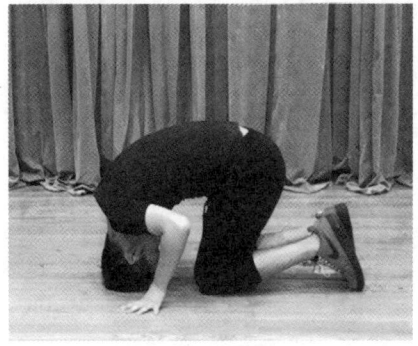

图 3‑76 屈臂扶地

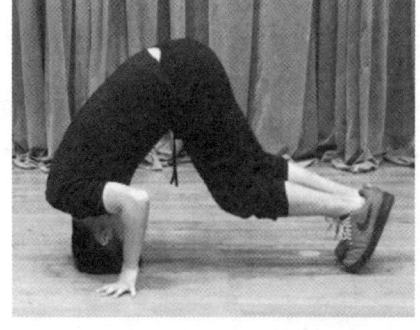

图 3‑77 团身提臀

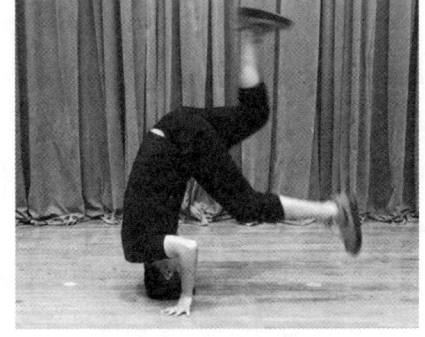

图 3‑78 前脚掌蹬离地

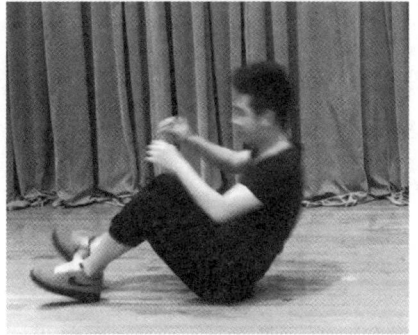

图 3‑79 向前滚翻坐地

(2) 舞蹈/游戏活动:"跳圈圈",治疗师示范,梦梦模仿。测试活动为在地面上分别画出两行圆圈,治疗师和梦梦各站一行,跳入大圈后站立,同时双手臂伸直;跳到小圈后下蹲,同时双手触地。

【谱例 3-32】

跳 圈 圈

寒 枫 词
嘉 评 曲
庞 佳 设计

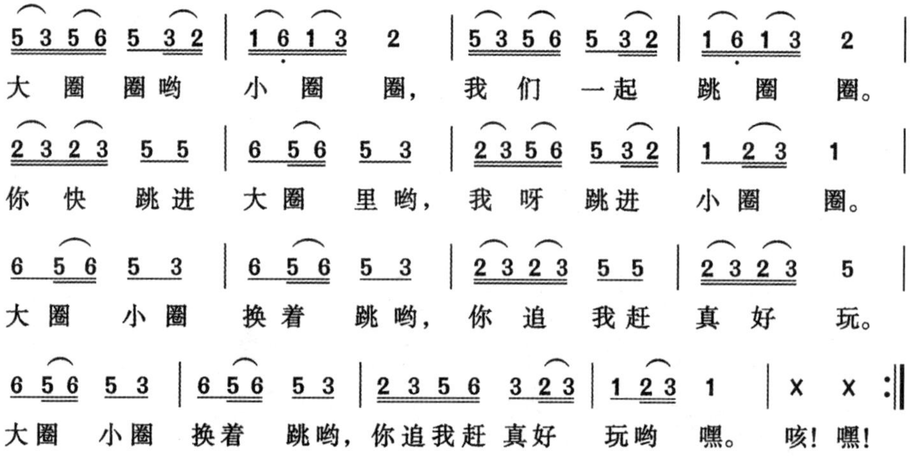

$1=F \dfrac{2}{4}$

| 5 3 5 6 5 3 2 | 1 6 1 3 2 | 5 3 5 6 5 3 2 | 1 6 1 3 2 |
大 圈 圈 哟 小 圈 圈, 我 们 一 起 跳 圈 圈。

| 2 3 2 3 5 5 | 6 5 6 5 3 | 2 3 5 6 5 3 2 | 1 2 3 1 |
你 快 跳 进 大 圈 里 哟, 我 呀 跳 进 小 圈 圈。

| 6 5 6 5 3 | 6 5 6 5 3 | 2 3 2 3 5 5 | 2 3 2 3 5 |
大 圈 小 圈 换 着 跳 哟, 你 追 我 赶 真 好 玩。

| 6 5 6 5 3 | 6 5 6 5 3 | 2 3 5 6 3 2 3 | 1 2 3 1 | X X :‖
大 圈 小 圈 换 着 跳 哟, 你 追 我 赶 真 好 玩 哟 嘿。 咳! 嘿!

测试项目 3:对小动物动作的模拟。

(1) 律动活动:"小白兔",治疗师示范,梦梦模仿。测试活动为模拟小兔并脚跳等。

【谱例 3-33】

小 白 兔

儿 歌
庞 佳 编舞

$1=C \dfrac{2}{4}$

| X X X | X X X | X X X X | X X X |
小 白 兔 白 又 白, 两 只 耳 朵 竖 起 来,

| X X X X | X X X | X X X X | X X X ‖
爱 吃 萝 卜 爱 吃 菜, 蹦 蹦 跳 跳 真 可 爱。

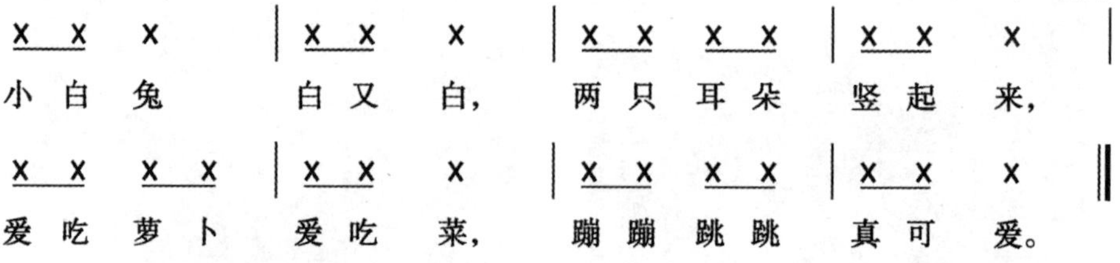

(2) 律动活动:"哈巴狗",治疗师示范,梦梦模仿。测试活动可分为:模拟小狗晃头(见图 3-80);模拟小狗摆尾(见图 3-81)。

【谱例 3-34】

哈 巴 狗

童　谣
庞　佳 编舞

$1=C \dfrac{4}{4}$

| $\underline{1\ 1}\ 1\ 2\ 3\ -$ | $\underline{3\ 3}\ 3\ 4\ 5\ -$ | $\underline{6\ 6}\ 5\ 4\ 3\ -$ | $\underline{5\ 5}\ 2\ 3\ 1\ -$ ‖

一只哈巴狗，　　坐在大门口，　　眼睛黑油油，　　想吃肉骨头。
一只哈巴狗，　　坐在大门口，　　尾巴摇一摇，　　向我点点头。

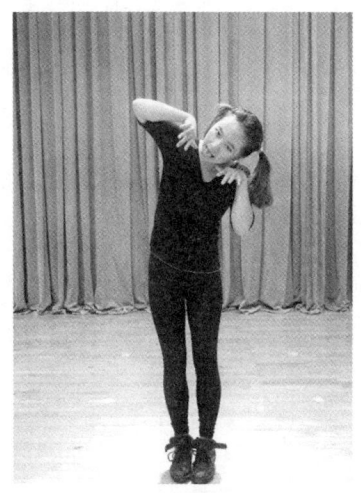 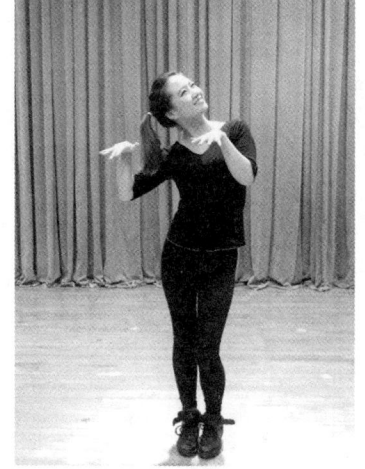

图 3-80　模拟小狗晃头　　　　图 3-81　模拟小狗摆尾

表 3-24　表现性动作模拟能力评估表

评估对象：梦梦		性别：女	出生日期：2003 年 4 月 2 日				病案号：1-36			
测试项目		舞蹈/动作活动	分值				空间		重量		时间		力效
			3	2	1	0	流畅	阻塞	轻	重	慢	快	
对生活动作的模拟	我会	1. 梳头　第1～2小节：右手空心拳至头部，上下移动	3				√		√			√	弹动
		2. 洗脸　第3～4小节：双屈肘，掌心在脸部来回擦洗	3				√		√			√	弹动

续表

测试项目	舞蹈/动作活动		分值				空间		重量		时间		力效
			3	2	1	0	流畅	阻塞	轻	重	慢	快	
对生活动作的模拟	我会	3. 穿衣	第5~6小节：双手空心拳经胸前屈肘至平开手	3				√		√			√	弹动
		4. 洗碗	第7~8小节：左端手，右手在左手上方来回擦洗		2			√		√		√		浮动
		5. 弹钢琴	第9~10小节：双肘屈至体前，五指自然弯曲上下弹动			1		√		√		√		浮动
		6. 踢毽子	第11~12小节：右扛脚，向体内踢腿。第13~16小节：左勾脚，向左旁踢腿				0							/
	娃娃洗澡	7. 搓胳膊	第1~5小节：双手空心拳，屈臂至肩前成平开手模拟脱衣服 第6~7小节：坐地，来回搓洗胳膊		2			√		√		√		浮动
		8. 搓腿	第8小节：双手在腿部来回搓洗		2			√		√		√		浮动
		9. 洗肚子	第9小节：双手在肚皮上来回搓洗		2			√		√		√		浮动
		10. 洗脚	第10~13小节：勾脚，双手在脚上来回搓洗		2			√		√		√		浮动
		11. 睡觉	第14~20小节：闭眼，躺地	3				√		√		√		浮动

续表

测试项目	舞蹈/动作活动		分值				空间		重量		时间		力效
			3	2	1	0	流畅	阻塞	轻	重	慢	快	
对游戏动作的模拟	滚环环	12. 屈臂扶地	第1～4小节：跪地,含身,屈臂扶地		1		✓			✓	✓		扭动
		13. 团身提臀	第5～10小节：团身提臀		1		✓			✓	✓		扭动
		14. 滚翻	第11～16小节：双膝离地,前脚掌蹬离地,向前滚翻			0							/
	跳圈圈	15. 跳入大圈	第1～4小节：原地拍手 第5～6小节：并脚跳入大圈后站立,同时双手臂向上伸直		2			✓			✓	✓		扭动
		16. 跳入小圈	第7～8小节：并脚跳入小圈后下蹲,同时双手触地 第9～17小节：连续跳圈		2			✓			✓	✓		扭动
对小动物动作的模拟	小白兔	17. 并脚跳	第1～8小节：并脚跳,同时双手食指、中指成"V",双手至斜上手		2			✓			✓		✓	砍动
	哈巴狗	18. 晃头	第1～4小节：双臂屈肘至胸前,来回晃头		2			✓	✓			✓		滑动
		19. 摆尾	第1～4小节：臀部来回摆动		2			✓	✓			✓		滑动

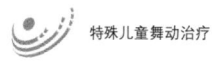

续表

得分:35 分
分析: 　　梦梦表现性动作模拟能力评估的测试项目为 3 大项,包括对生活动作的模拟、对游戏动作的模拟、对小动物动作的模拟,这 3 大项又细化为 19 小项,按照每小项 3 分代表能独自完成模拟来计算,总分值为 57 分,梦梦获得 35 分。从测评结果来看,梦梦对生活动作的模拟有的能独自完成,如"梳头""洗脸""穿衣""睡觉";有的需要他人口头提示完成,如"洗碗""洗澡";有的需要他人身体协助完成,如"弹钢琴";有的无法完成,如"踢毽子""滚翻"。 　　梦梦的"力效"三项动作元素表现为:空间元素多为"流畅",显示出梦梦的空间运动较灵活、活动范围较宽泛、动作较连贯,她设法联系和理解周围的舞蹈活动,治疗师是鼓励她而不是逼迫她,让她按照自己的节奏在最大的空间范围内活动;重量元素为"重"多于"轻",主要表现在对生活动作的模拟上参与意图较强,如"梳头""洗脸"等,动作表达自在,对游戏动作的模拟上则参与意图较弱,凸显出动作力量大且被笨拙动作困扰的情绪,她变得不顺从,特别是没有勇气做向前滚翻的动作,也许是动作有难度,也许是胆小;时间元素为"慢"多于"快",还存在一个缓慢的思考过程,治疗师尽量让梦梦意识到她正在进步,即使她存在智力障碍。 　　梦梦的基本"力效"表现为:"浮动"7 次,"滑动"2 次,"弹动"3 次,"扭动"4 次,"砍动"1 次。"浮动""滑动"和"弹动"力效主要体现在对生活和小动物的动作模拟,反映出身体在空间、重量和时间元素方面的延续性,动作迟缓,继续显示出顺从的心理状态。"扭动"和"砍动"力效主要体现在"滚环环""跳圈圈"活动的动作模拟中,由于重量方面具有反抗性,因而显示出沉重的心理状态。梦梦很难将手部、臀部位置的动作联系起来,同样,对"滚环环"的具体要求和动作连贯概念与技能掌握是极其缓慢的,这样的活动也许给她造成了一种无序的混乱的心理体验,尽管她努力地在做。 　　梦梦对表现性动作的节奏性或歌曲音响的刺激反应较大,会做相应的身体摆动。治疗师选择了一些速度中等、歌词易于理解的儿歌,它们可以引导梦梦开展模拟性活动。所以,对于这样一位胆小、紧张、智力低下的特殊儿童来说,当她开始模拟舞蹈时,也许她的情感释放就有了渠道,有了希望。 　　梦梦的"形"表现为:以自己的动作互动为主,和外界互动较少,塑形能力较弱。 　　梦梦的"面"表现为:能在他人口头提示和身体协助下完成从上到下、从下到上、向前、向后、向右、向左的门平面动作、轮平面动作和桌平面动作。
治疗师签名:庞佳　　　　　　　　　评估日期:2012 年 10 月 17 日

制表人:庞佳

(二) 舞蹈即兴能力评估

舞蹈即兴能力评估是指特殊儿童在无准备的状态下,对其用动作再现舞蹈思想和自身情感的能力评估,包括对单人即兴舞、双人即兴舞、三人即兴舞和集体即兴舞的测评,如表 3 - 26 所示。测评标准与等级采用了四级计分标准,按照 3、2、1、

0四级计分。具体评分要求见表3-25。

表3-25 舞蹈即兴能力评分标准

计 分	说 明
3分	能彻底解放四肢即兴舞动
2分	能大部分解放四肢即兴舞动
1分	能小部分解放四肢即兴舞动
0分	没有任何即兴表现

测试项目1:单人即兴舞。

舞蹈/游戏活动:"雪花"。测试活动为治疗师鼓励梦梦把握儿歌情感的变化,营造意境自由舞动。

【谱例3-35】

雪 花

望 安 词
马 成 曲
庞 佳 设计

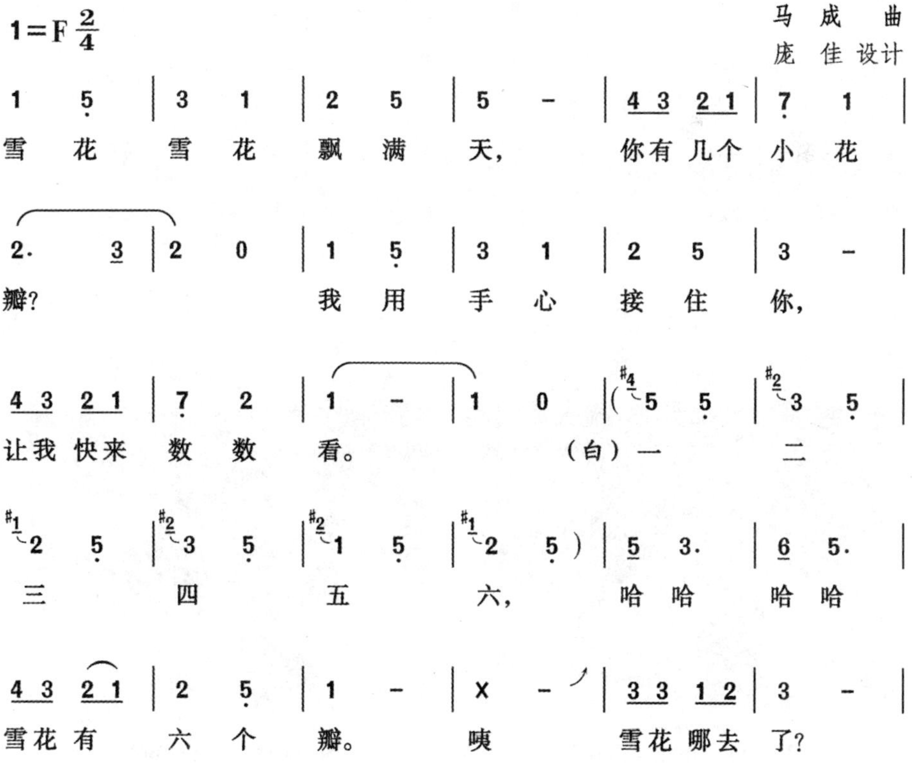

$1=F \dfrac{2}{4}$

| 1 5̇ | 3 1 | 2 5 | 5 - | 4 3 2 1 | 7̣ 1 |
| 雪 花 | 雪 花 | 飘 满 | 天, | 你有几个 | 小 花 |

| 2. 3 | 2 0 | 1 5̇ | 3 1 | 2 5 | 3 - |
| 瓣? | | 我 用 | 手 心 | 接 住 | 你, |

| 4 3 2 1 | 7̣ 2 | 1 - | 1 0 | #4 5̇ 5̇ | #2 3̇ 5̇ |
| 让我 快来 | 数 数 | 看。 | (白) | 一 | 二 |

| #1 2̇ 5̇ | #2 3̇ 5̇ | #2 1̇ 5̇ | #1 5̇ | 5 3. | 6̇ 5. |
| 三 | 四 | 五 六, | | 哈 哈 | 哈 哈 |

| 4 3 2 1 | 2 5̇ | 1 - | x - | 3 3 1 2 | 3 - |
| 雪花 有 | 六 个 | 瓣。 | 咦 | 雪花 哪去 | 了? |

```
4 4 6 6 | 5 - | 2 2 3 5 - | 6 - | 5 0 5 0 |
雪花不见 了。   只见  一   个    圆 圆

3 0 3 1 | 2 - | 3 5 | 1 - | 1 0 ‖
亮 亮 的 小     水    点。
```

测试项目2:双人即兴舞。

舞蹈/游戏活动:"小花猫和小耗子"。测试活动为一人先开始即兴舞动,表现"小花猫捉耗子"的动作(见图3-82),而后另一人设计"小耗子害怕"(见图3-83)的即兴舞动。

【谱例3-36】

小花猫和小耗子

李重光 词曲
庞 佳 设计

$1={}^\flat B \quad \frac{2}{4}$

```
3 1 | 6 - | 3 5 | 3 - | 3 1 | 6 5
小花猫  咪咪叫,   东 瞧 瞧

3 5 | 3 - | 3 1 | 6 - | 3 5 | 3 -
西 瞧 瞧。  小耗子   吓 坏 了,

3 1 | 6 5 | 3 0 | 5 0 | 3 - ‖
躲 在 洞 里 静  悄  悄。
```

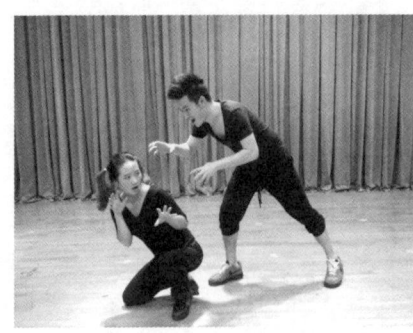

图3-82 小花猫捉耗子

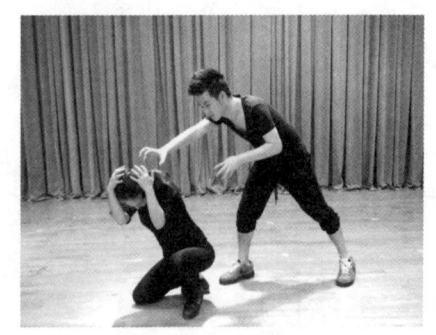

图3-83 小耗子害怕

测试项目 3:三人即兴舞。

舞蹈/游戏活动:"三条鱼"。测试活动为关注三条"小鱼"的形象关系,表现一条小鱼孤单在发愁(见图 3-84),两条小鱼开心点点头(见图 3-85),三条小鱼快乐做朋友(见图 3-86、图 3-87)。在聚散、接触方面注重形象的即兴吻合,捕捉个性动作进而强化和发展,结尾有团聚感。

【谱例 3-37】

三条鱼

放平 词
瞿希贤 曲
庞佳 设计

$1=C \quad \dfrac{2}{4}$

| 3 2̲3̲ | 1 — | 5 5̲6̲ | 5 — | 6 6 5̲3̲ | 2 2̲3̲ | 1 — ‖

一条鱼　水里游,　孤孤单单在发愁。
两条鱼　水里游,　摇摇尾巴点点头。
三条鱼　水里游,　快快活活做朋友。

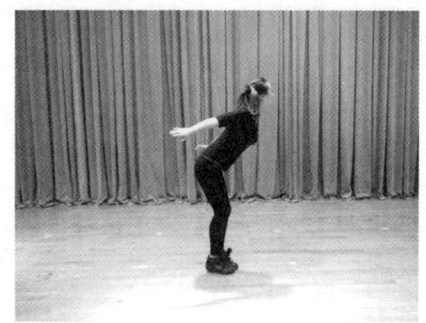

图 3-84　一条小鱼孤单在发愁

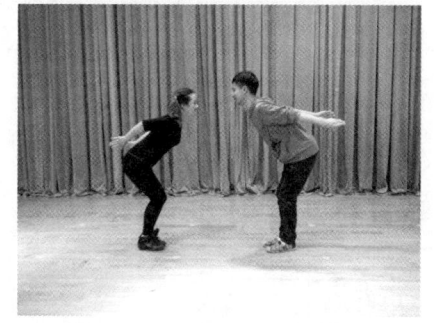

图 3-85　两条小鱼开心点点头

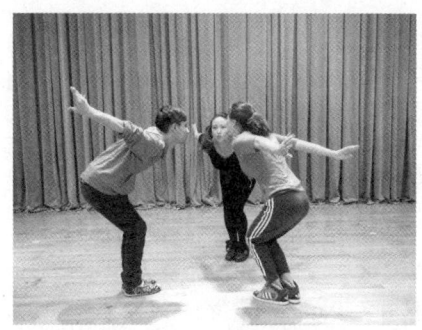

图 3-86　三条小鱼快乐做朋友(1)

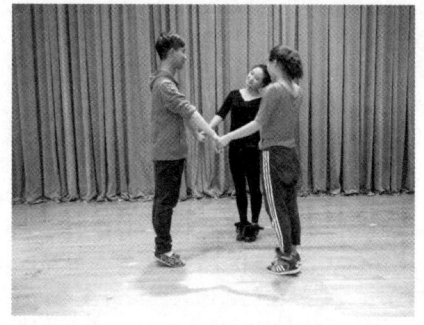

图 3-87　三条小鱼快乐做朋友(2)

测试项目 4:集体即兴舞。

舞蹈/游戏活动:"新年好"。测试活动以梦梦为中心,大家即兴互动,表达其欢乐心情。

【谱例 3-38】

新 年 好

英国儿歌
庞 佳设计

$1=F \dfrac{3}{4}$

1 1 1 5·	3 3 3 1	1 3 5 5	4 3 2 -
新 年 好 呀,	新 年 好 呀,	祝 贺 大 家	新 年 好
2 3 4 4	3 2 3 1	1 3 2 5·	7 2 1 - ‖
我 们 唱 歌,	我 们 跳 舞,	祝 贺 大 家	新 年 好。

表 3-26 舞蹈即兴能力评估表

评估对象:梦梦		性别:女		出生日期:2003 年 4 月 2 日				病案号:1-36		
测试项目	舞蹈活动	分值				空间		重量	时间	力效
		3	2	1	0	流畅	阻塞	轻 重	慢 快	
单人即兴舞	1. 雪花				0					/
双人即兴舞	2. 小花猫和小耗子			1		√		√	√	滑动
三人即兴舞	3. 三条鱼			1		√		√	√	滑动
集体即兴舞	4. 新年好			1		√		√	√	浮动

得分:3 分

分析:

　　梦梦舞蹈即兴能力评估的测试项目为 4 大项,包括单人即兴舞、双人即兴舞、三人即兴舞、集体即兴舞,按照每小项 3 分代表能彻底解放四肢即兴舞动来计算,总分值为 12 分,梦梦获得 3 分。从测评结果来看,梦梦对单人即兴舞没有任何即兴表现,对双人、三人、集体即兴舞能小部分解放四肢即兴舞动,也就是说,在治疗师的鼓励和互动之下,梦梦才会有一些即兴反应。在双人即兴表演舞小花猫和小耗子中,梦梦扮演"小花猫",她一般站在原地,脚下很少移动,双手在嘴巴前来回移动模仿小花猫的胡子,治疗师会说"小花猫梦梦来抓我小耗子",便牵引着梦梦的双手紧紧抱住治疗师的身体,梦梦开心地"呵呵"笑着。在三人即兴表演舞三条鱼中,梦梦要么小碎步来回移动,要么停下脚部动作,将双手放在身后模仿小鱼尾巴摆动的动作,不主动与舞伴交流。在集体即兴表演舞新年好中,梦梦一直唱着"新年好",偶有拍手、转头等小部分即兴动作,但不和集体互动。

续表

梦梦的"力效"三项动作元素表现为：空间元素为"阻塞"多于"流畅"，即便是具有支持性的语言和身体的过程，她还是选择站在原地，说明空间使用受束缚；重量元素为"轻"，显示参与活动意图弱，如对舞蹈即兴的表达不敏感，动作不自然，清楚反映出内心胆怯的存在；时间元素为"慢"，显示"慢"的决策，她继续以"慢"回应着自身的情感，造成治疗师言语表达和同感支持之间的滞后。 梦梦的基本"力效"表现为："浮动"1次，"滑动"2次。舞蹈即兴创作的作用是在特定时间内创作舞蹈动作来支持自身多种情绪，它不注重舞蹈技巧，而是用舞蹈帮助个体进行自我释放。我们将梦梦小部分即兴表现方式作为投射自我的一种形式，即便是最简单的即兴舞蹈也能高度反映梦梦的各种心理状态。她的即兴动作具有不持续的特质，在间断中重量元素和时间元素没有突然的变化，传递着软弱和忧伤的情绪，反映出她的人生境况。与他人即兴舞蹈时间很短，是否意味着害怕触及一些困惑问题？尽管这些投射性即兴舞蹈分析是主观的，但它不影响即兴舞蹈表演本身的价值，因为它使梦梦专注于心，并反映出某些心理问题。 梦梦的"形"表现为：以自己的动作互动为主，和外界互动较少，塑形能力很弱。 梦梦的"面"表现为：能在他人口头提示和身体协助下完成从上到下、从下到上、向前、向后、向右、向左的门平面动作、轮平面动作和桌平面动作。	
治疗师签名：庞佳	评估日期：2012年10月17日

制表人：庞佳

通过对梦梦的动作能力、认知能力、语言能力、社会行为能力和舞蹈能力这五个方面的测试，梦梦的舞动治疗初期评估总分为203分。具体的评估总结见表3-27。

表3-27 梦梦舞动治疗初期评估表

评估对象：梦梦	性别：女	出生日期：2003年4月2日	病案号：1-36
评估项目	总 分		得 分
动作能力评估	99分		31分
认知能力评估	126分		41分
语言能力评估	102分		58分
社会行为能力评估	62分		35分
舞蹈能力评估	69分		38分
累 计	458分		203分

续表

总结： 　　梦梦的测评结果为： 　　动作能力为 31 分。肌肉张力偏低、软弱无力，表现为粗大动作发展落后（抗重力姿势不易做到），精细动作发展落后（手常放在身体两侧、动作较少、手抓力量和指力较差、抓握动作不成熟）；缺乏身体的协调感，不能感知或模拟，这种缺陷反映在她对粗大动作和精细动作的模拟方式和言语对话方式上缺少关联性。此外，还反映在她不能控制她的脚，走路时略带跳动上。 　　认知能力为 41 分。对身体的基本概念能大部分认知，对方位、数字、颜色的基本概念能小部分认知，对形状的基本概念完全不能认知；对瞬时、短时记忆再现不准确，对情节记忆再现困难；注意力分散，持续时间较短，注意选择性较差。 　　语言能力为 58 分。对手势语、表情语、身体接触语和空间定位的使用或模仿大部分正确，对身体姿态语的模仿小部分正确，这说明梦梦还是喜欢和他人交往的；对语音的声音构音大部分正确；对语义能大部分理解并使用词汇的意义，而对看情景图片或舞蹈动作表演进行叙述只能小部分理解并使用词汇，与他人主题对话交流意愿中等。 　　社会行为能力为 35 分。她能认识家长、教师等周围熟悉的人，但与他人合作和分享很少，不会使用眼神交流，多数情况下对治疗师的语言和身体表达的理解水平低下；情绪缺乏热情，不主动亲近他人，但会表现得顺从。 　　舞蹈能力为 38 分。对表现性动作模拟有的能独自完成，有的需要他人口头提示或是身体协助完成；对于即兴舞蹈只能小部分即兴，以手和头部动作为主。
治疗师签名：庞佳　　　　　　　　　　　　　初期评估日期：2012 年 10 月 20 日

制表人：庞佳

梦梦的个案有助于我们理解在特殊儿童舞动治疗评估尚未形成体系时，可以建立以个案诊断和临床事件评价为特点的评估模式，以拉班动作分析法、凯斯滕伯格动作分析法、爱斯本动作诊断测验、情感环面心理诊断模型等为研究支撑，面对不同的特殊儿童制定不同的评估内容。作为舞动治疗师，需了解各项评估内容的含义，并能将其运用到特殊儿童舞动治疗中去。

通过这样的评估，舞动治疗师可以获得很多有关特殊儿童身心状况方面的重要信息，这些信息可以为制订治疗计划提供依据。关于评估方法和评估内容在本章已经介绍，但是由于许多因素影响特殊儿童身心特征的检测结果，所以应该根据个案的具体情况选择评估方法、评估工具和评估内容，并记录在自编量表中，以获得具体、详实的评估信息，以便进行初期、中期、末期评估的对比。

第四章　适用于特殊儿童舞动治疗的方法

自20世纪60年代以来，西方舞动治疗的基础理论和流派在很大程度上是由美国的玛丽安·切斯（Marian Chace）、玛丽·怀特豪斯（Mary Whitehouse）、凌洁·爱斯本（Liljan Espenak）、布兰奇·埃文（Blanche Evan）、楚迪·斯库普（Trudi Schoop）、阿尔玛·霍金斯（Alma Hawkins）等舞动治疗先驱奠定的。他们不仅为舞动治疗的实践与研究提出了清晰的思路，还提供了具体可行的技术方案，为后续研究者提供了广阔的学术研究空间。在海纳百川、和而不同的舞动治疗良好学术风尚的推动下，第二代、第三代舞动治疗师如玛西亚·利文萨尔（Marcia Leventhal）、戴安·弗莱彻（Diane Fletcher）、珍妮特·阿德勒（Janet Adler）、彭妮·刘易斯（Penny Lewis）、依玛·朵莎美提丝（Erma Dosamantes）、弗兰·J.利维（Fran J. Levy）等人进一步扩展和丰富了这些创始人的理论，并将这些理论应用于当代的舞动治疗实践中，促进了其与其他学科之间跨学科、跨领域的合作与沟通。

20世纪90年代初，西方舞动治疗被引入中国的特殊儿童教育和康复研究领域，学者们没有满足于对西方舞动治疗浅显的介绍和简单的照搬，而是致力于理论和研究方法上的突破，并着力于学科合作的多元发展，将自己的成果付诸本土化实践。本土化特殊儿童舞动治疗实践至少包含三个方面的内容：一是需基于西方舞动治疗方法的既有研究，将行之有效的西方舞动治疗方法与中国现实进一步结合；二是要寻找与国外特殊儿童舞动治疗领域的差异，发扬优秀的中国文化思想，使之在中国特殊儿童舞动治疗实践中发挥不可替代的作用；三是对适用于中国特殊儿童舞动治疗方法特点的阐述要建立在对中国特殊儿童教育和康复的理解和实证研究基础上，如何从理论走向实践，从实践上升为理论，从定性分析走向定性与定量分析相结合，是当前面对的挑战。

在本章中，笔者对西方舞动治疗不同理论流派构建的精神运动疗法、完形动作疗法、荣格舞蹈疗法、经验性动作心理疗法、创造性舞蹈疗法等进行了分析、提炼，以廓清并阐释这些疗法产生的背景、所运用的治疗技术等，并以中国特殊儿童教育和康复为目标，积极地建立实验区和试验点，在与研究对象互动、治疗过程体验和对疗效反思的基础上，对西方舞动治疗的方法进行了治疗技术上的改进。本书所说的治疗技术上的改进是指对西方舞动治疗方法中所使用的不符合中国特殊儿童的文化习惯、生活习惯、学习习惯或特殊儿童不容易接受的方面，经过实践验证后进行治疗技术适应的修正，提出了适用于中国特殊儿童舞动治疗的方法技术。希望能对中国本土特殊儿童舞动治疗的理论和实践的有机契合有所促进和发展。

第一节　精神运动疗法

精神运动疗法（Psychomotor Therapy）又称心理动能疗法，是根据阿尔弗雷德·阿德勒（Alfred Adler）的心理分析理论、A.罗温（A. Lowen）的精神分析理论以及躯体理论等衍生出来的一种舞动治疗方法。[①] 它是由美国舞动治疗学家凌洁·爱斯本（Liljan Espenak,1905—1988）创立的。该方法被爱斯本定义为"通过运用医疗模式进行观察、诊断和治疗的工具并扩展的舞蹈疗法（Espenak, *Personal Communication*,1985）"[②]。从特殊儿童舞动治疗的视角，该疗法的基本目标是通过生物能量处理被压抑的攻击性驱力，帮助特殊儿童增加自我意识、掌握具有社会兴趣和集体感觉的行为方式。该方法强调，如果特殊儿童想要成为社会中的一分子，就需要有掌握环境的能力，同时要学会控制由于残疾带来的自卑感。如果他们能学会自信，使用恰当的肢体语言来表达他们自主、独立的情感，那么，他们在生活的其他方面也会更加容易地表达其自主行为和态度。

一、产生背景

20世纪20年代后期，爱斯本在魏格曼学校担任一名舞蹈教师，同时进入柏林

[①] 参见 Fran J. Levy. Dance Movement Therapy: A Healing Art[M]. Revised Edition. Reston. VA: American Alliance for Health, Physical Education, Recreation & Dance, 2005:43.

[②] Fran J. Levy. Dance Movement Therapy: A Healing Art[M]. Revised Edition. Reston. VA: American Alliance for Health, Physical Education, Recreation & Dance, 2005:43.

大学主修生理学。20世纪40年代她去了美国，在一所聋校教授舞蹈，以特殊教育工作闻名。从20世纪50年代后期到60年代早期，爱斯本在阿德勒研究所研究精神运动疗法并在阿德勒精神保健诊所担任一名舞动治疗专家。她将阿德勒、罗温等人的心理分析理论运用到精神运动疗法中，加强并扩大了舞动治疗专业化术语的表述。爱斯本认为："除了现代舞之外，身体还有很多技巧，或其他与身体有关的动作，这些都可同时因个案的情况而加以应用。例如，亚历山大（Alexander）和杰克布森（Jacobson）的'放松技巧'，德国的邦迪（Bode）、梅道（Medau）的'摇摆技巧'（swing techiques），瑜伽的技巧，还有瑞士音乐教育家达克斯（J. Dalcroze）的节奏教学，及土风舞、体操和各种游戏。"[1]爱斯本的舞动治疗成效反映出那个时代的精神面貌，同时也与当代的舞动治疗趋势相符。

爱斯本的理论基础主要集中于她将阿德勒的好斗情绪、自卑情结、社会感三个主要理论整合到了精神运动疗法中，同时，她将自己的治疗理念和从罗温作品中汲取的知识综合在一起。她治疗的对象一般是儿童、精神疾病和智力障碍群体。针对儿童的舞动治疗，她强调当儿童压抑自己的负面情绪时，心理动力来源也会被阻碍，通过攻击性驱力可以发现儿童内心的自卑情结，帮助其改变因自卑情结而形成的生活方式，最终获得个体的社会感。爱斯本在她所著的《舞蹈治疗：理论和应用》（1981）一书中，将她的治疗观点和方法明确论述出来，尤其是她研制的一套"舞蹈治疗动作诊断测试"方法在舞动治疗中脱颖而出，从而为其治疗效果的评价奠定了基础，受到了许多家长及学校教师的欢迎，这在上文已有详细介绍。

在精神运动疗法的观点中，身体的动力、思想和心灵，并不是分离的各个部分，而是个体人格的整体表现。因此，身体结构和身体各个部位就像一张心灵图表，有很重要的意义，如图4-1所示。

---

[1] 转引自李宗芹.倾听身体之歌——舞蹈治疗的发展与内涵[M].台北：心灵工坊文化事业股份有限公司，2001：136-137.

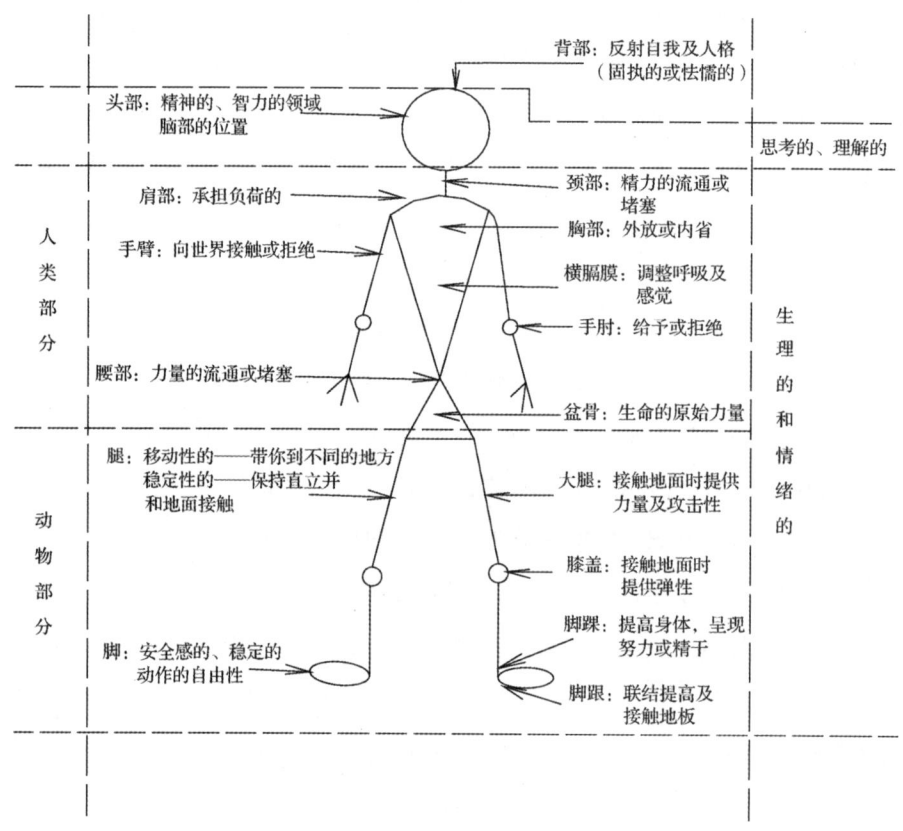

图 4-1　身体—心灵—情绪图标[①]

（本图为纽约阿德勒中心凌洁·爱斯本所使用）

二、治疗技术

精神运动疗法治疗技术主要包括舞蹈治疗动作诊断测试和即兴两种。

（一）舞蹈治疗动作诊断测试

舞蹈治疗动作诊断测试作为精神运动疗法主要的治疗技术，更确切地说，作为一种评估方法，与舞动治疗过程密不可分。该治疗技术经过半个世纪的发展，目前仍然是对舞动治疗效果进行科学评估最常用的方法。它的特点是结构化和标准化，就是有一定的测评方式、程序和时间要求，可以直接评估，支持治疗对象用自己

---

① 转引自李宗芹.倾听身体之歌——舞蹈治疗的发展与内涵[M].台北:心灵工坊文化事业股份有限公司, 2001:153-154.

的能量和资源解决问题。治疗过程具有可复制性,便于初期、中期和末期评估的比较,以及评估后的临床推广。爱斯本的舞蹈动作诊断测验被分成七个测试领域:动驱力的程度、控制性动驱力、动作的协调、专注力与耐力度、生理勇气、自我意象、人格和情绪状态,在本书第三章已有说明,本处不做赘述。具体的应用在下文会有介绍。

(二)即兴

爱斯本结合了四种即兴技术帮助治疗对象学会生理和情感上的表达,它们分别是:"音乐—旋律、音乐—节奏、象征性和自由幻想、日常生活的画面和情感动力(Espenak,1981)。"[①]

1. 音乐—旋律

在舞蹈/动作的即兴过程中,音乐的旋律是最具表现性的。例如,通过旋律来即兴模仿某些事物的声音或运动形态,如雨滴声、海浪声、鸟鸣声、列车声、汽车声、猴子爬树、蝴蝶飞、雪花飘、树影摇曳等,这些即兴模仿不是以逼真为目的,而是在即兴的动态模仿过程中投入治疗对象的情感和社会兴趣。再如,通过带有歌词的旋律更可以即兴表现治疗对象内心的活动,如开心、害怕、伤心等,促使他们努力追求即兴的成功感,产生对共同从事的即兴活动的社会兴趣,追求大自然、生活中的健康有益的一面。

2. 音乐—节奏

爱斯本注重节奏从简单到复杂的建立。简单节奏可以从拍打身体的某个部分开始,如通过拍打头、手臂、腿、臀部等拍打出即兴节奏;或者通过有联系的单一动作节奏来引导治疗对象从生理上即兴表达情绪,如通过重复踢腿、用拳头重击、跺脚来表达生气的情绪,拍手、拍肩来表达高兴的情绪。运用简单节奏的方式展示隐藏的性格,并且通过积极强化的自我情感和乐趣来培养治疗对象的自信心。当简单的节奏具有了某种安全感时,这些简单节奏的部分动作变成了全身动作的复杂节奏,通过治疗师引导,可以将这些节奏串联成一套有结构的动作组合。

爱斯本利用不同器乐和发声提供给治疗对象不同身体部位的即兴节奏训练,如打击乐提高粗大和精细运动能力,唱歌提高呼吸能力,使治疗对象听觉意识化,

---

[①] 转引自李微笑. 舞动治疗的缘起[M]. 北京:中国轻工业出版社,2014:157.

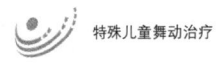

从而找到适合自己的表现方式。

3. 象征性和自由幻想

自由幻想是一种对愿望、欲望以及冲突的象征性表现。在舞动治疗即兴过程中，治疗师为治疗对象提供与之能力相适应的象征性的音乐、歌曲、运动来维持即兴感。通过这些形式，治疗对象可以一边唱歌一边即兴舞动，根据头脑中浮现的旋律、节奏、歌词大意等展开幻想。以象征性的音乐为联结幻想的媒介，然后围绕幻想引导或发展出各种各样的情感，让治疗师了解治疗对象的感受、思维、态度、性格和行为等，通过言语和动作沟通让治疗对象设定与社会息息相关的目标和期望。

4. 日常生活的画面和情感动力

该技术尝试从治疗对象的主观参照系去认识自己、认识世界，只要有可能，按照治疗对象自己的日常行为方式做出即兴动作，如走、跑、跳、吃饭、睡觉、坐车、上学、工作等，引导他们关注动作和行为保持一致性的情感动力，这个动力来源于个体对于生活的意义、责任和目标。在追求生活方式的过程中，每个个体都发展出某些独一无二的生活方式，通过舞动治疗可以帮助治疗对象进行经历重构，去纠正一些错误的生活方式。

三、本土化治疗技术改进

精神运动疗法在舞动治疗师的实践中不断被改进，由此，本着实用的观点，笔者对该疗法治疗技术进行了中国本土化的尝试，并在治疗技术探究上努力做到既实用又便于操作。这些技术包括：增强身体意识、动作教育、即兴表演。

(一) 增强身体意识

身体意识是在动感知觉、动作反射以及呼吸等动作姿势的作用下，引导特殊儿童观察并让情绪尽量放松，增强身体自我意识的一种技术。该技术具体操作时可以从两个方面展开：认识身体界限练习和空间知觉练习。

1. 认识身体界限练习

很多特殊儿童由于错误的感知，他们对自己的身体界限没有清楚的认识，可能会有不完整的、一直不变或者经常变动的身体界限，若认清了身体界限，他们有可能在身体意识的背景下感知所发生的事情。例如：智力障碍儿童小芳，在遭受父母遗弃之后想象出了一个并不存在的屏障，以此来庇护自己免受伤害，她必须在说话之前抓住或抱住他人才能用言语沟通。这种行为说明小芳的身体界限并没有完全建立，因此，导致出现了用手"抓住他人"或"抱住他人"的身体图像。根据小芳的情况，治疗师通过"认识身体""手拉手""碰一碰"等舞蹈活动完善她的身体图像，稳定其身体界限，将她引入一个身体必需的动作保护系统。这个系统有助于改善她的身体在感觉、交流以及自我塑造中的作用，引导其作为一个独立的个体和他人区分开来。再如，就有些自闭症谱系障碍儿童而言，他们会用自己的身体试图阻断外部刺激。治疗师为了让这类儿童的身体意识集中于适当的、现实的事件中，会通过简单而无威胁性的动作来刺激他们。当他们有身体反应时，或许能觉察到自己与他人的身体界限。

2. 空间知觉练习

自身安全距离、社交距离、亲密距离以及拥挤和不合理的空间分配，都与特殊儿童的身体意识相关联，并影响着他们的行为。对于大部分特殊儿童而言，他们不会考虑为何以及怎样利用身体空间，而通过有效的空间知觉训练可以帮助他们建立与物质能量之间的联系。空间知觉练习包括造型训练、层次训练和方向训练。造型训练是指通过单人舞、双人舞、集体的舞蹈活动，培养特殊儿童身体各部位的造型能力以及与他人互动的造型能力。例如：8拍或12拍模仿成大气球，6拍或4拍模仿成中气球，2拍或1拍模仿成小气球；8拍的大步走加上4拍的小碎步，8拍的手臂大摆动加上4拍的手部抖动；与他人形成高低、大小的造型等。层次训练是指低、中、高的三个层次的空间训练。低层次的空间训练可以引导特殊儿童模仿小乌龟、小蚂蚁在地面慢吞吞地爬，小狗开心地在地上打着滚儿等；中层次的空间训练可以引导特殊儿童模仿小鸭摇摆走，解放军高抬腿踏步走等；高层次的空间训练可以引导特殊儿童模仿鸟儿飞翔，飞机遨游，小兔蹦跳等。方向训练是指在上、下、左、右、前、斜上、斜下等方位的训练。一般而言，最先训练的是造型训练，然后是层次训练，最后是方向训练。

（二）动作教育

动作教育是指治疗师根据治疗目标，有计划、有组织地通过动作教育的形式帮助特殊儿童学习动作。该技术具体操作时可以从三个方面展开：节奏同步、动作模仿、呼吸练习。

1. 节奏同步

节奏同步是指治疗师、特殊儿童之间在动作节奏上保持相同的频率。它作为表达性、交流性的工具被视为舞动治疗关系开始构建的重要因素之一。从这个角度而言,当特殊儿童和治疗师在一起舞蹈时,他们的节奏是相关的,以表示一方在听另一方"说话"、在接受对方,这样或许能在同一时间达到放松的状态。如果他们之间的节奏不匹配,例如,治疗师的动作太快或太慢,或给出过于复杂的指令,或说话语速过快,这都会使特殊儿童不知所措,甚至逃离治疗状态。所以,治疗师要有意识地根据特殊儿童的需要调整自身的节奏,尽量和特殊儿童的节奏保持一致并分享他们的情感。当治疗师与特殊儿童节奏保持同步时,特殊儿童就会有安全感。节奏同步是一种强有力的沟通纽带,它可以化解特殊儿童的紧张情绪,帮助其形成交流意识。无论是内部节奏(呼吸模式、心跳、发声),还是外部节奏(音乐、工具),都可以为动作教育寻找主题。如音乐的选择(特别是儿童歌曲)可以激发特殊儿童情感记忆的释放,通过一边跳一边唱的形式来感受团体节奏的共振。

2. 动作模仿

维果茨基认为,"儿童通过模仿从合作中得到发展,模仿是儿童产生一切人类特有的意识特点的源泉"[1]。这对特殊儿童来说也是一样的。皮亚杰从动作构建的角度对儿童心理发生、发展进行了深入的研究,"明确了主体对客体的动作是个体心理的丰富来源和必备工具"[2]。他们的理论和实践为认识动作模仿这一技术提供了实证依据。该技术可以通过不同形式的舞蹈活动进行,例如:对洗脸、刷牙、梳头、穿衣、吃饭、做操、睡觉、起床、洗澡等日常生活中常常使用的动作进行模仿;对小动物的典型动作特征进行象征性模仿;对小河流淌、树叶飘落、刮风、下雨等自然现象进行模仿;对牵手、握手、点头、微笑、拥抱等社会交往行为进行模仿。当特殊儿童的情感通过身体动作被展现时,动作模仿的意义也就扩大了。特别是在集体舞蹈活动中,应尽量让每个特殊儿童都有机会在同伴前展示一个动作,然后被同伴模仿。在模仿与被模仿的角色转换中,帮助特殊儿童构建自己的身份,努力发展自我意识和身体形象。由此,在动作模仿技术中,我们不仅仅看到了特殊儿童需要的表达,还看到了其社会角色的识别。

3. 呼吸练习

特殊儿童因生理疾病会影响到他们的呼吸方式、身体意象和自信心。通过呼

---

[1] 余震球选译.维果茨基教育论著选[M].北京:人民教育出版社,1994:257.
[2] 董奇,陶沙.动作与心理发展[M].北京:北京师范大学出版社,2004:134.

吸练习可以引发脉冲直达大脑皮层,并沿中枢神经系统扩散到全身,从而起到调节特殊儿童神经系统、平复紧张心理、改善自我意识的作用。因此,呼吸练习对于特殊儿童来说是极其重要的,不同呼吸的练习能增加身体内氧气的吸收。氧是维持生命最重要的元素之一,有力地呼吸,吸入的空气量多,感觉就会比较敏捷,能量水平就会提高;而压抑呼吸会引起焦虑、冷漠、失去自制力、注意力无法集中等。针对不同的治疗主题会有不同的呼吸练习,例如:进行一次呼气、一次吸气的练习时,尽量让特殊儿童能够听到自己与别人发出声音的区别,呼气过程中辅助以"呼""哈"声音帮助维持和加深呼吸,对过度绷紧或者麻木的身体障碍部位有着放松的作用。在进行深呼吸练习时,要集中注意力通过鼻腔吸气,通过口腔呼气,帮助特殊儿童更深入地活动脸部和肺部。呼吸练习可以在儿歌或口令指导下进行,至于姿势,可以选择坐姿、站姿、躺下或保持其他舒服的姿势。

(三)即兴表演

即兴表演可以围绕与特殊儿童的感觉、情绪、记忆、幻想或近期重大事情有关的特定主题进行。舞动治疗师需要推敲即兴表演中特殊儿童无意识和意识里产生的一切有关事件,具体操作时可以从三个方面展开:培养领导能力、音乐的选择、支持和鼓励自我表现。

1. 培养领导能力

由于中国传统文化的影响,中国家庭教育中的敬重长辈、学校教育中的师道尊严等教育观,可能造成特殊儿童一味顺从、不敢顶撞、不敢追求个性自由和独立的发展。有的家长过于关注特殊儿童的学习,而忽视其他社会能力的培养,导致他们产生自卑和人际交往障碍等心理问题。通过经常赋予特殊儿童即兴动作表演的机会,并领导组织同伴分享他的即兴动作和感受,能有效帮助特殊儿童建立自信和人际关系。即便是一个非常简单的任务和动作,也会加强他们的自主与自控能力。特殊儿童作为领导者时,能够学会为自己的选择承担责任,如即兴动作的方向、范围、造型等,以及完成这些即兴动作的节奏和时间元素等,这种主动确认可以增强他们的自信心和成就感;与此同时,他们会从自己的动作特质中观察同伴反应,增强身体的真实存在感,从另一个角度达到自我实现的目的。许多特殊儿童能够支持并包容同伴以及他人的领导,在治疗师的引导下,会说"你真棒!""好极了!"给予他人语言上的鼓励和认可。当集体内的领导权发生改变时,特殊儿童对自我和他

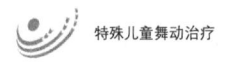

人的认知会变得敏锐,自信心和适应感会有所增强。

2. 音乐的选择

我国古代非常重视"礼乐",《礼记》中记载了战国时期音乐的专著《乐记》。《乐记》详细阐述了古代音乐和人心理的关系。故曰:"凡音之起,由人心生也。人心之动,物使之然也。感于物而动,故形于声","乐者,音之所由生也,其本在人心之感于物也。(《礼记·乐记》)"[1]也就是说,舞动治疗中的音乐选择要有阴阳变化,更要注重阴阳调和。它在即兴舞蹈表演中起到了至关重要的作用,它能唤起儿童无意识的动机、情感、行为的理解和共鸣。

在这里,治疗师通常会根据治疗目标,借鉴中医心理学中的民乐五音疗法来达到治疗的目的。例如:以敦厚、庄重的宫调式音乐来治疗因极度恐惧引起的情绪不稳定、神志错乱的病患;以悲切的商调式音乐来治疗因怒极而致的神经亢奋、狂躁的病患;以鲜明、舒畅的角调式音乐来治疗因思虑过度而致的神情低落、沉闷的病患;以热烈、明快、欢乐的徵调式音乐来治疗因悲哀过度导致的精神萎靡不振、时时哀叹哭泣的病患;以凄切哀怨、苍凉柔润的羽调式音乐来治疗因狂喜而致的心气涣散、神不守舍的病患。

当特殊儿童作为即兴表演活动的领导者时,他们一般会选择对他们有一定意义的儿歌。儿歌中的歌词可以维持舞蹈即兴,并促进即兴体验的成功进行。儿歌有助于动作的合拍,统一发出歌词的声音,可以营造亲密的环境氛围。每首儿歌有特定的时间限制,在治疗师的引导下,特殊儿童可以简单地创造一个包含开头、中间和结尾即兴舞蹈表演形式,在这个时间段内,有一个特定的时刻可供他们使用。对于一些喜欢肢体运动的特殊儿童,这可能是一个开心跳舞抒发情感的机会,对于一些不喜欢或者行动不便的特殊儿童,则可能是一个欣赏观摩舞蹈的机会。

3. 支持和鼓励自我表现

在即兴舞蹈表演中,治疗师的口头语言如"你真棒""你能行""你跳得真好"和目光注视等行为支持和鼓励贯穿于治疗的过程,它在建立一种关系和重新适应阶段的过程中非常实用。特殊儿童需要面对改变(变化的标准、变化的节奏、弹性的个人空间等)并应对改变,通过支持和鼓励这一技术帮助特殊儿童克服自卑感,增强自信心。

---

[1] [清]孙希旦.礼记集解[M].北京:中华书局,1989:976.

四、本土化治疗案例

现今,我国独生子女人数已超过 1 亿,在这个群体里,也包括特殊儿童。部分特殊儿童家长的溺爱包办、过度关爱导致这些特殊儿童更加"特殊"。下面以笔者的一个实践案例,为大家呈现精神运动疗法本土化治疗技术的实施过程,从而引导特殊儿童家长的教育反思。

【案例 4-1】

(一)个案基本情况

小雨,15 岁,独生女,智力正常,就读于某普通中学,9 岁时因车祸丧失左手,此后,她常常将残缺的左手藏在袖子里,拒绝和教师、同学、邻居交往,更不愿意参加集体活动,所有生活琐事均由家长包办,对生活失去信心。

(二)治疗过程

小雨的治疗过程包括三个阶段:舞蹈动作诊断测验阶段、构建阶段、整合阶段。

1. 舞蹈动作诊断测验阶段

(1)动驱力的程度。

测试中,小雨能用右手勉强推物体和墙壁,跳起时双脚没有离开地面,下肢基本不发力,力量动驱力较弱,感觉一阵风就能将她吹倒,对于治疗师和家长的鼓励也是无动于衷。

(2)控制性动驱力。

测试中,小雨能慢慢跑动,能根据治疗师的指令来回走动,躺在地面上做放松—休息时,身体僵硬、呼吸急促、紧张,不能平躺,习惯侧身,显示控制性动驱力较弱。

(3)动作的协调。

测试中,小雨的身体能有意识地移动,她总是驼着背轻轻地行走和侧走,因左手残疾影响了她双臂摆动,显示身体上肢和下肢缺少协调性。

(4)专注力与耐力。

测试中,小雨注意力比较集中,跨度较广,能连贯地数数,但不愿意完成连续 10 个以上双脚跳、单脚跳,显示忍耐力较弱。

(5)生理勇气。

测试中,小雨能慢慢地向后倒着走,害怕跌倒、向后翻跟斗,显示自信心和动作执行能力较弱。

（6）自我意象。

测试中,小雨能用脚趾站立,同时举起手臂向上、向外打开伸展,不能抬头同时用脚趾走路,显示身体意象较弱,缺乏自信心。

（7）人格和情绪状态。

测试中,小雨听见流行歌曲会跟着哼,面带微笑,没有创造性、自发性的肢体动作表达。

分析总结：从测评的结果来看,小雨四肢不协调,下肢力量很弱,不能将力量传递到下肢；身体肌肉紧张、僵硬。

小雨是独生子女,由于家长过分保护和溺爱,从小就缺少与同龄人相处的环境,左手残缺后,更是独处,使她缺乏交往与合作的能力,孤独感和自卑感一直笼罩着她。在生活上,家长一切包办,使小雨养成了依赖性较强,缺乏自信心和缺乏追求个性自由的心理特征。因此,治疗目标应放在身体动作力量的训练,即身体能量训练上,提高小雨自我知觉能力,并对其左手残缺的事实和生活目标进行挑战和修正,从而使其在勇气和社会兴趣的帮助下完成生活任务。舞蹈动作诊断测验之后,根据小雨基本情况和测评结果进入下一个构建阶段。

2. 构建阶段

该阶段治疗过程聚焦于向小雨提供信息、引导、教导和鼓励,让其获得自信心,激发其社会交往和生活的勇气。

治疗过程中,小雨显得很紧张,脚步凌乱,僵硬的右手臂几乎无法与治疗师展开互动,如同是一个机器人,这种僵硬导致她不敢表现自己,经常放弃治疗,坐在一边。即使做常见的简单的暖身活动也让她陷入不安,很不自信。对于小雨的阻抗现象,治疗师使用了节奏同步和音乐选择的技术,坐在小雨身旁和她一起用脚打节拍、聆听音乐,分享心情,耐心地对待她,迂回了解阻抗的原因。在和小雨的交流中,治疗师了解到小雨在丧失左手前最爱做的事情是唱歌和绘画,但她的父母在她4～8岁间总是让她学习钢琴,她所有的事都由父母做决定,这让她很受打击,加上肢体残疾,她认为自己很没有"面子"。小雨的"面子"问题可能来源于社会、学校、家庭方面的原因。社会方面的原因主要是社会各界对特殊儿童成长方面的关怀和帮助较少；学校方面关注成绩,忽视学生良好个性的培养,缺乏有针对性的教育和帮助；家庭方面溺爱包办，忽略孩子的个性发展。因此，治疗师要帮助小雨解决上述这些因素导致的"面子"障碍问题。

在一次治疗中，小雨突然说"如果给我一盒颜色多的画笔，我能画得更好"。之后，在治疗师的鼓励下，小雨在画纸上创造着不同韵味的画面，在获得巨大的心理放松后，她开始描述自己的作品，并伴有少量的身体动作。这里主要使用的是即兴表演的支持和鼓励自我表现技术。在接下来的治疗过程中，治疗师一直陪着她绘画，建议她将右手臂放松，让手在画纸上自由即兴地发挥，不要理会画得怎么样，只要享受色彩和画面带来的快乐，并与她沟通画面的内容和想法。这种状况一直持续了一个月。当她完全沉浸于自己的绘画中，治疗师便有意识地将绘画主题引入舞蹈活动中。渐渐地，她便能与治疗师一起做一些简单的舞蹈动作了。治疗师用认识身体界限练习和动作模仿的治疗技术让她开始尝试简单的舞步和转圈，常常握着小雨残缺的左手和她一起舞蹈、唱歌。在第二个月治疗的时候，治疗师建议小雨自己背着画板，带着绘画工具进入治疗室，而且在绘画过程中，治疗师常常会说："请小雨把绿色的水笔给我。""我需要一张画纸。""你能帮我把这个小熊涂上颜色吗？"……帮助小雨建立适应的身体界限，及时矫正过度的依赖性，树立学习和生活的信心，并认识和建立自己的人际关系。

一天，治疗师提议两人合作画一幅漫画，表现关于踩气球的场面。当绘画结束时，治疗师建议她们两个人一起模拟真实的场景：将治疗室作为游戏场，把五颜六色的气球绑在各自的脚上，围着场地奔跑、追逐、躲藏，一起高兴地大叫。治疗师从来没有看见过小雨如此开心过。她快乐地叫喊，由防御转为进攻，互相踩球。"我踩中了！""不，你没有！""我肯定能赢！""不可能！"……治疗结束的时候，她笑着说："今天很开心，我喜欢运动。"之后，小雨和治疗师一起整理了治疗室，治疗师引导其以新的生活方式看待自己、他人及生活。

显而易见的是，教师的忽视、父母过度溺爱和残缺左手的事实阻碍了她的发展，一直没有给她一个机会正视自己的残疾，从而剥夺了她一次又一次的锻炼机会。在接下来的治疗中，治疗师使用增强身体意识和动作教育技术促进小雨身体各个部位的放松，帮助她体验身体各个部位的无意识动作形态，意识到动作行为隐喻的意义，尤其是用合理的动作顺序来训练身体的左侧部位。例如：用各种颜色的彩带系在小雨的左臂上，让其左臂上下、左右、前后、轮臂等夸张地舞动；或者将跳绳系在其左臂上，与她对抗性地拔河。她的左臂力量在舞蹈/动作活动中得到了很好的释放，治疗师通过绘画、舞蹈、唱歌等形式，鼓励小雨积极讨论和交流这些因素对她发展的影响，包括和教师、同学之间人际关系的处理，对家长的态度和对自己的要求等，使她能接受自己残疾的现实，勇敢面对未来。

3. 整合阶段

治疗的整合阶段就是行为—取向的阶段，也就是重新定向和再教育阶段。在这个阶段，最重要的干预技术是培养领导能力与支持和鼓励自我表现技术，帮助小雨发现更多的新的有效选择自身能量的方法。当她发现通过身体动作改变可以实现她的梦想和目标时，勇气和自信心也就产生了。通过让小雨和治疗师、同伴一起舞蹈、游戏，提供了一种社会交往情境，在这种情境中小雨的自卑感是会受到挑战的。在舞动治疗中，她重温了她以前的样子，也恢复了她活泼可爱的一面。

在小雨的案例中，具有毁灭性的残缺左手事件给小雨造成了巨大的身心伤害。治疗师、绘画、舞蹈像桥梁一样联结着她的心理能量，借助这些治疗媒介，小雨宣泄了长期被积压的情绪。在治疗的第四个月，小雨能够在集体活动中表现出积极的沟通意愿。最终，小雨认识到残缺左手对自己的消极影响，从而进一步正确面对自己的心理问题。

俗话说，"家家有本难念的经"，在多数中国特殊儿童家庭中，家长对特殊儿童的溺爱和包办要比普通儿童多得多，引发的矛盾和冲突也会更多。因此，笔者认为，中国特殊儿童的家长，首先要改变教育和康复的理念，把自己的孩子放在正确的位置上，从孩子的实际和需要出发，考虑其兴趣因素，要爱与严相结合，有目的地引导他们"苦其心志，劳其筋骨"，使特殊儿童在逆境和困难面前不退缩，培养他们积极向上的世界观，使特殊儿童能和普通儿童一样适应环境，适应社会。

第二节　完形动作疗法

完形动作疗法（Gestalt Movement Therapy）是根据完形心理学、客体关系理论、荣格分析理论以及躯体治疗理论等发展出来的一种舞动治疗方法，是当代舞动治疗中影响较大的流派之一。[1][2] 它主张任何事物都不是各个部分的简单相加，而是经过治疗对象的感知觉活动重新构建成的一个新的有机体，这个新的有机体可以通过舞蹈/动作活动的"再造"过程来实现。从特殊儿童舞动治疗的视角，该疗法基本目标是舞动治疗师以创造性的治疗方式将特殊儿童及其过去的经验带到此时此刻，协助他们通过各种身体动作体验来获得当下的自我觉察能力，发展他们对自己的身体、情感和环境的意识，最终使他们能够用自己的能力解决现实问题。

一、产生背景

彭妮·刘易斯（Penny Lewis，1946—）是美国舞动治疗学家、作家和临床医生，完形动作疗法的主要研究者之一，曾和切斯、芭特尼芙一起工作，先后发表了《舞动治疗的理论和方法》《舞动治疗的八种理论性方法》等著作。她受荣格心理分析和客体关系理论的影响，将完形动作疗法做了进一步的推广，并根据该疗法构建出一些独特的治疗技术。

完形动作疗法的基本原理主要来源于完形现象学理论、客体人际关系理论、荣格分析人格理论以及躯体治疗生物能量分析理论。其方法聚焦于一种存在的、现象学过程，强调治疗对象可以通过"我/你"人际关系和领悟身体能量的过程获得发展，强调治疗师应根据治疗对象的需要设计一些舞蹈/动作活动，给其提供一种支持、接纳和同理心，来提高治疗对象此时此刻的行为和认知。这些认知通常包括对自我的认知、对他人的认知、对责任的认知，以及对一个动态相互关系的认知等，所有的认知都基于舞动治疗过程中治疗对象当下的觉察和经历。

完形动作疗法强调"此时此刻"的觉察，治疗师鼓励治疗对象以现在时态对话，常常会问到"你现在正在干什么？""现在你感觉如何？"等问题，要求他们以"现在我正在……""现在我感觉……"的语句来完成对话。当治疗对象谈论起他们过去的重要的事或人时，治疗师会在当下引导其用身体动作重演过去，引导他们将想象带到此地，试着再次体验之前所体验过的情感。例如，要求儿童飞飞描述他曾经打同学的经历，引导他在想象中变成那个被打的同伴，并且直接与自己身体动作对话。

---

[1] 参见李宗芹. 倾听身体之歌——舞蹈治疗的发展与内涵[M]. 台北：心灵工坊文化事业股份有限公司，2001：159-160.

[2] 参见 Fran J. Levy. Dance Movement Therapy: A Healing Art[M]. Revised Edition. Reston, VA: American Alliance for Health, Physical Education, Recreation & Dance, 2005: 53-54.

当飞飞关注此时此刻的身心体验时,治疗师要衡量其当下的情感,不论是焦虑的或是愉快的,进而采取相应的干预措施。

完形动作疗法注重"图形形成过程"。"图形形成过程"来源于格式塔心理学家所进行的视知觉研究,它描述个体是如何组织自己对事件的理解的。背景是尚未分化的现象,而具体浮现出来的就是图形。当图形从背景中凸显出来,但是治疗对象的需要却未得到解决或满足时,他们可能会出现未完成事件的负面感受,如焦虑、害怕、卑怯、伤心、愤怒、痛苦、挫败等,并在这些负面感受中徘徊,最终导致身心问题。治疗师的职责是鼓励治疗对象充分体验自身某些负面经验,并在负面体验中能够理解和接纳自己,最终走出困境。例如:儿童美美想做娃娃家游戏,她在玩具箱里没有找到自己心爱的洋娃娃,觉得失望,此时,洋娃娃(图形)和玩具箱里的所有玩具(背景)没有分开;如果美美找到洋娃娃了,此时,玩具箱里的其他玩具就成为了背景,洋娃娃从背景中清晰地分离出来,这时背景是模糊的,而所要找的洋娃娃就成了一个焦点式的图形,美美的愿望就实现了。完形动作疗法可以帮助治疗对象发现他们的疆界,通过知觉场去揭示一种身心反应,使图形充分凸显和完整。

就完形动作疗法的"整体论""场论"而言,"身体和心灵"是不能被分割成两个部分的。当我们探究身体结构时,就会明显地发现身体结构共同分享着有意识的心灵。假设我们经验到的自己是部分的或片段的,就无法了解到完整的个体。刘易斯强调舞动治疗师的角色是引导、促进、协助个体发展身体和心灵整合。因此,良好的身体功能可以让能量在体内通行无阻,最能表现的就是稳定性的身体特质,稳定性同时也表示具有适应现实社会的能力,一个平衡、稳定、有重心的身体,也意味着一个平衡发展的心理。

二、治疗技术

完形动作疗法治疗技术主要包括折中的办法和图形形成到重组过程两种。

(一)折中的办法

美国舞动治疗学家利维博士在其所著的 *Dance Movement Therapy:A Healing Art* 一书中,将刘易斯的舞动治疗技术总结为"折中的办法"(An Eclectic Approach),这个方法包含三个要点:躯体的反移情作用(Somatic Countertransference)、客体关系再编排(Re-choregraphy of Object Relations)以及在创造性艺术中与他人合作(Collaborating with Others in the Creative Arts)。[①]

1. 躯体的反移情作用

躯体的反移情作用是指舞动治疗师利用躯体形式的反移情作用作为对治疗对象的理解和反应。在舞动治疗中,反移情由舞动治疗师的躯体感觉提供了理解治疗对象潜意识有力的工具。也就是说,舞动治疗师把一种积累的对相互作用的生活经验的表征带入此时此刻的躯体分析情景,治疗功能得到增强。刘易斯强调躯体的反移情反应是一种复杂的经验,是指拥有一种对治疗对象客体经验的补偿经验,她将这些经验视为客体需要的双向性质,这样一来,治疗师可能体验到他们自己的类似的或互补的需要,从而使得治疗对象得到满足。

2. 客体关系再编排

客体关系再编排的治疗技术是刘易斯在简·威尔逊·卡斯卡特(Jane Wilson Cathcart)所创造的"客体关系的舞蹈编排"(Choreography of Object Relations)这一术语以及玛格丽特的客体关系理论的基础上整合发展而来的。该技术被刘易斯描述为"通过客体关系的舞蹈编排,舞蹈治疗师可以确定客户的发展层次,解决任何与该层次相关的心理创伤,并通过基于运动为主的重塑给予客户所需的关系"(Lewis,个人交流,2002)[②]。客体关系指的是个体心灵内部表征出的人际关系,这种人际关系源自治疗师在舞动治疗情境中带给治疗对象未获满足的客体需要,这个需要在舞动治疗中是普遍存在的。

3. 在创造性艺术中与他人合作

在创造性艺术中与他人合作是指在舞动治疗过程中观点与艺术能力不同的治疗师之间的合作伙伴关系,从另一层面引发了对于完形动作疗法中治疗师隐含的权利地位的思考,即把不同的艺术视为平等、理解、接纳、融合的治疗关系的核心。当代创造性艺术治疗流派众多,理论和治疗技术各异,但它们有一个共同特征,就是对于治疗对象创造力和人文关怀的呼唤,强调理解和尊重治疗对象的兴趣,达到使治疗对象自我实现和成长的目的。对于治疗对象而言,即与不同的治疗师共同

---

① 参见 Fran J. Levy. Dance Movement Therapy:A Healing Art[M]. Revised Edition. Reston. VA:American Alliance for Health,Physical Education,Recreation & Dance,2005:156-160.

② Fran J. Levy. Dance Movement Therapy:A Healing Art[M]. Revised Edition. Reston. VA:American Alliance for Health,Physical Education,Recreation & Dance,2005:157.

创造他们的想象,从而减轻他们内在冲突而引发的苦恼,对内心某些缺失部分进行补偿。

(二) 图形形成到重组过程

完形动作疗法的图形形成到重组过程有许多治疗技术,李宗芹博士是这样论述的:①

(1) 持续性的察觉。不论是走动或静止状态,都可以建议治疗对象不断地说"现在,我觉察到……"。

(2) 反复。让治疗对象重复一些习惯性的动作或姿势,这些动作对他们而言是真实的、习惯性的。

(3) 夸张。建议治疗对象夸大他的动作、姿势和呼吸的方式,夸张的练习可以使动作中的动力反应得更为强烈,例如,要求个体更用力些或更轻一些、快些或慢些、有方向性或无方向性地走动,把身体向外延伸,或是把局部的动作变成全身的动作。

(4) 用声音来配合身体。为紧张的身体部位发出一个声音,或是在动作时发出声音来配合,声音可以使图形的呈现更清晰,例如,建议个体"体会你现在的感觉,然后发出声音配合它"或"听听你的身体在说什么"。

(5) 动作提示。治疗师给治疗对象一个动作或一句话,让他以肢体探索来表现自己的处境,例如,用"双脚用力踏"来表明"不"的感觉。

(6) 对比性。这是在完形动作疗法中常用的对比方法,治疗师可以建议治疗对象做相反的动作,因为某个症状如果很明显,则相对的那一方面必定也存在着另一种信息。

(7) 象征性的表达。完形动作疗法中,最常用的方法为戏剧表演,不论梦或真实环境中的事物,或是个人的特质,都是个体的一部分。因此,梦境中的冲突行为通过戏剧或艺术形式表现出来时,将促使图形实现,进而统整自己,获得治疗效果。其他如神话、故事或生活周围重要的人、事、物等,都可作为探索潜意识的方法。

---

① 李宗芹.倾听身体之歌——舞蹈治疗的发展与内涵[M].台北:心灵工坊文化事业股份有限公司,2001:176-177.

三、本土化治疗技术改进

完形动作疗法关注的是完整的个体,这与中医心理学的"形神合一"理念是相同的。笔者在完形动作疗法的基本原理和治疗技术理论的基础上,构建了一些适用于中国特殊儿童的完形动作疗法的常用治疗技术。这些治疗技术包括:身体对话练习、加强语言意识、投射道具和客体关系的舞蹈编排。

(一)身体对话练习

身体对话练习一方面是指治疗师、特殊儿童利用自己的身体动作和自己交流,另一方面是指治疗师和特殊儿童之间利用身体动作进行交流。该技术具体操作时可以从三个方面展开:触碰、角色扮演、夸张练习。

1. 触碰

和其他疗法相比,在完形动作疗法中,触碰技术的使用更频繁,主要是为了发展治疗关系。特殊儿童被触碰的时候通常会让他们有互动的感觉。带有治疗目的的触碰可以分为两类:安慰和挑衅。安慰触碰一般是指治疗师对特殊儿童进行安慰的身体接触,类似于家长和孩子之间的亲子互动,如拥抱、拉手、摸头等。例如:治疗师用手臂环绕特殊儿童安慰他,然后借助治疗师手臂的力量让特殊儿童向前移动。挑衅触碰一般是指治疗师有意识地用力量来激起特殊儿童对抗性的身体互动,如推、拉、顶等动作,其目的是激起特殊儿童对情感物质的觉察。在实施挑衅触碰技术时,治疗师会向特殊儿童解释这个结构,以便于他们对挑衅产生期待。治疗师鼓励他们用"走开""我不"这样的词来表明自己对抗的情绪。强大而持久的触碰远比快速而短暂的触碰更有控制力,同样,一个弱而迅速敏捷的动作可能跟一个强而有力的动作一样具有挑衅性。

例如:学习障碍儿童洋洋经常用快而有力的身体撞击他的母亲,特别是母亲批评他的时候。治疗师分析洋洋或许没有表达愤怒的正常能力,比如提高音调等。治疗师把自己的手掌放在洋洋面前,请他用最慢最轻的速度去拍击,他拍了三次就不拍了,因为对他的爆发力来说,治疗师要求他拍击的速度和力度实在是太慢太轻了。治疗师找出其他的方法让洋洋熟悉并最终控制他那快而有力的动作冲动。当洋洋与治疗师之间的动作质量变成更持久的推力后,洋洋开始改变自己的力量了。接着,治疗师通过各种各样的推力活动,在速度尽量多样化的情况下,让洋洋觉察

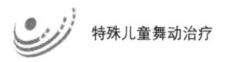

此时此刻的能量。当身体渐渐产生正能量时,洋洋慢慢学会了控制用身体撞击母亲的行为及其发生的频率。

触碰类似于人生的第一阶段。触碰是婴儿通过母亲第一次接触世界,这一动作让他了解了爱、保护和边界。然而,一些特殊儿童却不能忍受任何形式的触碰,如有些自闭症谱系障碍儿童,对于这类儿童,该技术在治疗的开始阶段要慎用。

2. 角色扮演

角色扮演是让特殊儿童以投射的方式,将自己对待他人的认识和情感投射到角色表演中,包括扮演"优势方"和"劣势方",治疗的重点在于两者的斗争上。"优势方"是高高在上控制对方的,常用"应该"或"必须"来命令,并且以强制的手段来控制;而"劣势方"则是借助扮演受害者或顽童角色的被控制的一方,这两方常常为了获得控制权而不停地斗争。在这种斗争的情况下,治疗师要仔细观察、分析特殊儿童人格上的某些功能分裂状况,努力使他们的这些功能得以整合,进而容纳人格特质中被否定或拒绝的一面。角色扮演可以帮助特殊儿童意识到某些身体缺陷是他们身体的一部分,是不能去除的,不应试着把这些缺陷分离出去,而是要去克服、学习、接纳并与之并存。

3. 夸张练习

夸张练习可以使动作中的动力反应显得更为强烈,如夸张的动作、夸张的表情、夸张的声音及夸张的呼吸方式等,从而使与该行为有关的情感强烈化,使其内在隐藏的意义变得更为清晰。夸张练习包括扩大夸张和缩小夸张。扩大夸张一般是指刻意把动作质量表现得更强、更快、更长、更多、更高、更重、更大等。缩小夸张一般是指刻意把动作质量表现得更弱、更慢、更短、更少、更矮、更轻、更小等。例如:在《小兔跳跳》的舞蹈活动中,要求特殊儿童原地或来回进行夸张的跳跃,这里的跳跃动作不是强调身体离开地面有多高,而是强调屈伸膝姿势起跳时的感受,治疗师通常会问到"你现在能感受到腿在用力吗?""你现在脚离开地面了吗?"特殊儿童以"我现在感觉腿……""我现在的脚……"等言语描述跳跃活动过程中的腿和脚的意象或感受。这样,焦点就会慢慢集中在腿和脚上,帮助他们建立下肢物我交流的觉察能力。

(二)加强语言意识

加强语言意识在完形动作疗法中尤为重要,因为语言可以增强特殊儿童的自我意识和交往动机。该技术具体操作时可以从三个方面展开:加强第一人称意识、强调现在时意识、增强陈述句意识。

1. 加强第一人称意识

引导特殊儿童用第一人称的"我"来取代"你"或"他"。例如,当特殊儿童说"想吃饭""想喝水""想玩游戏""想和明明跳舞"时,治疗师可以要求他们说"我想吃饭""我想喝水""我想玩游戏""我想和明明跳舞"。这样训练的目的在于加强特殊儿童以个性化的人称代词取代非个性化的人称代词的意识,帮助他们发展自我意识。

2. 强调现在时意识

引导特殊儿童用现在时而不用将来时交流。例如,当特殊儿童说"我将来和老师跳舞""如果不洗手,我将来会肚子痛"时,治疗师可以要求他们表述为:"我现在和老师跳舞""如果不洗手,我现在会肚子痛"这样训练的目的在于强调将来的事可以融入现在完成,帮助特殊儿童理解此时此刻的身体感受,对他们选择的"此时此刻"事件负责。

3. 增强陈述句意识

引导特殊儿童将提问时的疑问句改成陈述句。例如,当特殊儿童说"你认为我应该洗手吗?"治疗师可以要求他们说"我想我应该洗手"。这样训练的目的在于帮助特殊儿童直率表达自己的想法和问题,使模糊的意识层面更加清晰地从背景中分离出来。

(三) 投射道具

很多特殊儿童意识不到他们的感觉能量受阻碍或者不知道它们在何处。因此,治疗师要关注他们对感觉与觉察之间中断的焦点,帮助特殊儿童觉察这些能量的焦点,通过改变能量方向、能量等级支持特殊儿童的自我表达。道具能为改变能量方向提供方法,因为焦点集中在道具上而不是身体上,因而提供了一定的投射空间。这些投射道具大致包括:弹力布、弹力绳、大的塑形软球、小皮球、打击乐器、玩具、扇子、故事书、连环画。就弹力布而言,最好是大块的、不同颜色的。颜色对于心理的影响在《内经》中有许多说明,将青、赤、黄、白、黑五种颜色归属于木、火、土、金、水"五行"。对应于中医心理学五志情志论,从某种意义上说,蓝色弹力布可以被想象成是天空或是大海,使特殊儿童联想到宁静、和平、希望、广博等,行云(天空)流水(大海),具有"水"之特性,能消除特殊儿童惊恐心理;绿色弹力布可以被想象成是草地或是森林,朝气蓬勃,生机盎然,具有"木"之特性,使特殊儿童联想到青春、活力、生长等;黄色弹力布可以被想象成阳光、土地,沉静、淳厚、庄重,有如"土"般宽厚结实,使特殊儿童联想到活泼、光明、进取、生命力等;红色弹力布可以被想象成血液,热烈、欢快、活泼,具有"火"之特性,使特殊儿童联想到力量、生命等,并带来喜悦心情;黑色在心理上是一种消极的色彩,会让特殊儿童联想到黑暗、神秘、恐惧、焦虑、绝望等,可以抑制特殊儿童因怒极而致的过于亢奋、狂躁的病态情志。弹力布在使用的过程中可以做如波浪动作或是具有侵犯性的拉扯动作,也可以将特殊儿童裹住;弹力绳可以牵引特殊儿童一起走、跑,也可以做拉扯的挑衅动作;大的塑形软球可以用来坐着、抱着或者挤压,或是躺在上面进行身体塑形;小皮球可以用来踢、投、拍打。如图4-2、图4-3所示投射道具的使用。

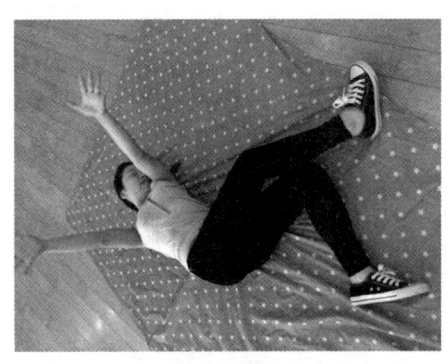 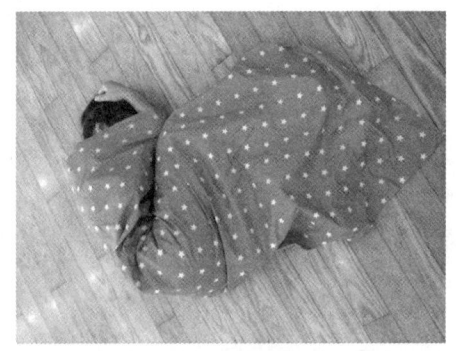

图4-2 妈妈,你在哪里　　　　图4-3 我想你,妈妈

(四)客体关系的舞蹈编排

客体关系指的是特殊儿童与其生活中重要他人或爱的客体,尤其是与母亲之间所形成的关系,着眼于特殊儿童意识或无意识对此关系的看法。中国家庭的家长对特殊儿童通常存在溺爱包办现象,父母或其他长辈始终对特殊儿童提供大量的自体功能援助,特殊儿童不能适应从与母亲的联系中独立出来,这导致他们是选择了母亲的自我而不是发展他们自己的自我,致使特殊儿童自体客体的内化和外化不能及时完成,造成他们自体意识薄弱,人格发展滞后。通过客体关系的舞蹈,能使特殊儿童进行自我察觉,增强自体意识,促进特殊儿童自体客

体的内聚和外化,即前者内聚为自体,后者外化为对象,使特殊儿童逐步建立适应的心理界限,协助他们独立认识自己和自己的人际关系,以促使特殊儿童人格发展的成熟。从这个视角进行的舞蹈编排让人们从更广泛的视野来看待舞动治疗是如何影响特殊儿童客体关系发展的。该技术具体操作可以从两个方面展开:调和与编排舞蹈。

1. 调和

在特殊儿童成长过程中会受到不同因素的影响,这些影响会最终决定他们的成长状况。当父母不能将和谐的亲子关系传达给自己的孩子时,那么这些孩子就会被牵制在自己的精神世界当中。温尼克特使用"足够好"这一术语是指母亲能够适应婴儿姿势的需要,并完全满足前婴儿期的需要,而且在适当的时候逐渐帮助婴儿朝向独立的方向发展。如果母亲太专注于自己而对婴儿过于冷淡,或者过于溺爱,就不能使婴儿学会忍受挫折,真正的自我也得不到发展。真正的自我提供了一种自然真实的情感。相反地,在早期客体关系中没有一个足够好的母亲的照顾,"假我"就形成了。当"假我"起反应时,孩子就会抱怨他们的母亲,实际上他们认为他们要按照家长期望的去做。

温尼克特强调这种"假我"的产生是母亲不恰当的照顾造成的。这些不恰当的照顾会使孩子产生许多不和谐的问题。而舞动治疗可以帮助母子共同体验"足够好"动作的"调和"过程,引导母子治疗关系向着能产生"调和"效应的方向发展,弥补母子之间的早期冲突。例如,治疗中会伴随着母子的牵手、亲吻、眼神交流、搂抱等身体动作交流,这样的接触可以使特殊儿童感受到被关怀与接纳。

2. 编排舞蹈

治疗师可以单独对特殊儿童或其父母进行治疗,也可以同时对特殊儿童和他们的父母进行治疗,通过舞蹈互动,建立和谐的亲子关系,消除沟通障碍。在舞蹈编排中,要选择适用于特殊儿童舞蹈活动的内容,能够容纳一个有内部联系的、贴近亲子生活的编排,而非片段式的结构编排,即舞蹈编排的内容和结构要生活化、有趣味。

客体关系的舞蹈编排包括:①通过动作接触促进特殊儿童对自身的觉察,培养其身体自我意识;②利用好个人的空间伸展舞姿,体验自我存在感;③舞蹈活动中,配合声音放松练习,如可以大声喊出"我和老师在一起!""我喜欢妈妈!"特殊儿童

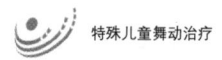

更可能意识到教师、母亲与他们的距离,和谐的声音可以解决需要母亲和需要自我之间的冲突;④放声高歌、集体唱游的形式有助于培养集体意识;⑤与蓝色的弹力布共舞,好似在母亲的拥抱下,恢复身体的感知觉,使特殊儿童意识到母亲与他们的距离;⑥流水线式的舞蹈队形,用来加强交流,在这种队形上可以安排与舞伴们拍打双手、摇晃身体、来回的旋转等动作;⑦将注意焦点直接运用到空间、节奏的肢体交流上;⑧让特殊儿童在全组成员面前展示自己设计的舞蹈动作,治疗师、家长、同伴观看后给予正面鼓励,如"你真棒"。完形动作疗法强调给特殊儿童提供一个将零碎的客体关系自我重组的机会,给他们提供一个温馨的被接受的亲子场所,让家长和特殊儿童找到自我,享受自我。

四、本土化治疗案例

在我国,很多特殊教育工作者开始对将戏剧、舞蹈融为一体的完形动作疗法的治疗形式、治疗内容、治疗技术等一系列问题进行研究,并取得显著效果。为了真实体现我国该领域研究的现状,在此,为大家选取笔者和上海市盲童学校涂传法[①]教师合作的一个以戏剧、舞蹈为主要媒介的综合应用案例。

【案例 4-2】

(一) 个案基本情况

小唐,男,15岁,先天性全盲,上海市某特殊学校初中职业班学生。从行为上看,他属于典型的问题学生:不爱学习,作业基本不做,学习成绩全班倒数;缺乏集体观念,不愿意参加班级活动,也不愿在班级中承担任何职务;不尊重教师,喜欢给教师起绰号;不守纪律,早自修总是赖在宿舍里睡觉,晚自修故意大声讲话,影响其他同学。通过几次交流,治疗师发现,小唐是一个极其敏感脆弱的孩子。小学时,由于对任课教师的不满,促使他自暴自弃,导致其升初中时考试失利,只能勉强进入初中职业班就读。这样的现实给了他致命一击,让他对现状满怀怨恨,对自己彻底失望,对将来毫无信心。于是,便出现上述的种种问题。

(二) 治疗过程

治疗师认为小唐的灰心丧气是由于他出现的错误的信念、错误的价值观使

---

① 涂传法(1975—),上海人,中学语文高级教师,现就职于上海市盲童学校。

其难以达成心中的目标，因此，治疗的主要目标是找到小唐能量冻结的焦点，帮助他识别自己冻结能量的方式，并且把冻结的能量转化为具有适应性的正向行为。

我们知道，戏剧的综合性特质决定了它具有丰富的治疗作用，而在舞动治疗过程中，往往会大量借助戏剧表演的手段，通过戏剧表演身临其境、此时此刻地觉察促进特殊儿童的知觉和环境的联系能力。环境包括外部环境（例如，教师、同学）又包括内部环境（例如，曾被自己否认的部分）。通过这个知觉过程，对那些曾被自己否定的部分做出明智的选择。例如，在第一次治疗的主题活动中，治疗师为小唐设计了入社仪式——走"红地毯"，如图4-4所示。治疗师使用了完形动作疗法的角色扮演、夸张练习和加强第一人称意识的治疗技术，让他反复练习向大家挥手致意的简单动作，引导其双手高举左右夸张地摆动，同时头自然转动、面带微笑，嘴里大声地说"大家好，我是小唐"这个简单的短句。当"仪式"正式开始时，剧社全体同学两排相向站立，在中间留出一条通道作为"红地毯"。同学们热烈地鼓掌欢呼，大声地喊着小唐的名字。站在"地毯"一端的小唐被现场气氛完全怔住了，他完全没想到能享受这样的礼遇，也从没有人这样热烈地呼唤过他的名字、欢迎他的出现。他害羞而又兴奋地举起双手，胆怯而又期待地面对着大家。治疗师使用了触碰和强调现在时意识的技术推推他，示意他一边向大家挥手，一边缓慢地走过地毯，在欢呼声中努力地大声地喊着"大家好，我是小唐""大家好，我是小唐"……走完"红地毯"，小唐激动得无法平息，眼泪止不住地流下来。一次次指导，一次次练习，小唐身体从起初的僵硬、局促变得放松、自然，笑容从牵强变得明媚，声音从含混变得响亮。这次活动结束后，他和治疗师交流说："我从没想到，自己可以这样的被人注目、被人接受，那短暂的'红地毯'历程，让自己感觉像在梦中一样美好奇妙，自己感觉似乎在昏沉中被一下子唤醒了。"完形动作疗法有一个基本假设，就是当个体能觉察到自己内部及外部环境所发生的事件时，个体就有能力进行自我的管理。这个假设在小唐身上得到了验证。完形动作疗法为小唐的知觉提供了支持的平台。

我们发现，当小唐获得期待已久的尊重之后，他所爆发的能量或许是惊人的，这在接下来的一个月的治疗进程中充分体现出来。剧社的每次活动，小唐都早早来到，每次排练，他都积极地参与。剧社里同学们之间的真诚交流的氛围也深深感染了他，他的精彩表现总会赢得毫无保留的掌声，他的错误之处也会得到毫

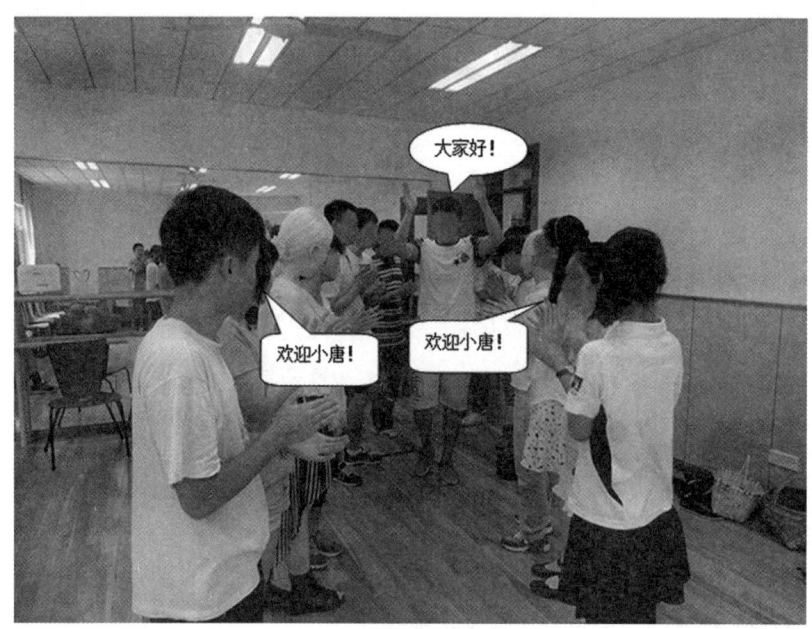

图4-4 小唐走"红地毯"

不留情的指正。这一个月里,他尽情地享受着在剧社这样一个集体里的生活,他的转变在慢慢地发生。例如:交给小唐的任务,他会认真地去对待;"对不起""不好意思"之类的礼貌话语逐渐挂在了他的口头;他开始为剧社发展提很多建议;开始在集体活动中赞美别人,并能够真诚地指出自己和他人的不足……小唐身上的负面情绪与行为越来越少了,为了实现治疗目标,在接下来的治疗过程中,我们通过《生命之光·鉴真》的戏剧排练进一步帮助他勇于面对困难、挫折,培养他积极面对人生的态度。

为了让小唐把握好这个角色,我们给他设计了三组动作:第一组动作,鉴真和尚拿着竹杖,快步往前走,表现鉴真五次东渡失败,弟子退缩放弃之后的失望和不满之情(图4-5);第二组动作,鉴真和尚面向观众,头部微抬,面向远处,缓缓说出台词,倾诉自己的心声和意愿(图4-6);第三组动作,鉴真和尚拿着竹杖用力点地,表达自己坚定的信念(图4-7)。每组动作背后都是丰富的动作隐喻,每组动作隐喻都饱含着情感,都蕴含着丰富的潜台词,都是人物思想精神的传递。我们希望他能借助这些动作和台词更好地体验角色。

第四章　适用于特殊儿童舞动治疗的方法

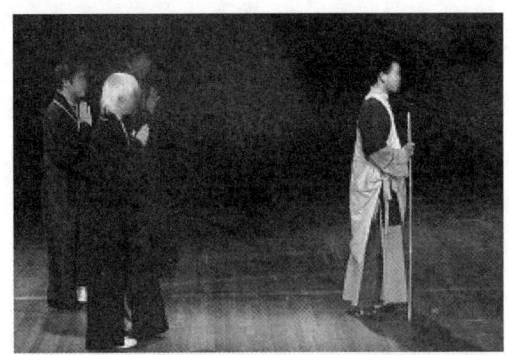

图 4-5　戏剧作品《生命之光·鉴真》第一组动作

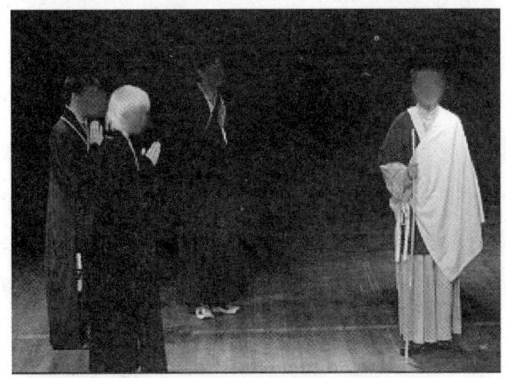

图 4-6　戏剧作品《生命之光·鉴真》第二组动作

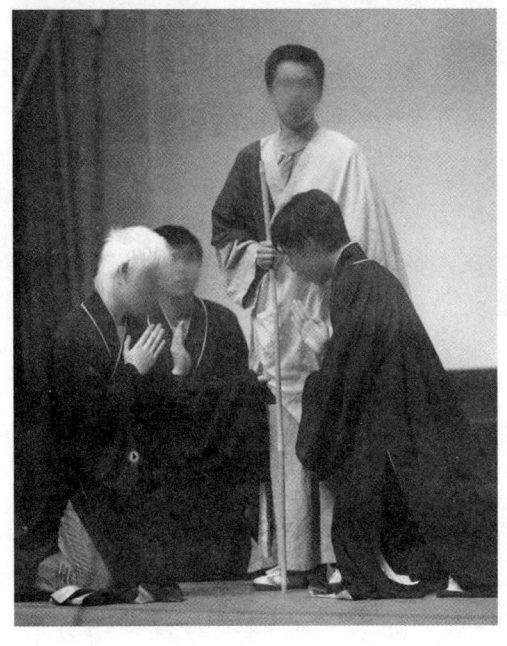

图 4-7　戏剧作品《生命之光·鉴真》第三组动作

排练过程中,治疗师使用了角色扮演、加强语言意识、投射道具和客体关系的舞蹈编排等技术,让小唐的注意力放在此时此刻。治疗师手把手地教,如让他触摸治疗师的表情(图4-8),触摸治疗师的动作(图4-9),接着跟着模仿,形成动作记忆。一遍遍调整,一遍遍重复,在这看似单调的重复的肢体交流中,小唐的动作慢慢协调自然了,情绪也开始充沛饱满了,人物变得生动传神了。这一遍遍的动作模仿,不但改变了小唐的身体姿态,更是给了他一遍遍的身心体验,从而帮助他实现了角色的内化,深刻地感受到自己所扮演的人物身上那种坚定、执着、百折不挠的品质和信念。"我此去日本,是为了传播中国文化……难道因为这样就放弃吗?你们不去,那我就自己一个人去!"在学校礼堂里、在少年宫、在大学校园里、在各种剧院里、在话剧中心的舞台上……每当小唐扮演的鉴真和尚清晰而坚定地吐出这段台词时,总会收获观众们热烈的掌声。校园里,小唐的班主任每次看到涂老师,都会高兴得眉开眼笑:"以后你们剧社多给小唐些角色哦。现在这小家伙很乖,太太平平的,什么事也不惹……"完形动作疗法以场论为基础,场论的基本原则是个体必须在有机体所处的环境和背景中来理解自我,因此,小唐个案中的角色表演、治疗师、教师、同学作为一个外环境和背景,为小唐提供了一个不断改变的场中的组成部分。

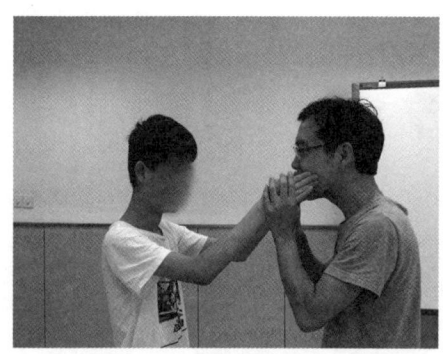
图4-8 触摸治疗师的表情

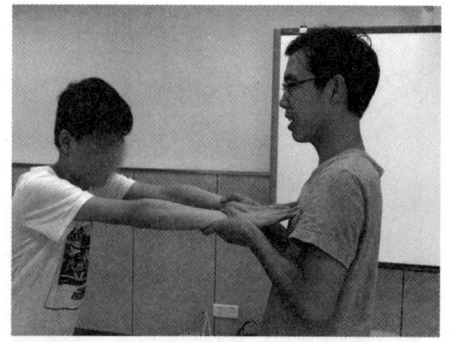
图4-9 触摸治疗师的动作

从某种意义上说,该案例融戏剧和舞蹈一体的治疗价值在小唐的蜕变上得到了显著体现。舞动治疗借助戏剧独特的表演形式,让特殊儿童将潜意识里被压抑的内容展现出来。由于戏剧角色与真实自我之间存在一定的距离,特殊儿童更容易接受此种方式。一般来说,借助戏剧作为舞动治疗媒介之所以能够产生积极的治疗效果,除了戏剧本身具有"净化"作用之外,更重要的是戏剧为特殊儿童提供了一个能够自由探索内心世界的舞台。在这个舞台上,治疗师通过各种技术手段,帮助特殊儿童经历移情、投射、认同等各种心理体验,宣泄不良情绪,提升他们对生活的反思能力,在不知不觉中将表演情境中的经验迁移到现实生活中,促进自身行为的改变和个性的发展。

综上所述,完形动作疗法的主要特色是把特殊儿童过去的、现在的、将来的有关问题带到此时此刻,将干预重点放在他们的姿势、脸部表情以及与身体动作相关的即时感受上,帮助他们了解环境、了解自己、接纳自己,学会与他人或环境进行接触,能够担负自己的责任并批判地进行选择。

第三节 荣格舞蹈疗法

荣格舞蹈疗法(Jungian Dance Therapy)又称深层动作疗法(Depth Movement Therapy),是根据荣格心理分析相关理论和现代舞理论发展而来的一种舞动治疗方法。[1][2]它关注潜意识,包括一切被遗忘的记忆、知觉和被压抑的经验。从特殊儿童舞动治疗的视角,该疗法的基本目标是通过即兴动作无意识内容的浮现,把这些无意识内容引入与意识相关的方面,增加对动作象征性和意义的关注,帮助特殊儿童感知并想象他们的经历,最终通向个体化。

一、产生背景

荣格舞蹈疗法是由舞动治疗学家玛丽·怀特豪斯(Mary Whitehouse,1911—1979)在20世纪50年代创立的。怀特豪斯是一位活跃在美国西海岸的舞动治疗的先行者,她通过自己的舞蹈和治疗经验,将现代舞的即兴创作理论与荣格心理分析结合,以关注即兴舞蹈的无意识和原型作为治疗手段,并将其视为实现人格的突破、转化和整合的一种方法。怀特豪斯没有将舞蹈看作一种表演,而是为了寻求更多的自我发现。她深受魏格曼即兴舞蹈理论和荣格心理分析的影响,并把这些理论和实践综合在一起,形成了荣格舞蹈疗法的理论与技术。怀特豪斯阐明了"动感知觉""对立性""积极想象力"和"真实动作"概念在临床中的作用,对这些概念的理

---

[1] 参见 Fran J. Levy. Dance Movement Therapy:A Healing Art[M]. Revised Edition. Reston, VA:American Alliance for Health,Physical Education,Recreation & Dance,2005:51-53.

[2] 参见李宗芹. 倾听身体之歌——舞蹈治疗的发展与内涵[M]. 台北:心灵工坊文化事业股份有限公司,2001:112.

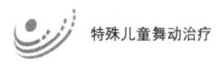

解,将有助于我们对该疗法治疗技术的理解和掌握。

怀特豪斯(1963)认为"动感知觉(kinesthetic awareness)是指个体对生理自我的内在感知。有些人生来就具有很强的动感知觉,有些人动感知觉较弱,但不管是哪一种情况,动感知觉都是可以被唤醒、培养和激发的"[1]。根据怀特豪斯的理论,动感知觉的内在感知可以帮助治疗对象通过身体感知应对所发生的事件,并做出反馈。这种反馈是对事件整体的反映,这种反映不再是事物的孤立属性,而是事件的意义,一种心理活动的过程。动感知觉在舞动治疗中表现为治疗对象对客观环境和主体状态的简单认知,但却是他们高级心理活动的基础。在心理活动的过程中引导出治疗对象内心的无意识情结,把心理能量疏导出来。它体现在舞蹈活动的状态中,任意调动治疗对象肢体产生动作形态,虽然属性不确立,但却具有极强的模仿力,这种模仿力恰恰是从动感知觉开始的。通过舞蹈/动作模仿,能使治疗对象感知自己和他人的身体,并投射他们的感知。这说明了动感知觉在舞动治疗中具有重要的作用。

怀特豪斯认为"对立性(polarity)出现在个体生活和情感的方方面面,她特别重视在舞动治疗过程中,两极方面是如何影响身体和心理功能的,以及每个人应该如何在舞动治疗的过程中观察两极的内驱力。……当我们被迫从生活中选择一条路,没被选择的并没有消失,它只是未被认可而已。而且,在它伪装未识别的状态下,它继续制造冲突"[2]。只是人们没有意识到这种冲突带给他们的影响,因此,通过舞蹈活动的如"弯曲—伸直""合拢—打开""狭窄—宽阔""上—下""轻—重"等对立动作的体验,可以帮助治疗对象在感受对立的基础上对相关的客观刺激加以综合,对获取的信息加以分析。

积极想象力(active imagination)来自于怀特豪斯对动觉意识和两极化的了解。积极想象力是一种释放个体联想的荣格式方法,使人沉浸在各个层面上的有意识和无意识体验的舞蹈活动中,怀特豪斯在舞动治疗中将其运用在身体上。她支持荣格的观点,那就是在积极想象力的状态下,无意识中出现的动作成分可以进入到

---

[1] Fran J. Levy. Dance Movement Therapy: A Healing Art[M]. Revised Edition. Reston, VA: American Alliance for Health, Physical Education, Recreation & Dance, 2005: 53 - 54.

[2] Fran J. Levy. Dance Movement Therapy: A Healing Art[M]. Revised Edition. Reston, VA: American Alliance for Health, Physical Education, Recreation & Dance, 2005: 54.

意识中去，这便是可见的"真实动作"（authentic movement）。① 如果提供给治疗对象合适的外在环境，无意识的情结和动作行为是会出现的，因为积极的想象力简化了这个过程。

二、治疗技术

荣格舞蹈疗法中有一个十分重要的治疗技术——真实动作。它在该疗法中占有核心的地位。它使"动感知觉""对立性""积极想象力"等概念在舞动治疗中得以真正的体现。怀特豪斯是这样描述真实动作的："……在完成的瞬间自我的内外。内在，所有事情都是必然的、不简单的……不纯粹的……可能只是翻过手掌也可能是全身的运动（Fay,1977）。"②

以下是李微笑博士在其撰写的《舞动治疗的缘起》一书中，对怀特豪斯的真实动作技术进行的梳理和论述，进一步阐释了真实动作技术的特点，帮助我们确立了该技术在舞动治疗临床实践过程中的侧重点，以及该技术在荣格舞蹈疗法中的作用和拓展过程。

李微笑博士对怀特豪斯真实动作技术的核心作了如下的论述：③

真实动作包含了动作者和见证人。真实动作技术，简言之，就是动作者（来访者）独立地以身体动作表现自己，用最自然、舒服、自发、随意的想法和方式去动、去舞；见证人（治疗师）在旁见证动作者的动作过程，不予干预。……动作者进行动作探索时是双眼闭上的。这是为了减少外界的干扰，扩展他的多感官体验，去倾听更深层次的动觉现实。……对于动作者来说，重要的是一种去跟自己建立关系的意图，去开启与潜意识的对话，给自身感受、感觉和意象等潜意识素材以身体的形式。……见证人既包括内在见证人，也包括外在见证人。外在见证人（治疗师）在见证动作者的过程中也进入到跟她自己的关系中，当她关注动作者时，她也同样与她自己的体验连接，去注意她自己的身体层面的可感知觉、感觉、意象、感官以及念头。所见的一切都不做评价或阐释。发展出内在见证人的起点是动作者被他人看见、被他人见证，……之后，个体（动作者）才开始看见自己，而后才有能力去见证他人。

---

① 参见 Fran J. Levy. Dance Movement Therapy: A Healing Art[M]. Revised Edition. Reston. VA: American Alliance for Health, Physical Education, Recreation &. Dance, 2005: 54 - 55.
② Fran J. Levy. Dance Movement Therapy: A Healing Art[M]. Revised Edition. Reston. VA: American Alliance for Health, Physical Education, Recreation &. Dance, 2005: 55.
③ 李微笑. 舞动治疗的缘起[M]. 北京: 中国轻工业出版社, 2014: 110 - 115.

从这种对他人的见证中又会生成一种新的看见自己的能力。……也就是说，探索真实动作的方式是：个体先被见证，然后去见证（他人）。

真实动作的基本形式包括：

1个"见证人"+1个"动作者"（这是基本形式，如同母婴关系）

1个"见证人"+2个"动作者"

2个"见证人"+1个"动作者"（家庭关系——母亲/父亲/孩子关系）

1个"见证人"+1个"舞动小组"

从理想的状态看，真实动作技术不仅是动作者和见证人同时卷入的过程，也是治疗师和治疗对象就治疗目标共同合作寻找解决问题方法的过程。治疗对象和治疗师都将通过舞动治疗过程而改变。这就要求治疗师要充分理解和掌握该治疗技术并能恰当有效地运用它，以真诚且充满关爱的治疗关系促进治疗过程的发展。

三、本土化治疗技术改进

笔者在荣格舞蹈疗法的基本原理和治疗技术理论的基础上，构建了一些适用于我国特殊儿童的荣格舞蹈疗法的常用治疗技术：真实动作探索、自由想象、镜面反射、即兴创作。

（一）真实动作探索

荣格舞蹈疗法非常重视特殊儿童的体验，而这种体验主要是通过真实动作探索完成的。根据荣格的情结理论，当情结作为特殊儿童的心理能量和动力的起点时，它便成为真实动作探索的源泉。从这个意义上说，情结更多地反映了特殊儿童精神生活的焦点。由于精神生活和身体活动是一种相互作用的关系，所以，通过真实动作探索这一技术，语言的局限能得到弥补，特殊儿童能够用隐喻或象征的动作方式表达他们对物质和精神生活向往的需求。该技术可以从两个方面进行：一是自然动作，二是即兴动作。自然动作一般包括走、跑、跳、转、蹲、弯腰、笑、哭等自然状态中的动作，即兴动作是指对即兴活动中出现的动作进行深度的探索。

治疗师在轻松愉快的舞蹈活动中引导特殊儿童运用触觉、视觉、听觉、味觉等多种感官进行身体动作的探索，让其注意力、观察力、想象力和创造力在舞蹈活动中得到充分发展，帮助特殊儿童回到比较自由、放松的无意识状态，在无意识状态中强化获取的真实的动作信息，协助他们无意识信息能量的正向转化。与此同时，从舞蹈活动过程中抽取特殊儿童的身体动作元素，帮助他们找出身体部位的特殊感觉,觉察和界定自己被接纳和不被接纳的真实动作或行为模式,并找出投射的意义。如习惯性的身体紧张、某一器官的疼痛、呼吸的不畅、强迫性的动作等。在舞动治疗过程中,特殊儿童对一些特殊的身体部位做出的反应比平时的更快或是更慢,更强或是更弱,这说明这些反应对于特殊儿童来说有特殊的意义,象征着他们的动作原型。荣格的原型概念包含了一种深远的文化心理学意义。中国传统文化中的神话、寓言、典故、童谣、警句格言、成语等文化资源,积淀着丰厚的文化内涵,具有这种文化心理原型的意义。这些文化中不断出现的意象,源自中华民族记忆和原始经验的集体无意识。它可以是描述性的细节、剧情模式或角色典型,它能唤醒特殊儿童的无意识中的原始经验,使特殊儿童产生深刻、强烈、非理性的情绪反应和动作行为。舞动治疗师在探索发现原型象征的过程中,立足于中国本土社会文化,这是一种重要的选择方向。

我们发现,在舞动治疗过程中,有些特殊儿童的认知想法过程还没有被转移,真实动作进程就已经显现出来了,这个躯体化的动作进程常常通过物理反应表达出来,然而,值得强调的是,为了将身体记忆与经验感受联系起来,真实动作探索就要变得具体。例如:自闭症谱系障碍儿童在舞动治疗过程中表现出来的刻板行为很难阻止,真实动作探索过程必须足够安全,可以通过限制或平息动力冲动,或通过空间限制(限制运动到较小的空间)等来实现。在治疗初期一般是控制刻板行为表现的数量,减少物理暴力或是抑制负向行为。

(二) 自由想象

荣格舞蹈疗法强调积极想象这一技术是揭示特殊儿童无意识能量和探寻一些未释放能量的重要手段,是释放那些被怀特豪斯认为"深藏在身体、组织、肌肉和关节里"(Wallock,1977)[①]的无意识的情结。通过对舞蹈活动积极想象过程中的分析,特殊儿童的无意识能量或许能被治疗师发现。当特殊儿童在积极想象时,他们意识和无意识里产生的能量联系都会被他们自身感受,让已经发生的、正在发生的和将来会发生的或在现实中不可能存在的现象,通过各种舞蹈想象加以传达。那么,治疗师要做的就是整理各种关系中实际存在的与不存在的能量之间的关联,并比较它们,推测出特殊儿童无意识里的某些能量可能影响的正向行为,并通过积极想象的舞蹈表达把无意识里的正向能量引入到有意义的意识能量中去。与此同

---

① Fran J. Levy. Dance Movement Therapy:A Healing Art[M]. Revised Edition. Reston, VA:American Alliance for Health,Physical Education,Recreation & Dance,2005:55.

时,治疗师要关注无意识里的负向能量的含义,这些含义可能是引发特殊儿童心理问题的重要因素。如果特殊儿童对舞蹈想象表达困难,治疗师可以参与他们的想象,对特殊儿童的经历和情感(高兴、伤心、愤怒等)能量做出反应。可以考虑在一些舞蹈活动中使用积极想象技术,例如,"小老鼠和泡泡糖"体验吹泡泡的经验,"小牙的舞蹈"体验换牙齿的经验,"我和星星打电话"体验打电话的经验。

(三) 镜面反射

荣格舞蹈疗法强调镜面反射这一技术的共振反应,以激发特殊儿童的意念和心理能量从负向到正向的转化。镜面反射通常是指一个人站在另一个人面前,模仿对方的行为,就像自己在照镜子一样。它需要双方思想的高度集中,其目的是通过动作投射建立身心对话。

镜面反射技术可以通过移情和反移情来实现:当特殊儿童向治疗师投射他们自己的情感或行为时,被称为"移情";当治疗师投射他们自己无意识的情感或行为时,被称为"反移情"。移情和反移情强调的不仅是个人经验的投射,而且是来自集体无意识的原型资料的投射。治疗师在模仿特殊儿童的过程中加入了他们自己幽默的行为,这种行为为彼此间保持了密切的联系,很多隔阂和僵持或许会得到较好、较快的解决。这个结构类似于母亲模仿婴儿的笑、鬼脸或说话等行为,婴儿也会模仿自己的母亲。这说明镜面反射技术对治疗关系的构建起到了重要的作用。

(四) 即兴创作

荣格舞蹈疗法强调即兴创作可以帮助特殊儿童发现他们无意识动作里潜藏的东西,它为探索特殊儿童的情感和行为的表达提供了机会。即兴创作是指特殊儿童在毫无准备的情况下,为了满足此时此刻的需要,仅就当时的感受进行动作的创造。这种创造的目的是将特殊儿童的无意识动作转变成一个有意识的动作或是创造性的活动。这一技术是荣格舞蹈疗法的精髓,更确切地说,是舞动治疗的精髓所在。例如:有些特殊儿童喜欢耸肩,治疗师就会让他们用肩膀动作玩即兴创作游戏,让一侧的肩膀高于另一侧,或者让两侧的肩膀进行动作对话,引入不同的动作体验支持儿童的即兴创作。这样练习的目的在于帮助特殊儿童发现自己的耸肩行为,更关键的是通过这个表征的即兴动作行为的过程,治疗师可以发现儿童的心理问题,进而帮助儿童进行内在能量的分配。我们发现,在一开始即兴创作的时候,大部分特殊儿童是不能参与其中的,有时候治疗师需要花很长时间来促使他们即兴行为的发生。例如,面对没有接触过或是不喜欢运动的特殊儿童,首先应从最简单的动作模仿开始,如拍手、踏脚、转圈、翻滚、跳跃等,让特殊儿童感受到动作的舒适性,接着,即兴创作会从一个单一的动作顺延下去。

四、本土化治疗案例

留守儿童问题是我国近年来一个突出的社会问题。据调查显示,父母外出打工后,与留守儿童聚少离多,父母监护教育角色缺失,而绝大多数的祖辈教育不尽人意,这种状况引发多数留守儿童情感冷漠、行为孤僻、缺乏安全感、缺乏爱心、孤单自闭、冲动易怒等心理问题,最终导致他们厌学、人际交往能力差、打架斗殴、偷窃等学习和行为问题。笔者通过一例农村留守儿童奇奇的舞动治疗个案片断,结合荣格舞蹈疗法技术的实施过程,展现留守儿童心理问题的特殊性和亟待关注性,以期对这类问题儿童的舞动治疗提供有益的借鉴和参考。

【案例 4-3】

(一) 个案基本情况

15 岁的奇奇,南京高淳人,身体状况良好,发育正常,家族无精神病史,就读于高淳某中学初二,学习成绩差,无法和老师、同学正常沟通,经常打架,逃学,痴迷于网络。父母在广州打工,很少回家,平时由爷爷奶奶照顾,家长对他的成绩没有要求。据奇奇自己陈述,由于成绩不好,老师经常批评教育他,同学们也很少主动和他说话、上门找他玩。所以,他认为老师和同学们都瞧不起他,因此,他不想学习。

(二) 治疗过程

第一阶段:发现深层动作。

发现深层动作是指让奇奇自由地进行动作的选择,用自然、习惯的动作去表现自己,治疗师一般不做干涉,旨在发现奇奇无意识动作过程和深层动作背后隐喻的问题。该阶段主要使用真实动作探索和镜面反射技术。经治疗师观察,奇奇比较外向,平时喜欢打篮球,课间常用篮球击打同学,对教师的批评教育很是抵触。在舞动治疗的初始阶段,治疗师观察到奇奇连续不断地、用力地把篮球扔向墙壁,抖动着肩膀激烈地来回接着篮球。每一次扔篮球都会带着更大的力弹回来,当他被迫不断地调整自己的位置时,接住篮球的机会也显得越来越困难。治疗师将奇奇"扔篮球"动作作为深层动作来分析,该动作实际上是奇奇与"墙面"对立行为的表现,其所象征的意义或许是他想通过"扔篮球—接篮球"的行为得到父母、教师、同

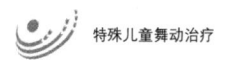

伴回馈给他的爱。从这个意义上说，奇奇或许不能理解父母之所以抛下自己外出打工，是因为在家务农的收入无法让自己的家人过上稳定的生活，否则如果有一点办法，他们都会想方设法与孩子生活在一起。正如同物质能量有对立面一样，家庭温暖的缺失使奇奇心理方面产生了很大的扭曲，他在性格方面多表现出不同程度的抑郁和孤僻，很难融入同龄人的群体。他把愤怒和期盼的情绪宣泄在"扔篮球—接篮球"的深层动作隐喻中，因而常常表现出"冲击""砍动"的无意识动作力效。

第二阶段：跟随深层动作。

跟随深层动作是指治疗师扮演着跟随者的角色，帮助奇奇了解深层动作的成因，促使其开始正视自己的问题行为。该阶段主要使用真实动作探索、自由想象、镜面反射、即兴创作技术，鼓励奇奇用正面行为向父母表达他思念的情感。例如：利用真实动作探索技术，让奇奇以各种速度吹气球，这样他能控制吹气的量。当气球被吹破发出"砰"的声音时，他和治疗师一起哈哈大笑。当治疗师要求他不停地吹气时，他会停下来说"我不吹了，再吹气球就要爆炸了"。换句话说，他意识到事情的发展存在一个极限，并且会跟随他的行为调整而改变。奇奇拥有以自我为中心的需求，同时又有走出自我去和父母、老师、同学进行交流的意愿，但是，父母关爱的缺失和社会支持作用的缺位，忽视了奇奇心理需求的深层关怀。通过舞动治疗过程中的有效沟通，奇奇明白了自己一些不合理的信念。例如：父母是到外地打工赚钱，赚的钱也大都用在自己的学习和生活上，父母爱他才会这么做；老师教育他，是关心他的成绩，是为了他以后不会吃苦受罪，能找一份好工作；同学不是对自己不友好，是因为自己太冲动易怒，同学们都怕他。

第三阶段：发展深层动作。

发展深层动作是指帮助奇奇将无意识中的"扔篮球—接篮球"的深层动作引入到意识层面，利用动作发展把他的情感、事件外化出来，通过动作发展帮助其更好地理解自己的情感以及对周围事件的看法。该阶段主要使用真实动作探索、自由想象、镜面反射、即兴创作技术，探索奇奇内在的无意识深层动作认同感，以及探索他处理涉及与家庭、集体的关系的内化过程。例如：使用自由想象技术引导奇奇把气球向上或向下扔，探索"向上"（想象得到父母的爱）和"向下"（想象失去父母的爱）深层动作之间的关系发展，并随着音乐创造出轻柔、舒缓的情感动作，把奇奇"扔—接"篮球的无意识深层动作引入到有意识的"爱"的动作需求中，从而使他达到一个自我调节的平衡状态。治疗师鼓励奇奇认真发展自己的深层动作经历，不仅仅停留在这种知觉上,更关键的是鼓励奇奇将他的探索深层动作中收获的领悟转换为现实生活中的行动,大声对自己的父母说:"爸爸妈妈,我好想你们!"

中国儒家积极进取的价值取向给我们提供了一个独特的视角,即一种关系视角,帮助我们分析中国社会并解析中国留守儿童的问题,也帮助我们梳理对中国留守儿童人格发展的理解,对解决奇奇现实生活中的处境和问题有较大的助益。该案例为我们认识荣格舞蹈疗法中的深层动作发展和感知递进关系提供了一个实践参考。在这里,发现深层动作—跟随深层动作—发展深层动作,不仅仅是一个动作转换过程,更是一个特殊儿童人格自我升华的过程。所以说,荣格舞蹈疗法本土化的实践,只有结合中国具体的政治、经济、文化的现状和特殊儿童的生存状态,才能使中国的特殊儿童舞动治疗真正走向本土化。

第四节 经验性动作心理疗法

经验性动作心理疗法(Experimental Movement Psycho-Therapy)是根据完形心理学、人本主义心理学、现象学、哲学等发展出来的一种舞动治疗方法。[①]从特殊儿童舞动治疗的视角,该疗法的基本目标是通过"现象我"和"经验我"的体验,帮助特殊儿童将模糊的感觉转换为明确的知觉,尊重他们在发现舞蹈形象意义的过程中所做出的反应和问题的呈现,把研究他们问题事件的实际经验放在首位。

一、产生背景

经验性动作心理疗法由依玛·朵莎美提丝(Erma Dosamantes)创立,她于1938年出生在墨西哥,接受过舞蹈心理学、心理分析和舞动治疗等专业训练。她曾向神经心理学家毕凯尔(Bill Kell)学习如同人本主义学家罗杰斯的"同理""真诚"等理论,向心理学家恩吉利·格德林(Eugene Gendlin)学习聚焦技巧,即将焦点放在个体对身体的感觉和经验上。随后和格式塔心理学家皮尔斯一起工作,在这之后,追随人本主义学派的舞动治疗师霍金斯学习舞动治疗。最后,她将这些心理学理论、舞动治疗理论和实践综合在一起发展了自己的舞动治疗方法。

---

① 参见李宗芹.倾听身体之歌——舞蹈治疗的发展与内涵[M].台北:心灵工坊文化事业股份有限公司,2001:182-188.

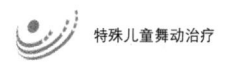
特殊儿童舞动治疗

1977年开始在加州大学(U.C.L.A.)教授舞动治疗,目前具有临床心理师和舞动治疗师的多重身份。朵莎美提丝认为:"'经验性动作心理疗法'与'传统心理动力口语治疗'的不同在于:①由非口语动作探索给予治疗对象更多的个人体验,动作、想象的使用就如同一个介质,由它们来表达情感与经验;②治疗师需要持续将焦点放在治疗对象对自己身体的感觉经验上,并让他们采取双重的角色,即'身体经验者'和'观察自己的经验过程者';③此疗法治疗师接受神经心理的观点,认为治疗对象身体上的关卡和在口语治疗时的中断是一样的,这表示他们对过去经验的困扰或抗拒;④治疗关系得以持续发展,最主要的原因是治疗师对非语言层面的注意。"①

经验性动作心理疗法旨在通过身体动作体验帮助治疗对象发现他们的经历,并和治疗对象一起面对环境,走进他们的舞蹈动作模式,治疗师可以最先体验到他们的想法,也能够获得某一瞬间的同感意识。当治疗对象有精神压力时,他们一般会趋向于缩小知觉范围,同时,也限制了他们的经验表达方式和心理结构的发展。每个发展阶段都会有它具体的目标和需要解决的问题。例如,幼儿学习走路,先要学会在垂直面上控制他们的身体重心,从而可以离开母亲的搀扶,下一阶段则需要解决独自行走的问题。当个体还没有足够的能力达到某一阶段时,他们就趋向于倒退。在经验性动作心理疗法的治疗空间中,从动作上便可以联系到早期倒退的身体经验,这些身体经验显示了治疗对象的自身发展历程,他们不完整的动作质量或节奏可能会缺失,这要求通过不断的经验性动作体验来帮助他们发现并解决问题。

二、治疗技术

李宗芹博士在其所著的《倾听身体之歌——舞蹈治疗的发展与内涵》一书中,对经验性动作心理疗法基本原理和方法进行了梳理和论述,进一步阐释了朵莎美提丝治疗技术的特点。

以下是李宗芹博士对经验性动作心理疗法的核心的论述:②

---

① 转引自李宗芹.倾听身体之歌——舞蹈治疗的发展与内涵[M].台北:心灵工坊文化事业股份有限公司,2001:191.

② 李宗芹.倾听身体之歌——舞蹈治疗的发展与内涵[M].台北:心灵工坊文化事业股份有限公司,2001:186-191.

(一) 知觉与经验历程

面对任何新的情境时,可以从中选择对自己有用的信息,一般用三种方式来处理:①接受(perceived)——知觉、象征化及组织化,与原先的现象我连接;②忽略(ignored)——因为那个经验与自我无法连接;③曲解(denied or distorted)——因为那个经验与原先的现象我不一致。

(二) 表征模式

我们可以通过三种方式让经验再现:①发动——发动状态,是经由肌肉的拉紧、行动的倾向或初期身体的移动来展现。因此,这种模式最适合于形状、方向、力量等概念的传达。②想象——想象模式可通过多种感官形式加以传达,如视觉、听觉、触觉等。③语词——由于文字叙述的特色,通过文字再沟通而使动作表征的模式可以概念化,并通过分析推理与抽象化的过程,使概念能够成为客观超然的经验。

(三) 经验与自我实现

朵莎美提丝提出让个体得到丰富经验的四个方面:①知觉我所有的经验是来于自己,并知觉到自己是经验的中心;②由行动转变到知觉意识状态;③放松,并将注意力放在身体的感觉上,让想象、自发性动作即兴发生;④经验可以由一种表征的呈现转变到另一种,如身体动作—想象—语言。

(四) 积极互动与内我知觉

在动作探索的过程中,会出现许多预想不到的动作,这些动作以自发的方式出现,朵莎美提丝将这类动作都称为"真实动作",指自发性、自我引导和非指导性的动作;真实动作又有两种使用类型:"积极互动的动作"(active-interactional movement)和"个体内我知觉的动作"(receptive-interactional movement)。积极互动的动作,是指当我们张开双眼,以有意识、安静的方式移动身体的动作,并和所围绕的空间真实物体产生关联,这种动作类型可以帮助我们知觉到和周围环境所建立的动作情感模式。个体内我知觉的动作,是指当我们闭起双眼,在一种"前意识"(pre-consicious state)的状态中搜寻内在经验时,所发生的一种动作,可以通过自由浮现在脑海中的意象或想象而动作。

三、本土化治疗技术改进

结合中国道家认知治疗中的松静术、柔动术,从中国特殊儿童的认知特点、人生态度、行为方式、心理特征等诸多因素出发,笔者提出适用于中国特殊儿童经验性动作心理疗法的四种治疗技术:放松练习、集中身体焦点、口头语言、自由联想。

(一)放松练习

在中国道家认知治疗中,放松训练与经验性动作心理疗法放松练习是异曲同工的,都是在一个安静的环境下,让特殊儿童轻松自然地坐或躺在舒适的位置上训练。放松练习可以产生心率减慢、外周血液量增加、呼吸平缓,神经肌肉松弛等生理效应。在减敏期的治疗过程中最常用的就是放松技术。放松练习可以通过先拉紧,再松弛肌肉群,包括手臂、脸、颈、肩、胸等部位,通常由头部开始,逐步过渡到全身。在治疗过程中,根据特殊儿童的需要,在不同的时候放松身体的不同部位。例如:有些特殊儿童会有一种孤立感,移动他们的身体可能是一个很好的放松开始。放松的过程一般通过扩大放松的练习,关注特殊儿童的动作潜力,通过放松身体的特殊部位,强调可能特别重要的一部分,提出特殊儿童可能接受的可改变的动作方式。

音乐是一种很重要的放松媒介,治疗师可以鼓励特殊儿童自己选择,也可以根据中医心理学五音疗法挑选羽调式音乐,该类乐曲旷凉柔润,如行云流水,易致情绪和躯体静松。摇篮曲也是一个很好的选择。让特殊儿童在放松的同时感到环境舒适这一点很重要,他们会在无意识的情景下慢慢跟上动作和音乐节奏,这些稳定的节奏会提供一个放松的环境来释放一些受限制的禁忌和情感,促进他们自我意识的增强并与外界进行联系。

(二)集中身体焦点

集中身体焦点是促进特殊儿童产生动作"焦点"体验的过程,其基本步骤首先是体验某些动作,然后关注这些动作,接着将动作焦点定位,同时把他们的感受用言语或动作表达出来,这是一种身体经验和心理经验整合的过程。在这个过程中,身体感知觉、身体意象均会产生,之后便会形成某种感知觉的标记,将集中身体焦点的事件缩减成一种现实的情境,与特殊儿童的身体感觉、问题、情绪状态相连接,将经验转换成意象,最后达到放松的目的。这种经验过程会帮助特殊儿童了解、分析具有特质的身体动作方式,帮助他们将有特质的身体动作进行焦点定位,有目的地使用内部主体参照物进行追溯,找寻出最重要、最突出的问题,确定特殊儿童对待自己和他人的习惯性方式,从而有效地解决他们的心理问题和生活中的难题。

（三）口头语言

经验性动作心理疗法的重要技术之一就是让非语言的表达需要变成口头语言形式，通过口头语言使动作表达得以概念化。虽然舞动治疗被描述为一种非语言形式的心理治疗，但它并不是不使用口头语言的。在舞动治疗之前、之中以及之后的言语表达是治疗过程不可或缺的有效因素。口头语言有维持和控制的作用，因为它们可以减少模糊和指代不明的现象。该疗法中的口头语言和动作语言是可以共存的，模糊和清晰、口头和非口头以及隐喻和字面能被当作一个整体对待。口头语言需要传达出对正在进行事件经验的感受，促进身体动作互动的延伸。这种延伸将动作内容、感觉和意义转化为一种结构并鼓励特殊儿童勇敢地说出来。对那些思想和行为混乱的特殊儿童，要进一步进行经验和信息处理的区分。口头语言能阐明动作的意义，就这一点而言，口头语言使交互对话显得具体而概念化，对彼此增强的最终水平，给予积极回应，如鼓掌、开怀大笑；给出支持性和强调性的评论，如，"好样的，你会成功的""你做得越来越好了""圆圈转得很好，看上去你很开心""加油，你可以做到的"。由他人处所获得的口语回馈，可以帮助特殊儿童产生新的认识。

语言的另一种表达方式就是舞动治疗过程中的歌词，而舞蹈则促进了动作和歌词的融合，使特殊儿童之间变得更加凝聚，使他们用富有节奏的声音互相分享，在这个过程中，他们的关系会变得更加亲密。通常情况下，歌词本身会激发情绪反应，并帮助创造一个"说和唱的对话"，这提升了特殊儿童的意识，并引发有意义的讨论和启示。对于言语表达能力较强的特殊儿童，在疗程最后做口头分享可以延长彼此动作反映出来的情感状态，了解情感的共同特征。而对于言语表达能力较弱的特殊儿童，以问候、介绍和道别为形式的言语表达或许能促进他们当下的对话交流。

（四）自由联想

治疗师会鼓励特殊儿童在动作中产生联想，并在轻松自由的状态下毫无保留地表示出全部想法，不管是口头言语上还是非口头言语上的。由于特殊儿童受中国家庭教育理念和社会伦理的约束，不会轻易地暴露潜意识的内心冲突。所以在此过程中，治疗师首先要考虑的是与特殊儿童建立良好的信任关系。自由联想这项技术经常会导致对过去经历的回忆，治疗师的任务是识别特殊儿童被压抑的无意识、冲突和动机。例如,治疗师会问"我们在干什么?""这会让你想起什么?""我们会怎样描述这个情景?"来引出特殊儿童口头言语和非口头言语上的回应。如果一个儿童挥动手臂开始动作,同伴说这像是在飞,或是在游泳,治疗师会帮助他们区分这两个动作的相似处。如果动作变得更像在飞的话,治疗师会让特殊儿童发现其中包含的意义。治疗师会问:"我们怎么飞呀?"如果特殊儿童回答"通过暴风"或是"站在山上",这就会引出更深层的联想。接着治疗师会加入进来一起联想:"如果我们能飞的话会去哪里呢?"特殊儿童回答"我想飞到天上",或是"我想飞到房顶上",或是"我想飞去北京"。治疗师从这些口头回答中看出他们想变得独立和自主。此时,不要打断他们的想象和动作,这一点很重要。治疗师要引导特殊儿童扩大到另一个有意义的动作,这便会产生一个更长的互动环节和更丰富的图像。

帮助特殊儿童继续探索他们联想后的行为很重要,这样可以防止他们只释放自己的情绪,而不认真地体验和思考自身存在的问题。因此,治疗师的任务是找到促进和反映之间的一个平衡点,仔细观察特殊儿童在动作和图像中是如何涉及联想的。当涉及时,特殊儿童就会显示更多的复杂的语言和动作模式,会使治疗师意识到这个特定的联想主题对特殊儿童很重要。相反,有些智力障碍儿童较少使用自由联想元素,对他们而言,无意识会带来一个松散的联想,有时治疗师不能帮助智力障碍儿童控制自己的想法。对于这类特殊儿童,没有联想元素也要保持共享权,因为它仍然提供联想的互动结构。

四、本土化治疗案例

集体的舞动治疗形式作为组织角色的经验以及治疗过程中的群体支持,能在一定程度上缓解特殊儿童的交流焦虑,改善其回避行为,降低他们在自我改变过程中的心理压力和阻抗情绪,并使他们能持续地接受治疗;更重要的是,在这个集体中,特殊儿童能学习和实践不同的社会角色,发展自己的社会技能,从而实现社会化。在中国特殊儿童舞动治疗过程中,运用经验性动作心理疗法的集体治疗过程包括四个阶段:减敏期、探索自我意识层面的"我/你"关系、形成身体意识的完整性、分享感受。

【案例4-4】

(一)个案基本情况

肢体障碍儿童小刚、毛毛、童童、小虎、贝贝等,他们智力正常,由于生理上的明显残缺,在生活、学习过程中屡遭挫折,导致他们产生不同程度的行为问题,如退缩、反抗、防卫等。因此,治疗目标的制订应考虑这些肢体障碍儿童的身体感知觉、自我意识、身体意识经验等方面的能力训练,帮助他们发现自身的潜能,以处理其身体的经验性和现象性等方面的问题。

(二)治疗过程

第一阶段:减敏期。

这个阶段的主要任务是协助肢体障碍儿童身体感知觉的练习,主要使用放松练习、集中身体焦点和口头语言等治疗技术,以同时扮演经验者和观察者的角色来帮助肢体障碍儿童将身体感知觉变成动作、意象或口头语言。例如:在一次治疗过程中,这些肢体障碍儿童待在自己选择的私人空间里,他们有的钻在桌下,有的贴在墙角处,有的躺在窗户下,用狭小的私人空间抵触着治疗师的接近。治疗师只能逐个靠近他们,这些肢体障碍儿童存在一个共同点就是:当治疗师走近的时候,他们都表现出一种害羞的情绪。在治疗师的指导下,小刚和治疗师玩起了"镜面模仿"游戏。小刚坐在地上,紧靠着一张椅子模仿治疗师。当治疗师走近他并试图把椅子挪开时,遭到小刚的拒绝。他握着椅子的两个脚,并固执地待在椅子旁边,不愿意让自己暴露在大家眼前。治疗师分析,如果让小刚来指挥这次活动,治疗效果也许会更好。于是,在治疗师的引导下,由小刚提供行动指示,而治疗师和其他同伴完全遵从。渐渐地,小刚远离了椅子,其他同伴也跟着做了起来。这样的一个情景使他们感到自己被赋予了权力和力量,一个有趣的互动活动也就这样产生了。让治疗师很吃惊的是,所有肢体障碍儿童都离开了他们的私人空间而参与到舞蹈活动中。

第二阶段:探索自我意识层面的"我/你"关系。

这个阶段的主要任务是探索"我/你"关系。在舞动治疗过程中,治疗师会概括、分享"我/你"关系治疗主题,以此发现肢体障碍儿童"我/你"关系哪些方面受到阻塞,或是缺乏动力,或是对自身状况发展缓慢感到沮丧等信息。治疗师教给肢体障碍儿童所需"我/你"关系的行为技能并做出榜样。这些活动可以在舞动治疗室内进行,然后在日常生活和学习中迁移巩固。如以集体治疗的形式进行,把"我/你"关系呈现给整个集体,每位肢体障碍儿童在集体中进行角色扮演和舞蹈。集体治疗形式是一个直接沟通的方法,它可以让肢体障碍儿童感受你、我、他的存在。

第三阶段：形成身体意识的完整性。

这个阶段的主要任务是不断发展肢体障碍儿童的身体意识经验，增强身体图像的现实感，帮助他们形成身体意识的完整性。在治疗的过程中，完整性是发生在身体内部的，是在身体动作过程中产生的，为了提高肢体障碍儿童对身体的自我意识与内心的融合程度，通常要使用有针对性的舞蹈活动。例如：长时间陪着肢体障碍儿童在镜子面前，通过转动、摇晃身体，轻拍轻打腿、手臂等来标记身体界限，识别身体的各个部分，并发现它们各自的活动范围；让肢体障碍儿童在治疗师的周围（前面、后面、旁边等）快速或缓慢移动；水平和垂直伸展肢体，感受身体一部分与其他部分之间的联系；利用整个空间做高抬腿、跑步、爬、滚等动作提高身体意识；与他人之间的互动可以从推、拉、击掌开始；类似于球、镜子和垫子等一系列的道具可以用来改变周围的环境；记忆活动路径和空间分布，帮助肢体障碍儿童创造一些简单的舞步，并充满热情地表演。通过这样的舞蹈活动设计可以帮助肢体障碍儿童理解多重感觉经验的角色，鼓励他们发现动作和潜在能量的全过程。

第四阶段：分享感受。

在治疗过程结束前，引导肢体障碍儿童用口头语言和肢体动作语言来分享彼此的感受。在自由表达与倾听中，让肢体障碍儿童了解由肢体语言带来的经验，体会通过肢体语言所建立的和谐的人际关系，能够让身体动作的意义具体显现出来，并整理这种经验，进而达到身心的整合。在这个阶段里，治疗师和肢体障碍儿童一般会选择坐在地板上围成一个圈，分享自己的感受。这就像是一个转移的过程，从肢体动作语言到口头语言，再从口头语言到肢体动作语言，从本能到理智。最后他们会站起来，握住对方的手，或是拥抱彼此。

我们知道，肢体障碍儿童在成长的过程中，由于生理残疾所带来的经验不足问题可能会变得越来越多，他们的心理健康感和整体感都会受到身体经验能力的极大影响。由他人的忽视或自我的消极想法所带来的不必要的经验损失不可能构建肢体障碍儿童的自尊和积极的健康感。所以，经验性动作心理疗法在处理肢体障碍儿童身体的经验性和现象性等方面的问题就显得很有意义。

第五节　创造性舞蹈疗法

创造性舞蹈疗法（Creative Dance Therapy）是指舞蹈本身就有一种创造性力

量,即舞蹈的本质就是一种疗法。它强调舞蹈是一种艺术创造的形式,利用最直接和最完整的艺术创造可以揭示治疗对象心灵深处的想法和感受,这是一种将舞蹈与精神层面理论结合之后形成的创造性艺术层面上的舞蹈疗法。[①] 为了找到舞动治疗的本质,许多舞动治疗师的研究推动着舞动治疗又重新回到舞蹈艺术的本质。从特殊儿童舞动治疗的视角,该疗法的基本目标是通过舞蹈来激发特殊儿童的创造力,促使他们认知、情绪、身体和精神等方面的整合。

在本节中,将从不同的角度来分别介绍创造性舞蹈疗法主要代表人物博厄斯和埃文的相关治疗技术,帮助大家了解不同视角下的特殊儿童舞动治疗的实践内容。

一、产生背景

弗朗兹斯基·博厄斯(Franziska Boas)和布兰奇·埃文(Blanche Evan)是创造性舞蹈疗法的主要引领者。他们的治疗对象主要是儿童,强调通过创造性舞蹈教育可以直观地再现儿童的生活,帮助儿童了解自己。

在 20 世纪 40 年代,博厄斯在纽约的贝尔维伏医院(Bellevue Hospital)把舞蹈当成一种治疗的手段进行临床实践。博厄斯人类学家的父亲弗朗茨·博厄斯(Franz Boas)对他的影响巨大。博厄斯把发展归结于他和伯德·拉森(Bird Larson)还有霍尔姆·汉雅(Hanya Holm)的研究,同时受到魏格曼研究成果的很大影响。博厄斯在他的综合技能的创造性现代舞中,逐渐形成了自己的治疗风格。他坚信这种创新且具有表现力的舞蹈本身就有一定的疗效,反映了他把舞蹈当作灵魂表达的这一信念。博厄斯在 1941 年撰写了两篇具有重大意义的关于舞动治疗的文章,这两篇文章被编入劳蕾塔·本德(Lauretta Bender)的《儿童精神疾病的治疗》(*Child Psychiatric Techniques*)(1952)一书中。之后,这两篇文章被整合并重新命名为《创造性舞蹈》,并于 1978 年在科斯托(Costonis)的《行为疗法》(*Therapy in Motion*)一书中被再次引用。[②]

另一位美国舞动治疗学家埃文以舞蹈家、表演者的身份开始她的事业。她受到伯德·拉森(Bird Larson)、达克罗兹(Dalcroze)、诺威尔(Noverre)、斯坦尼斯夫

---

① 参见 Fran J. Levy. Dance Movement Therapy: A Healing Art[M]. Revised Edition. Reston. VA: American Alliance for Health,Physical Education,Recreation & Dance,2005:29,88.

② 参见 Fran J. Levy. Dance Movement Therapy: A Healing Art[M]. Revised Edition. Reston. VA: American Alliance for Health,Physical Education,Recreation & Dance,2005:87 - 89.

斯基(Stanisovski)和门森迪克(Mensendieck)的自然舞蹈和即兴舞蹈的影响,强调儿童在创造自己舞蹈的同时又被舞蹈所创造。在20世纪50年代后期,她的研究的一大关注点是发现和开发儿童创造性的潜在能力,首次提出"压力调整模式"治疗观点。埃文认为儿童承受着社会各种困扰及空间和时间的压力,这些是导致那些精神异常儿童失去自我的主要原因(Evan,1964)。1934年,埃文的第一间舞蹈工作室在纽约成立。1967年,舞动治疗中心在纽约成立。后来因为健康问题,她将工作室搬到了科罗拉多州(Colorado),直到1982年走到了她生命的尽头。埃文去世后,四名学者继续着她的工作,分别是美国西海岸的刘易斯(Leuis)和安妮·克拉茨(Anne Krantz)以及东海岸的芭芭拉·梅尔森(Barbara Melson)和艾里斯·盖纳(Iris Rifkin-Ganiner)。[1]

二、治疗技术

利维博士在《舞动治疗:一门医术》(*Dance Movement Therapy: A Healing Art*)一书中,论述了博厄斯和埃文的相关治疗技术,笔者将其归纳为四种:热身运动、投射技法、功能性技术、即兴创作/表演。[2]

(一) 热身运动

热身运动是一个释放紧张情绪的过程,它能帮助儿童调节到介于紧张与放松之间的一种状态,并带领他们进入一种与真实自我的联系中。埃文和博厄斯强调热身运动能矫正并恢复身体功能,能为运动中的思想与感情的表达做好准备。热身运动不仅可以化解情感上的僵持,而且可以减少儿童的过度紧张,从而消解过度紧张对治疗进程的阻碍。热身运动一般是在音乐的伴奏下做全身性的运动,通过节奏感强、动作幅度大的动作来扩张肌肉,缓解身体紧张的区域。[3]

(二) 投射技法

通过选择富有创造力的投射物,帮助儿童在舞蹈中扮演这些投射物,可以探究儿童生活中特定的人或事。博厄斯和埃文坚信积极利用这些投射物不仅是一种情

---

[1] 参见 Fran J. Levy. Dance Movement Therapy: A Healing Art[M]. Revised Edition. Reston, VA: American Alliance for Health, Physical Education, Recreation & Dance, 2005: 29-30.

[2] 参见 Fran J. Levy. Dance Movement Therapy: A Healing Art[M]. Revised Edition. Reston, VA: American Alliance for Health, Physical Education, Recreation & Dance, 2005. 33-41.

[3] 参见 Fran J. Levy. Dance Movement Therapy: A Healing Art[M]. Revised Edition. Reston, VA: American Alliance for Health, Physical Education, Recreation & Dance, 2005. 91-94.

感表达的方式，也是一种认知和社会行为的过程。动物投射、角色扮演和讲故事的使用是投射技术中不可缺少的一部分。除了上述的媒介，还可以使用动词、形容词或打击乐器作为互动媒介。

1. 动词和形容词的使用

在创造性舞蹈疗法中，治疗师要充分掌握词语的使用技巧，特别是动词和形容词的使用技巧。一对反义词能唤起儿童对立的情感，例如，重—轻、快—慢、开门—关门、上课—下课、站起—蹲下、单独的—集体的、坏的—好的、美丽的—丑陋的、大的—小的、危险—安全等。对探究不同动作质地而言，这些词语的使用都具有说服力。这些词语的实际使用要能反映特殊儿童的某些情结，以达到和词语同一化的目的。

2. 打击乐器的使用

博厄斯强调打击乐的识别来自于节奏和动态模式产生的个体的紧张或群体的紧张，这些模式大多需要声音的外化。通过改变打击乐的强度、韵律，给儿童身体提供各种各样的刺激因子，如开始—停止、快—慢、间断的—连续的、响亮的—轻柔的、开心的—伤心的等。例如柔和的锣声或尖锐的钹的巨响，可以作为听觉指南引起一定的行为或反应，同时引入加强动作模式，即使是最抵抗治疗的儿童，在富有节奏的器乐的感染下也能参与进来。打击乐器发出的声音本身具有特别的效果，与空间、时间元素相关。鼓声创造了空间感和对节奏运动的渴望；钹能起到轻轻削减空间，并在各个方向水平传播的作用；而锣声则填补了空间，给儿童漂浮感。尖锐的打击乐器声产生强烈的张力并穿透空间，轻柔的打击乐器声产生微弱的张力并填补空间。正常产生的声音制造动作的重复并激活空间，高潮产生的声音能增加张力并填补空间，渐弱的声音减弱张力并使空间安静。

（三）功能性技术

埃文的功能性技术主要是通过舞蹈活动改善儿童的功能障碍，通过各种方式使用空间，给予儿童身体需要的力量和可动度来表达感情，通过物理能力的发展帮助儿童对肢体运用的正确表达，把儿童带进与身体脱离自我意识的功能障碍部位的联系中。埃文强调不需要把这种技术当作舞蹈的额外部分来对待，因为它本身就是功能性技术。在功能性技术的选择上要适应儿童独特的生理结构的需要，把他们身体的强制性痉挛从消极的紧张中恢复过来是很重要的。她把拉直脊椎作为所有动作的基础，对脊椎的关注点主要集中在脊椎具有控制身体全部功能的作用，将它当作一种自我表达的手段。埃文进一步肯定在脊椎功能和灵活性方面的限制导致了儿童的不安全感和恐惧感,她对人类脊椎的垂直性做了评论并把它作为区分其他物种的唯一标准。因为这种区分带有一种情感的责任以及支撑和维持身体平衡的任务。

博厄斯强调就像身体形象影响了运动技能那样,技能的细微改变也能影响身体形象。这个学说是博厄斯治疗技术的基础。就是因为这个原因,他十分强调根据儿童的偏爱和功能康复需要,通过进行大量的功能性舞蹈练习推动他们自我意识的探究和个性的发展。例如:让儿童躺在地板上,伸展四肢,不停移动,利用地板运动去感受动物本能的协调或者说是人类所拥有的原始本能的需要。

(四)即兴创作/表演

埃文和博厄斯强调运用角色表演以及其他形式观察和探究儿童的身体意识在肌肉表现上的主观事实。在即兴创作/表演过程中,当看见儿童情绪随着动作主题活动有所变化时,也许能看到他们内心深处的联系、想法和情感的互动,即一个关于将无意识情感带回身体动作的事实探究。这种技法可能很夸张,通过鼓励对身体即兴动作的表达,儿童可以和早期的生活记忆联系,并将他们的重要情感经历用身体来表现使其具体化。从这点看来,可以从他们的身体意识中移除储存在肌肉组织中的心理问题,在儿童无意识情绪的状态下直接探究儿童情感最深处的事实。

三、本土化治疗技术改进

在我国特殊儿童舞动治疗临床研究中,笔者发现,创造性舞蹈疗法对于那些挣扎于单调生活的特殊儿童来说,无疑是一个绝妙的解决方法,在实际应用中可以尝试从以下几个方面开展。

(一)让身体动起来

让身体动起来是指通过"空间""重量""时间""流畅度"力效动作元素的训练,帮助特殊儿童获得身体动作方面的知识,发现身体动作表达的潜力,扩展他们的身体活动范围。

1. 空间元素

空间元素训练包括造型训练、层次训练和方向训练。造型训练包括单人造型、双人造型和集体造型。例如:单人造型训练可以模仿大象和蚂蚁的形态,比较大与小;双人造型训练可以模仿司机和乘客、大树和小树等;集体造型训练可以手牵手模仿任意动作等。层次训练可以从身体的高、中、低三个平面开始。从高到低的空间训练,例如,模仿小猴子、小白兔跳起来,让双脚离开地面,然后坐地或躺地,模仿小狗爬、滚、翻身等;从低到高的空间训练,例如,从地面爬起,经过站立再模仿小猴子、小白兔跳起,可以增加动作数量,如跳 2 次后再坐地或躺地。另外,可以用身体的四肢进行高、中、低的体验,例如,双手直臂伸向空中同时说"蓝天、白云",双手触地同时说"大地母亲"。方向训练可以在上、下、左、右、右斜上、右斜下、左斜上、左斜下等基本方位的基础上做四肢、躯干的训练,也可以用走、跑、跳、转做移动的身体训练。

2. 重量元素

重量元素包括力道训练和力度训练。力道训练包括重和轻。例如:力道重的训练,让特殊儿童想象自己是头笨重的大象,不论是跑、跳、扭、转,都显得非常的重,或是想象在赛跑,快速利落,就能做到尖锐突发力量;力道轻的训练,让特殊儿童想象自己是一片羽毛、树叶或一个充满氢气的气球,漂浮在空气中,形成平顺圆滑的动作。又如拍铃鼓的节奏强弱训练,四拍子是强、弱、次强、弱的关系安排,三拍子是强、弱、弱的关系安排,重拍在第一拍,做动作时可依此安排,肢体可有不同的即兴发挥表现。力度训练包括松和紧,可以用肌肉的紧张度来区别,肌肉越紧张,所表现的动作力度越紧,反之则越松。例如,让特殊儿童想象自己是漏气的气球,全身上下一丝力气也没有,所做的每一个动作没花一点力气,所使用的动作力度就是非常的松;反之,让特殊儿童想象拔河比赛的场景,当亢奋而激烈时,身体肌肉是收紧的去使劲拉住绳子的,就能表现出紧的力度来。

3. 时间元素

时间元素训练包括动作快和慢的训练。例如:让特殊儿童围成圆圈,随着击鼓声、音乐或语言提示,用头、肩膀或脚踩着鼓点即兴表现节奏,或者指定一名特殊儿童用身体某部位即兴表现节奏的快和慢,其他儿童跟着模仿,以此来释放身体能量。可以在直线、弧线的空间下进行走得快与慢的对比。

4. 流畅度元素

流畅度元素训练包括动作流畅和受阻的训练。例如:音乐响起,特殊儿童从治疗室的一侧自由地走向另一侧,随意舞动身体,或是两个特殊儿童手拉手跑动、转圈,体验无拘无束的身体流畅的动作质感;音乐结束,特殊儿童保持原地不动,像个小木偶,体验身体束缚的受阻动作质感。再如:让特殊儿童想象自己是顺流而下的水,无阻地流到脚下,表现出自由流畅的动作质感;反之是受阻的,想象自己是被禁锢在小瓶子中的小精灵,头、手、肩膀极力想挣脱,所表现的则是受阻不畅的动作质感。

(二) 授权

授权是指将舞蹈创造性的过程授权给特殊儿童。这一技术对于特殊儿童来说是富有挑战性的。治疗师要做的是和特殊儿童说明舞蹈过程中的学习、参与、合作等相关事宜,识别治疗目标并制定出可以引导治疗关系的契约。当特殊儿童不愿意或是不能接受治疗师的授权时,治疗师应该如何做?例如,特殊儿童可能一动不动,或是一言不发,或者说"我不会"等,这说明授权不仅仅是经验和信息的解释过程,还需要治疗师的以身示范,如挥挥自己的胳膊、踢踢自己的腿、摇摇自己的身体等,而且要与特殊儿童的问题息息相关,要通过动觉移情来考虑授权对于特殊儿童的影响,帮助他们相信自己的能力,通过这样的以身示范方式推进特殊儿童创造过程的发展。授权是舞动治疗师和特殊儿童之间一种独特的辩证关系,这种关系导致特殊儿童的主观经验得到锻炼和表达。

(三) 探索愿望

通过创造性的舞蹈活动,可以帮助特殊儿童发现他们的希望,帮助他们理解这些希望和他们的基本需求是相关联的。这些需要、愿望和感知觉的探索随着特殊儿童的身体图像的改变而改变,并贯穿整个治疗过程的始终。例如,军军一直不喜欢他的父亲,因为他经常遭受父亲的打骂,父子之间很少有和谐的交流行为,这个难以沟通的现状就成为了一个未完成的事件。这个未完成的事件军军没有得到充分体验,因此在无意识的身体动作中徘徊。未完成事件的结果导致他和同学发生争执时,身体会伴有发抖、后背弓起、呼吸急促、胸闷等躯体障碍,这是一个未统整的完形。治疗师借助军军突出身体部位的隐喻,如"紧握的拳头""疼痛的胸口""僵硬的脖子"等,或许可以发现他内心事件的突出问题。这些突出身体部位的隐喻可能隐藏了某些内心的对话,这些对话是重要的未完成事件和当前交互情景的反应。例如,当军军说"我要用拳头把他打成肉酱",治疗师可以问"被打成肉酱的感受是什么样的?你可以用身体做一个动作吗?"或者问"你把谁打成肉酱?"鼓励军军把此时的愿望通过突出的肢体动作表现出来是非常有必要的。

(四) 情感支持

情感支持是指治疗师对特殊儿童当前经历持有一种积极的立场和态度,它为特殊儿童的创造力提供了必要的条件和支持性的结构。创造性舞蹈疗法将舞蹈视为一种自发的创作式的表达,这种表达所传递的信息是文字所不能替代的。无论是在个体内部还是在集体当中都可以通过治疗师的情感支持来促进特殊儿童的创造性发展。情感支持包括：接纳、共情、支持性的行为或言语等。接纳意味着治疗师要以无条件、真诚的态度在治疗过程中接纳特殊儿童，给予他们关怀和关注，建立一个非判断性的活动情境，这是治疗的关键因素之一，关怀和接纳程度越高，治疗效果越明显。治疗师要能感同身受地理解特殊儿童创造性过程的经历和感受，包括特殊儿童显著的感受和模糊的感受。当共情能提高特殊儿童的交往能力、认知能力和情感实现时，它便是舞动治疗有力的工具。在创造性的舞蹈活动中，治疗师常常要说"我相信你""我知道""我和你一样""你是对的""我看着你跳舞"等言语性支持，鼓励特殊儿童自由地去创作。一般来说，该技术将焦点放在激发特殊儿童的动机上，而不是具体的行为改变。

（五）即兴与回应

即兴常常被舞动治疗师当作一个治疗目标，因为它可以使特殊儿童获得对自身以及对人际关系的更好感受。创造性舞蹈疗法构建了一个有深度的问题，即以舞蹈动作过程的任何一部分为主题，在想法和情感方面给儿童提出即兴的建议。例如，从动作观察开始，通过具体的动作创造练习以达到了解特殊儿童身体动作的优势、弱势、潜力，将即兴动作的研究层面带入心理学的层面，包括观察手的动态规律和走路的姿势，在地板上滚动的频率和速度，跑步的耐力，跳起来的敏捷度等。对动作观察要素的选择受制于特殊儿童生理和心理的变化。动作作为每一个不同特殊儿童的外观呈现，表现了他们之间的差异性和不同的心理特质。治疗师的职责是从特殊儿童真实的主体材料中搜寻有关即兴的心理特质，一旦发现这样的信息，治疗师可以在适当和必要的时候进行回应，这个回应主要是以身体为主。当治疗师利用身体动作回应特殊儿童的即兴情感时，会给特殊儿童强烈的认同感。

（六）环境与过程

特殊儿童的创作过程需要文化、关系以及个体主观生活的适应性和丰富的资源，也就是说，创造行为存在于其文化和社会环境的语境中。就舞动治疗环境来说，适宜的环境和良好的民主氛围能为特殊儿童的创造力提供基础和条件，唤醒他们的自体经验。治疗师不仅要为特殊儿童提供创作活动的物质环境，如治疗室和各种媒介玩具，还要为他们提供良好的精神环境。精神环境包括营造民主、宽容、和谐的治疗氛围，让特殊儿童敢于发表自己的见解，培养其敢说、敢问、敢做的创新精神，培养他们独立思考的能力。通过这种环境，帮助特殊儿童走向关于创造性的

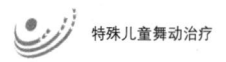

过程,在这个过程中,特殊儿童与自己创作的作品和治疗师的相互支持的关系导致一种自体经验的外化,他们从中获取创造性的舞蹈动作语言,通过这些语言,自体经验和创造性的行为会被特殊儿童所理解。

四、本土化治疗案例

如上所述,创造行为存在于其文化和社会环境的语境中,因此,在创造性舞蹈疗法的临床实践中,笔者经常利用丰富的中国传统文化中的故事、典故、成语和特殊儿童一起自由地探索、创造,帮助他们从固有的问题状态走向一个充满新奇的、挑战的情景,以使治疗师尽早走进他们的心理世界。这样,特殊儿童一方面受到中国传统文化的启发和教育,另一方面又在创造性舞动中获得身心的释放。由于该疗法根植于"舞蹈本身就具有一种创造性力量"的学说,只要让身体舞动起来,个体就有能力找出解决自己问题的方式。所以,治疗师会努力创建一种协作型的治疗关系,通过问题融入到与特殊儿童的互动中,帮助他们发现自己的个人力量,寻求新的意义和可能。

【案例 4-5】

(一) 个案基本情况

唐氏综合征儿童大鹏,在语言表达能力方面存在很多缺陷,并且个性拘谨、胆怯,常常以一种消极的孤僻外显行为对待自己及他人,家长对他的干预极少能成功。

(二) 治疗过程

第一次治疗,治疗师首先用口头语言绘声绘色地讲述了大灰狼的故事,接着治疗师用动作(肢体语言)扮演小兔子的角色,让大鹏用动作扮演大灰狼的角色,最后通过肢体语言和口头语言的互动来演故事。在治疗过程中,治疗师发现大鹏在假扮外婆和敲门环节时,神情特别紧张,敲门动作特别夸张,力量强、频率快,时不时地张着嘴巴有意识地想用口头语言表达。治疗师分析,这是大鹏在创造性活动过程中即时产生的内心感受,将无意识的口头语言表达愿望情不自禁地表现出来,这说明创造性舞动活动激发了其用口头语言表达的愿望和能量。治疗师顺势加强口头语音训练,让大鹏一边做动作一边模仿大灰狼装腔作势的语调,还与大鹏互换角色表演。通过大灰狼故事的创造性舞动表达,大鹏得到了如何防御危机的体验,并克服和消除了拘谨、畏惧等心理障碍,同时也训练了大鹏的口头语言表达能力。此后,治疗师又不断地选取其他典故主题来进行创造性舞蹈治疗。这样训练了 2 个多月,大鹏的音调有了一些高低的变化,音质有了一些改善,同时也培养了他在说话时用身体动作将自己感受表达出来的习惯,弥补了其人际交往的缺陷。

与此同时,治疗师可以选择运动性、趣味性的户外主题活动,丰富大鹏对自己和周围世界的认知,为他的创造性思维提供自然放松的生态环境,同时为其症状改善提供基本的身体条件。例如:在"小松鼠搬家"中大鹏需要和同伴合作搬运物品,引导其想象在路途中经过小桥(踮脚走平衡木)、山洞(爬、弯腰)、沙坑(单脚跳、双脚跳)、大山(攀越)等障碍的肢体动作,使其平衡能力、力量、速度、耐力得到训练。当小松鼠搬进新家庆祝时,让大鹏戴上颜色鲜艳的头饰,在快乐的《小松鼠》儿歌中,与同伴一起即兴地舞蹈、运动、唱歌,提高了大脑皮层神经活动的强度,使他的记忆、思维、想象、语言能力得到刺激和发展。又如,通过《三个和尚没水喝》的中国古典寓言故事,启发大鹏的丰富想象,用身体动作表现出一个和尚挑水吃、两个和尚抬水吃、三个和尚没水吃的不同人物动态特征,鼓励其在音乐的伴奏下,用自己创编的动作表现劳动的愉快心情,增强其团结协作、勇于担当的合作意识,培养其人际交往技巧。

针对大鹏的特点,只要是他关注的,不管是故事、童谣、典故还是动画都可以作为创造性舞蹈疗法的素材媒介,治疗目的不是让其创作出多么完美的舞蹈,而是让其语言按照自身的理解、感受和联想,进入到创造性治疗过程中去,以培养其语言表达能力、空间知觉能力、形象记忆能力、认知能力和创造能力。

第六节 其他疗法

舞动疗法中运用了广泛的理论和实践性观点。当一些舞动治疗专家依赖舞蹈的、心理分析的观点时,其他一些舞动治疗专家则将他们关于哲学理论和其他艺术表达知识及相互作用的方法结合在了一起。除了前面所提及的五种舞动治疗方法之外,其他舞动疗法也开始进入我们的研究视野,它们是:UR 哲理取向的舞动疗法、人本主义取向的舞动疗法、多式联运舞蹈疗法等。

一、UR 哲理取向的舞动疗法

UR 哲理(Universal Transcendental)取向的舞动疗法是由美国舞动治疗师楚迪·斯库普(Trudi Schoop,1903—1999)提出的。斯库普认为:"每个人走完他的一生时,同时经历两种水平的生存。第一种水平即'UR 经验',是宇宙的、超越的,它说明宇宙的和谐与秩序,包含宇宙中的时间、空间和能量,它们是永恒的、不断进行的,拥有无尽的能量⋯⋯。第二种水平是人在地球上的存在,我们的生存环境在能量、时间方面都受到限制,在文化、种族和社会结构上也受到不同的限制,但是人类创造的独特性和个别性使得每个人都不一样。"[①]斯库普坚信每个人的内心深处都有一个 UR 哲理过程。她把舞蹈艺术视为 UR 哲理的一种表现方式,将有节奏的动作收缩和舒张、伸展和弯曲,与生命连接起来,使舞蹈成为特殊儿童生命中永不休止的韵律。

(一) 产生背景

斯库普出生于瑞士,16 岁的她从未接受过正式的舞蹈培训,然而她初次登台就取得巨大的成功。斯库普在舞台上表现的很多矛盾冲突都是她个人幽默的经历。她擅长将幽默用于舞台剧的矛盾冲突里,之后,这成为了她取得舞动治疗重要成就的基础。在 20 世纪 40 年代,斯库普在加利福尼亚(California)的阿马里洛医院(Camarillo Hospital)成为一名舞动治疗师。她坚信特殊儿童可以在动作中表现出成人不能用言语表达的东西,而成人无法在言语中找到的词,可以在儿童的即兴舞蹈中得以表达。斯库普强调,一个健康人的想法会产生相应的动作反应,动作反应反过来也会产生相应的想法,因此,身心之间是没有矛盾的,是可以协调一致的。而特殊儿童缺少的正是这种协调能力,所以,通过舞蹈的感知是可以帮助他们达到身心协调的。为了让更多的人了解她的治疗观点,她和大学同学佩吉·米切尔(Peggy Mitchell)在 1974 年一起出版了《你不想来跳舞吗》(*Won't You Join the Dance?*)(Schoop,1978)一书。斯库普在书中研究了两个重要问题:第一个问题是如何帮助个体以协调的身体方式去感受他们矛盾的情感;第二个问题是以第一个问题为基础的,即如何帮助个体进行身心互动。[②]

斯库普强调通过教授适当的身体动作来改善特殊儿童的情感表达和释放能力。在通过整套的动作训练构建自我形象之后,逐渐转向对主题动作的研究,通过舞蹈表演组织特殊儿童的经历,即是对动作主题的再创造。这个过程系统地阐述了舞蹈动作顺序的构建起到了感知递进的作用,使特殊儿童对内在冲突的探索有

---

① 转引自李宗芹. 倾听身体之歌——舞蹈治疗的发展与内涵[M]. 台北:心灵工坊文化事业股份有限公司,2001:98-99.

② 参见 Fran J. Levy. Dance Movement Therapy: A Healing Art[M]. Revised Edition. Reston. VA: American Alliance for Health, Physical Education, Recreation & Dance,2005:61-62.

了更多的实践。

(二)治疗技术

斯库普结合了四种技术帮助特殊儿童学会生理和情感上的表达,它们分别是:教育方式、节奏方式、内部幻想、即兴创作并制订活动计划。①

1. 教育方式

教育方式是指特殊儿童通过学习各种动作以达到放大和反映他们的身体意识、生理控制和机能表达的目的,帮助他们使用一个新的又少批判性的身体介入方式。该技术可以从两个具体操作方面展开:姿势探究和相反极限探究。

(1)姿势探究。

斯库普的姿势探究技术是为了帮助特殊儿童理解姿势所起的作用,产生对动作的表达和交流的认知反应,表现出对动作姿势学习的需求。这一技术一般利用队列练习,结合模仿、夸张、幽默的方式进行,通常从模仿一个姿势或故意夸张变形的姿势开始。治疗师可以很幽默地模仿特殊儿童特殊的姿势,接着以夸大相反动作的方式走不同的路线,以此来帮助特殊儿童识别姿势的区别。通过可笑的、夸张的姿势,如内八字步、外八字步或是罗圈腿的下肢动作以列队方式穿越空间,与此同时,让特殊儿童用不同的身体部位体验摆动、抖动等姿势,这种方式能够让他们很愉快地接受。治疗师还可以建议特殊儿童模仿其他人,如家人、教师、同学和街上的路人等。在模仿过程中可以帮助特殊儿童通过利用语言描述的方式来确定和辨认实际上正在做的动作,陈述身体的哪一部分在活动,怎样活动,来让自己的身心产生共鸣。在确认身体各个部分都活动过后,可以跳一段舞蹈,如从一侧简单地摇摆到另一侧,直到所有的身体部位都被激活,然后鼓励特殊儿童说"这样摆动的身体是我的,我在这里摇摆"。也可以教特殊儿童面对面做相反的动作,例如:圆圈的—有角度的,连贯的—不连贯的,轻的—重的,快的—慢的,高的—矮的。或者表现彼此不同的情绪,例如:开心的—伤心的,强悍的—柔弱的,生气的—友好的。

(2)相反极限探究。

斯库普的另一种教育方式是相反极限探究,其目的是在特殊儿童身体内部创造一些分裂的两极张力,让他们能正确认识自己的能量。这种方式被第二、第三代的舞动治疗师所熟知和利用。例如:紧紧抱住彼此转圈;拉着洋娃娃的手同时手握

---

① 参见 Fran J. Levy. Dance Movement Therapy: A Healing Art[M]. Revised Edition. Reston. VA: American Alliance for Health, Physical Education, Recreation & Dance, 2005: 63 - 72.

木棍轻轻跳跃;一会僵硬地跑,一会松弛地跑;从最紧开始,然后放松点……放松点……再放松点……直到最后最放松;或是从最放松开始,紧一点……再紧一点……直到最后最紧,让身体变得更有弹性。这些方式能在两种相反极限的动作和情感之间起作用,尽量让特殊儿童能够领会动作两极对立的方式。当他们对动作两极的可能性感到熟悉时,也许能够理解两种极端态度或认识对于他们的影响。这一技术陈述了由内而外结合教育方式使特殊儿童身体变得敏感的过程,帮助特殊儿童学会灵活运用自己的身体并对生理极限渐进的掌控。

2. 节奏方式

斯库普将节奏分成三种不同的方式:有节奏的动作、一种教育的方式、发展先天的节奏情感。

第一种方式:有节奏的动作。第1个步骤是通过有联系的动作来引导特殊儿童的情感表达,接着通过模仿来学会这个动作。例如,为了表现生气情绪,可以重复踢腿或用拳头重击这样的动作,允许从生理上表达。第2个步骤是将情感的直接发泄转化为通过有节奏的舞蹈形式来表达。这个过程给特殊儿童一种必要的发泄释放渠道,但并不会因为暴露这样的情感释放而失去他们的自尊心。运用不胁迫的方式展示隐藏的性格方面,并且通过积极强化的自我情感和自我主张的乐趣来培养自信心。

第二种方式:一种教育的方式。要求特殊儿童选择一种感觉,然后将其变成戏剧化的动作表达,这种表达强调的是运用节奏释放能量。特殊儿童被要求这么做或那样做并且重复做,像一名艺术家一样,任务是完成一件自己满意的作品,目的是建立一个灵活而强大的动作表现"词库",使特殊儿童逐渐变得乐观向上,从而构建自控能力和情绪表达能力。

第三种方式:发展先天的节奏情感。让特殊儿童表演各种生活动作,如洗脸、刷牙、梳头、穿衣服、洗手等,引导他们关注自身的内部节奏。只要有可能,按他们自己的速度走路、自己的节奏拍手,标记他们自己的优点和时间图像,不必被治疗师、音乐、鼓声或者其他方面控制,帮助特殊儿童身心释放并发展他们先天的节奏情绪,让特殊儿童对实际生活中的动作节奏感到敏感。因为他们事先不知道这些生活动作具有怎样的节奏,等他们切身体验后将进入下一个阶段。这个阶段便是创造自己的节奏。刚开始时治疗室里会充满不同节奏的声音,如时快时慢、忽高忽低……不一会儿节奏开始均衡,速度快的放慢了些,速度慢的加快了些,直到所有的声音都统一起来。此时,治疗师通过鼓声或者钢琴声与特殊儿童创造出的节奏互动。当集体节奏基本建立时,再让特殊儿童跟着治疗师的节奏运动身体,事实上他们是在演绎自己的节奏,而不是治疗师的,这些会让特殊儿童更加喜欢表现。

同其他舞动疗法提高特殊儿童身体意识的技法一样,斯库普将节奏过程划分成更小的部分。首先,拍打身体的某个部分(头、手臂、腿、臀部等)并拍打出节奏;接着,当节奏具有了一种安全感时,这些有节奏的部分动作变成了全身动作,通过治疗师引导,将这些串联成一套有节奏的动作组合;最后,一组强烈的节奏动作被研制出来,当小组内的注意力被集合成外部的节奏,治疗师再次成为主导者。

3. 内部幻想

进入特殊儿童世界的方法是多样的,可以通过仔细聆听、观察动作、提出问题或将想象转变成具体事物来进入他们的世界。通过幻想,特殊儿童可以拥有更加强烈的感觉来控制一些常常令他们恐惧的象征性内容。斯库普坚信在集体环境中,可以将个人力量和集体力量整合,一般通过参与者扮演各种不同的角色来表现。

4. 即兴创作并制订活动计划

斯库普坚信,当特殊儿童允许他们的身体自然地、没有防备地即兴动作的时候,他们已经能够进行自我职责和自我监督的活动计划制订了。因此,帮助特殊儿童将他们有意义的方面复制到计划好的和不断重复的即兴创作程序中是可以实现治疗目标的。斯库普认为:"即兴创作过程需要个体组织好自己的身体和大脑的能量……,当个体为他的表达规划出一个具有逻辑性的计划时,他就获得了更高的掌控技术。……但是即兴活动也是有局限的,也就是说,当这个活动不是遵循有条理的活动公式化时是值得注意的,即一个人的抵触情绪一旦被带进了身体,即兴创作就已经为它的治疗目的服务了。"[①](Schoop & Mitchell,1974)

二、人本主义取向的舞动疗法

阿尔玛·霍金斯(Alma Hawkins,1905—1998)的主要贡献是在人本主义理论的基础上,将意象、舞蹈元素、创造元素融合在一起形成了人本主义取向的舞动疗法。罗杰斯关于结构一致和心理成熟的观点包含了公正、创造性和责任感。根据他的观点,健全的个体对新经验是不设防御的,能够创造性地处理现在和过去的境

---

① Fran J. Levy. Dance Movement Therapy: A Healing Art[M]. Revised Edition. Reston. VA: American Alliance for Health, Physical Education, Recreation & Dance, 2005: 70-71.

遇。而特殊儿童没有健全的机能，他们缺少对社会责任感以及平等关系的认知能力。人本主义取向的舞动疗法注重特殊儿童独特性和社会性的发展，强调特殊儿童是一种自由的、有理想的生物，其行为主要受自我意识支配，特别是他们具有发展的潜能和自我成长的需要。

（一）产生背景

霍金斯从1953年到1974年任洛杉矶加州大学（U.C.L.A.）舞蹈系的主任。1963年，她将舞动治疗引入加州大学。在执教期间，霍金斯通过对艾德蒙·雅各布森（Edmund Jacobson）的放松技巧、罗伯特·奥恩斯坦（Robert Ornstein）的认知方法，以及恩吉利·格德林（Eugene Gendlin）的内部感知觉等研究结果的探究，提高了她对创造性艺术治疗本质的理解。霍金斯说："怀特豪斯和我有很多共同的想法，我们有很多共同点而且我认为很多都来自于对方的观点，我们最基本的想法是相同的，但有时使用的方法不同。"①（Hawkins,1985）

玛西亚·利文萨尔（Marcia Leventhal）是纽约大学的教授，她是这样描述霍金斯的治疗观点的："我们总是回到霍金斯最基础的前提上：内在天赋和创造性存在于每个个体，只是等待着有人来指引和塑造。霍金斯将她的一生都致力于舞蹈艺术，她坚信对于个体来说没有比舞蹈艺术让人更快地、更真实地挖掘他们全部潜能的方法。霍金斯说：''一种基本的动作进程能够实现治疗疾病的目标，这个进程带来了很多的变化。这个进程事实上是一种创造性的进程，它能够比较简单地朝着美学的目标和收获艺术的方向发展。对我而言，不管是在艺术探索还是在舞蹈治疗方面最基本的进程都是相同的。'霍金斯相信只要创造性的进程是建立在内在情感和意象之上的，治疗效果就会出现。"②（Leventhal,1984）人本主义取向的舞动疗法强调特殊儿童创造力的发展，舞蹈创造不只是为了了解特殊儿童的本性，更重要的是帮助他们寻求更好的成长经历，关注自我，建立与他人平等的关系。

（二）治疗技术

霍金斯把力量元素、空间元素、时间元素看作是构成动作的重要组成部分，和其他舞动治疗开拓者一样，她研究这三个组成部分的两极和范围，如大—小、强—弱、快—慢动作背后隐藏的心理问题。这导致了身体动作范围和模式的灵活性，通

---

① Fran J. Levy. Dance Movement Therapy: A Healing Art[M]. Revised Edition. Reston. VA: American Alliance for Health, Physical Education, Recreation & Dance, 2005:73.

② Fran J. Levy. Dance Movement Therapy: A Healing Art[M]. Revised Edition. Reston. VA: American Alliance for Health, Physical Education, Recreation & Dance, 2005:75.

过这个灵活性可以帮助特殊儿童建立一个认知和经验的最佳方式。这个方式可以通过放松和意象的方法来实现。霍金斯相信放松是影响着特殊儿童认知的一个非常重要的因素。通过舞蹈可以达到放松的目的,特殊儿童会专注于内在的自我,而且创造出一种与之前经验和记忆轨迹相关的情感联系。一个处于放松状态的特殊儿童可能会发现和释放其创造性和自然的原始能量,治疗师必须无条件地接纳并认可由创造带来能量的本来面目。这时治疗师会尽全力观察所有发生的情况,或者也参与进来以获得有关运动物质到底怎么样、接下来该如何发展等治疗思路。在这里,舞动疗法的专业训练在理解特殊儿童的放松运动上就变得很有必要,如范围、限制、表达动作质量、个人意义、象征意义都需要详细学习,以便了解放松本身以及它在舞动治疗中的作用。霍金斯将意象看作是个体发展的经验,从具体到抽象,特别是将意象用作协调特殊儿童内部感觉和创造进程的手段之一。霍金斯作为医生、艺术家、教育家、舞动治疗专家的经验影响了第二、第三代舞动治疗家,这为后来人本主义学派舞动治疗的研究做了背景的铺垫。[1]

三、多式联运舞蹈疗法

多式联运舞蹈疗法(Multimodal Dance Therapy)又称多式联运心理疗法(Multimodal Psycho-Therapy),是指通过不同的艺术形式如舞蹈、戏剧、音乐、绘画、雕刻、素描、即兴创作等多模式的舞动治疗方法。[2] 从特殊儿童舞动治疗的角度,该疗法的基本目标是指在一定的文化背景下,帮助特殊儿童通过艺术创作来表达自己对事件或体验的感受,实现、发掘自己的潜力,利用不同的艺术形式来促进特殊儿童的自我表达和成长,最终激发自我的治愈能力。

(一)产生背景

多式联运舞蹈疗法是由美国舞动治疗学家弗兰·J. 利维(Fran J. Levy)博士创立的。在 20 世纪 70 年代早期,利维博士把戏剧、音乐、绘画等形式运用在舞蹈治疗中,使舞蹈疗法更加丰富和完善。

利维博士最大的贡献是建立了一种以人为本的治疗理念,将创造性的艺术表达纳入引发治疗对象的成长过程中,从而让特殊儿童获得新的认知,走进自己生命的

---

[1] 参见 Fran J. Levy. Dance Movement Therapy: A Healing Art[M]. Revised Edition. Reston, VA: American Alliance for Health, Physical Education, Recreation & Dance, 2005:74-76.

[2] 参见 Fran J. Levy. Dance Movement Therapy: A Healing Art[M]. Revised Edition. Reston, VA: American Alliance for Health, Physical Education, Recreation & Dance, 2005:163.

本质。她将自己对于创造力和艺术的热爱归功于她的父母和老师梅丽莎·劳夫曼（Melissa Laughman）。利维的母亲是一名画家，也是一名舞者，利维向母亲学会了用绘画的形式来表达自己。此外，她的父母都喜欢写作，他们注重过程而不是结果。因此，利维在其父母所给予她的自由和富有创造力的艺术表达方式中成长起来。绘画、舞蹈以及写作都是她感兴趣的方式，最终，她可以得心应手地运用这些方式来研究舞动治疗。梅丽莎是利维的舞蹈教师，她以教授魏格曼的舞蹈方式和怀特豪斯的荣格舞蹈疗法深深影响了利维，让利维在舞蹈—治疗不同的领域中加以释放和转化。

（二）治疗技术

多式联运舞蹈疗法能够混合许多不同的表达方式，这些表达方式包括舞蹈与戏剧、绘画、音乐、写作及其他艺术形式的融合。这样的融合是一种独特的综合治疗方法，具有无限的潜力。

1. 舞蹈与戏剧的融合

舞蹈与戏剧融合的根本目的是启发特殊儿童的自发性和创造性能量，鼓励他们通过即兴动作、角色扮演与心灵对话，这里儿童会利用口头语言和肢体语言进行交流。曾经发生的特殊事件的身体记忆、未完成的事件、幻想等或多或少地可以通过这些类似于真实生活的场景将内部心理过程外化。这一技术要根据特殊儿童的实际情况而定，它不仅表现在使用的工具如场景设置、演员角色、表演和分享上，而且表现在治疗中的角色交换、镜像的具体使用上。角色扮演为舞动治疗提供了一种媒介，使特殊儿童能够接近他们的无意识情感。戏剧中的身体动作以及对话表演使他们与内在冲突联系起来，释放、转换这些被冲突紧紧捆绑的情感，并让他们能够通过有组织的动作行为表达出来。

有时，治疗师也可能通过扮演其中的一个角色帮助特殊儿童宣泄情感，当治疗师扮演的角色是与特殊儿童有重要关系的人时，一定得小心翼翼地完成。这可能会唤起他们受伤的回忆并且会使他们再度受伤。当这样的情感如愤怒、无助感投射到治疗师身上时，特殊儿童有可能会将治疗师看作是"敌人"，并且可能感到在这个空间里没有任何可以保护他们的人。这样对特殊儿童以及治疗师来说都是处于一个危险的境地。在这种情况下，治疗师的应对技巧显得尤为重要。为了缓和这种激烈场景，使治疗进程继续，治疗师会问这样的问题："你感觉打我开心吗？""你想要添加一些声音或是动作吗？""你能用身体姿势来表示对我的不满吗？"角色扮演对于主角和其他人都有激励的作用,并且能使所有参加表演的特殊儿童的情感得到疏解和宣泄。在这个阶段,治疗师可以鼓励两个截然相反的主题之间的角色转换。特殊儿童可能会被要求通过使用截然不同的动作质量的角色扮演来创造一个戏剧故事。例如,一名特殊儿童扮演的是"推"的角色,接着转换为"拉"的角色,反复地进行这样的角色逆转体验,与此同时,除了身体动作的使用,治疗师还会展开关于"拉"与"推"的相关问题。

2. 舞蹈与绘画的融合

舞蹈与绘画融合是多式联运舞蹈疗法中的另一治疗技术,该技术的价值首先阐明了舞蹈、绘画作为治疗师与特殊儿童治疗关系构建的媒介,将特殊儿童的经验转化为自身特殊的需要;其次,舞蹈、绘画是一种非言语的表达方式,从特殊儿童的作品中能够了解他们的内心世界、情感和性格特征等;再次,它让特殊儿童产生联想,创造出不一样的心理能量流动,让流动的心理能量在舞蹈和绘画之间相互交替、相互引导、相互联结。

在中国特殊儿童舞动治疗的实践中,结合中国特殊儿童教育和康复的需要,运用多式联运舞蹈疗法收到了较好的治疗效果,下面是笔者和上海市闵行启智学校范静叶[①]老师应用舞蹈与绘画融合技术的"认识动物"案例片断,来说明这一治疗技术是如何帮助特殊儿童增强心理能量转换的调控能力的。

【案例 4 - 6】

亦舞亦画

在"认识动物"的活动中,治疗师首先让特殊儿童观看这些动物的短片,初步了解这些动物的外形特征和生活习性,或利用静态图片指导他们观察。接着,引导他们一边说一边用肢体动作来表达动物的形态,培养其主动认知事物的能力和创造想象能力。治疗师常常会问"这幅画面里有什么动物?""它们的外形有什么不同?""你们能做一做小动物的动作吗?"之类的问题,注重与主题活动相融,突出教学特点,引领特殊儿童进入一个由知到行的探究过程。例如:在认识蜗牛、蝴蝶、小熊的活动中,有的儿童会趴在地上模仿蜗牛的爬行(见图 4-10),有的趴在桌上来表示蜗牛蜷曲的壳(见图 4-11);有的模仿身姿优雅的蝴蝶(见图 4-12);有的踏着重重的脚步,模仿小熊笨拙地走路(见图 4-13)……特殊儿童学习的积极性很高,它

---

① 范静叶(1981—),上海人,小学高级教师,现就职于上海市闵行启智学校。

们在即兴的动作创造中情绪高涨、轻松愉悦,心理能量得到了释放,这样的活动情景,通常可以顺利进入绘画心理能量的转移和分配中,帮助他们逐渐增强对自身心理能量转换的调控能力。

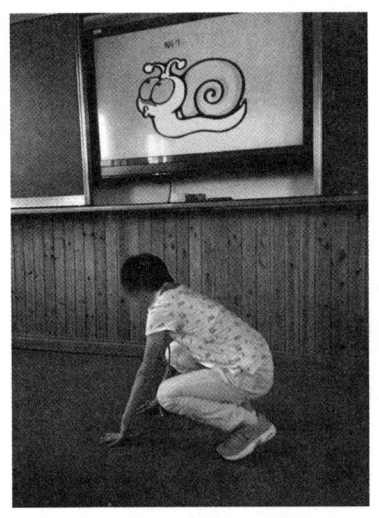

图 4-10　坚持不懈的蜗牛

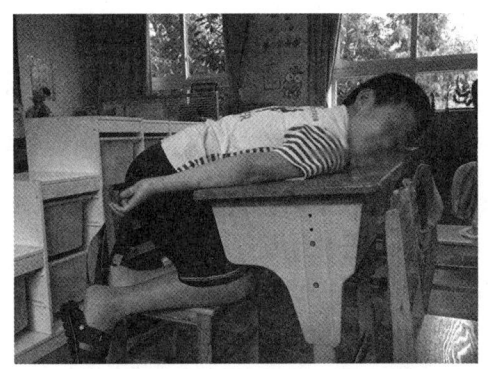

图 4-11　蜗牛到哪都背着"家"休息

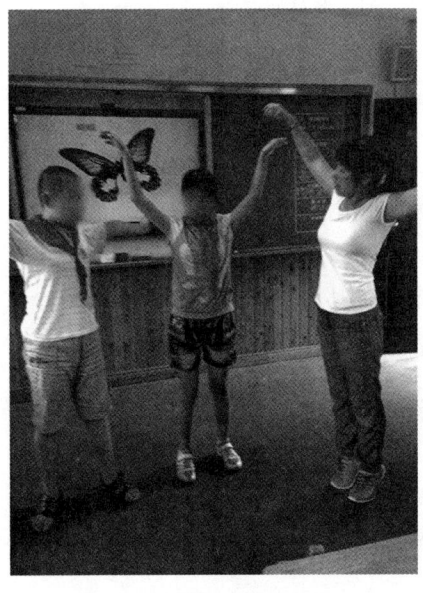

图 4-12　身姿优雅的蝴蝶

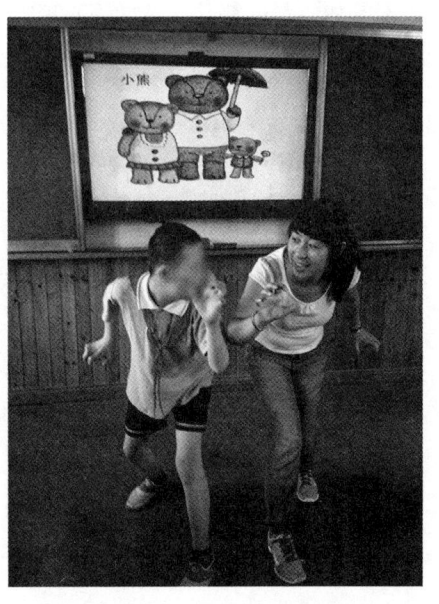

图 4-13　身临其境的小熊舞

在接下来的治疗过程中,多数特殊儿童的身体记忆呈现出向上一阶段递进预期的转移,他们将自己探索的行为表现展示在绘画中。例如:有的儿童画出小熊和美丽的森林,把森林涂成了五颜六色,通过丰富的色彩表达了自己对美好大自然的向往;有的画出各种各样的新式武器来对抗坏人,保护好自己的家园;有的画出蜗牛的一家,这一家蜗牛的眼睛又大又圆,儿童说:"爸爸背着孩子,要睁大眼睛看路,孩子睁大眼睛看着母亲手上的棒棒糖!"投射出对幸福和谐的家庭生活的向往。特殊儿童的想象创作有时会带来独特而意想不到的惊喜。

该案例片段说明,如果给予特殊儿童外在肯定的评价并尊重他们的兴趣,很多问题都容易得到解决。当特殊儿童能够自由地以各种方式来表达自我时,他们便具有了一种内在的心理自由。这样的心理自由能让特殊儿童可以随心所欲地运用,包括发表他们的观点、想象和做出身体动作。

谈及目前我国特殊儿童舞动治疗研究的现状,我们发现,在学校背景下,和一线教师密切合作,将特殊儿童的障碍特征聚焦于课堂,利用舞蹈、戏剧、绘画等对其进行综合干预时,能较好地发展他们的创造思维能力和社会交往能力,最终能取得显著的干预效果,有效地减少特殊儿童的问题行为,同时,教师自身的素质也在长期的教育康复实践中获得很大的提升。

当我国特殊儿童舞动治疗的方法处于早期的实践阶段时,可以通过科学的假设,以大量的个案实践形式进行研究并量化,逐步形成阶段性的理论总结描述,并在发展中不断完善和扩展。这在理论最初的形成发展过程中是常见的。只有当这种理论和模式被稳定地建立起来,并且又回归到临床实践中被普遍认可时,假设才能形成并被证实。这是一个在我国特殊儿童舞动治疗领域发展过程中艰难的阶段,介于这样的情况,就要求研究者持续观察并描述舞动治疗方法在中国本土化实践进化过程中的改变和疗效。

第五章　智力障碍儿童的舞动治疗

我国在2006年的第二次全国残疾人抽样调查使用的残疾标准中,对智力障碍的定义为:"智力残疾是指智力显著低于一般人水平,并伴有适应行为的障碍。此类残疾是由于神经系统结构、功能障碍,使个体活动和参与受到限制,需要环境提供全面、广泛、有限和间歇的支持。智力残疾包括在智力发育期间(18岁之前),由于各种有害因素导致的精神发育不全或智力迟滞;或者智力发育成熟以后,由于各种有害因素导致的智力损害或智力明显衰退。"[①]

在我国,由于智力障碍儿童在智力、身体及言语发育等方面存在缺陷,因此丧失了大量像普通儿童一样去接触社会、学习知识的机会,从而又使他们的发育和发展进一步受到限制。舞动治疗可以为智力障碍儿童提供认知经验,丰富认知对象,使他们有更多的机会获得对事物本质的认识。舞蹈的动作性、审美性、主体身心参与性等特征,也为他们改善缺陷提供了基本的身体条件。舞蹈的复杂性,远远不止观察到的外显动作行为那么简单。从外显动作的产生、执行、结果等各个环节来看,在舞蹈背后隐喻着智力障碍儿童的动作行为动机。我们可以从他们的外显动作行为、生理功能和心理功能要素间的关系出发,通过舞动治疗促进其认知、情感、社会性和个性等心理素质的发展。针对智力障碍儿童的康复与治疗,人们正在不断地探索更合适、更有效的方法,当然,这需要多学科、多种专业人员共同努力和配合,才能收到理想的治疗效果。

本章将重点介绍智力障碍儿童舞动治疗计划的制订,并在此基础上结合相关案例探讨舞动治疗计划实施方案的初始设计、干预过程及效果评价。

第一节　智力障碍儿童舞动治疗计划的制订

在智力障碍儿童舞动治疗计划的制订过程中,既要从整体上看待他们,兼顾其身体、心理、社交、行为及生活的各个方面,又要充分了解个体现有的能力及发展情

---

① 刘春玲,江琴娣.特殊教育概论[M].上海:华东师范大学出版社,2008:81-82.

况,以便有针对性地制订个别治疗计划,并适时进行修整;同时,要以前瞻性的眼光考虑智力障碍儿童舞动治疗计划制订的目标、原则和策略并付诸实施。

一、治疗目标

智力障碍儿童舞动治疗的终极目标在于发展智力障碍儿童的身心机能,克服身心缺陷;教授生活的基本知识,使其能够具有处理自身事件的能力;教授与他人建立和谐人际关系的技巧,增强其社会适应能力并且提高他们的生活质量。智力障碍儿童舞动治疗的终极目标是一个总目标,鉴于此,应根据轻度、中度和重度智力障碍儿童不同的身心机能发展水平,制订不同的治疗目标。

（一）轻度智力障碍儿童的舞动治疗目标

轻度智力障碍儿童智商在 55～70 分之间(以韦式智力测验为例),同时具有轻度的社会适应障碍。多数轻度智力障碍儿童在入学后才被鉴别,也就是当他们不能完成困难的学业任务时才会被发现,早期教育对于他们来说非常重要。一般来说,他们具有基础的学业技能,可以达到普通儿童六年级的水平,有基本的日常生活自理能力和交往能力,有一定的自我价值观念。然而,由于轻度智力障碍儿童自身的特点,他们往往会因遭遇到失败而产生消极情绪。这种消极情绪导致他们在许多活动中与他人发生冲突,进而失去自信。因此,轻度智力障碍儿童治疗目标的制订应考虑对他们的自我意识、动作协调和社交动机等方面能力的训练,提高他们的自尊心和自信心。下面以案例 5-1 来说明:

【案例 5-1】

轻度智力障碍儿童,梦梦,女,2003 年 4 月出生。父母没有稳定的工作,收入较低,均为初中毕业。梦梦有一个 3 岁的弟弟(普通儿童),父母对弟弟的关爱较多。梦梦动作不协调,胆子较小,有依赖性,面对任务时会常说"我不行""我不会"。接受事物的速度慢,表达能力很弱。针对这样一位自信心缺乏、表达能力弱的轻度智力障碍儿童,我们为其制订了以下目标:

长期目标:

(1) 能用连贯的句子表达自己的情感和愿望。

(2) 生活能基本自理。

(3) 建立自信心,主动参加集体活动。

中期目标:

(1) 能听指令做动作。

(2) 能用言语表达"我想……""我会……""我要……"。

(3) 能在 40 分钟的治疗中,集中注意力达到 20 分钟。

(4) 能参加大部分的集体活动。

短期目标:

(1) 能模仿他人的姿势和动作,增加身体协调能力。

(2) 识别身体感觉,知道身体各部分的作用,增强动觉意识。

(3) 在他人的帮助下,愿意学习日常生活技能。

(4) 愿意与他人身体接触,具有合作意识。

(二) 中度智力障碍儿童的舞动治疗目标

中度智力障碍儿童智商在 40～50 分之间(以韦式智力测验为例),同时具有中度的社会适应障碍。这类儿童在学前阶段就会表现出明显的发育迟缓,容易存在健康和行为方面的问题。虽然他们具有一定程度的生活自理能力和简单的语言能力,但由于在社会适应性行为方面存在实质性缺陷,而这些缺陷又会导致其在自理能力、社会交往能力等方面的限制以及过激行为等。因此,中度智力障碍儿童治疗目标的制订应考虑简单化的常规程序的设计。下面以案例 5-2 来说明:

【案例 5-2】

中度智力障碍儿童 Y,男,13 岁。Y 在言语方面发育迟缓,构音器官不灵活,表达不清晰,对言语理解能力差,交流困难;在与同学的互动中不能以适当的方式表达自己的情感,会用双手掐住同学的脖子,或是抓住同学的头发,大声持续地叫喊表示他喜欢这个人;如果受到环境的刺激,会啃咬自己的手臂或是用身体攻击他人,脾气倔强、固执,不合群。面对这样一个以语言障碍、自伤为主、情绪失控的中度智力障碍儿童,我们为其制订了以下治疗目标:

长期目标:

(1) 能理解生活中的常用指令,并能听指令行动。

(2) 能用言语进行简单的交流。

(3) 提高自信心与自制能力。

(4) 能融入集体生活,并在活动中与同伴友好相处。

中期目标:

(1) 加强双音节词的发音训练,提高语言理解能力。

(2) 能执行连续两个以上动作的指令。

(3) 能用简单语言表达自己的需求和愿望,如"我想和你玩"。

(4) 愿意学习简单的人际交往技能。

短期目标:

(1) 能辨识身体冲动行为。

(2) 愿意参加构音器官运动操和声母发音矫正训练。

(3) 能执行单一动作指令。

(4) 在成人的帮助下,能与他人做握手、拥抱等交互动作。

(三) 重度智力障碍儿童的舞动治疗目标

重度智力障碍儿童智商在 25~40 分之间(以韦氏智力测验为例),同时具有严重的社会适应障碍。这类儿童在出生后不久就可以被确诊。他们一般严重缺乏生活自理能力和沟通能力,因此重度智力障碍儿童治疗目标应集中在生活自理、简单言语沟通和与人交往方面。下面以案例 5-3 来说明:

【案例 5-3】

重度智力障碍儿童娜娜,女,6 岁,各方面发育严重迟缓。不会使用勺子吃饭,饿的时候用手在碗里或是锅里抓东西吃,经常被烫伤;从不主动和人打招呼,对老师的关心感到恐惧;不喜欢动,体型偏胖。针对娜娜的情况,我们为其制订了以下目标:

长期目标:

(1) 能用勺子吃饭。

(2) 能用言语表达"你好""谢谢"等。

(3) 积极参加各种娱乐活动。

中期目标:

(1) 能手眼配合用勺子舀饭,体验成功感。

(2) 被叫名字时能应答。

(3) 当有需求时,能发出相应的肢体表达信号。

(4) 在成人的引导下,愿意参加集体舞活动。

短期目标:

(1) 愿意练习抓握勺子技能,探索希望和需求。

(2) 被叫名字时有反应。

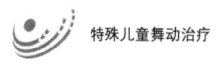

(3) 能与熟悉的人进行身体接触和目光交流,减少防御机制。

(4) 在成人的要求下,愿意参与舞蹈/动作活动。

二、治疗原则

由于智力障碍儿童障碍程度不同,对他们进行舞动治疗时除遵循一般舞动治疗的原则外,还必须遵循以下原则:鼓励关爱原则、区别对待原则、肢体对话原则、直观形象原则、重复训练原则、补偿矫正模式原则。

(一)鼓励关爱原则

所谓鼓励关爱原则,是指在舞动治疗的过程中,治疗师应表明肯定、接纳、鼓励、支持的态度,在爱的语境中,让他们感受到自己的进步和成功,增强自信心。智力障碍儿童的自我意识很脆弱,治疗师一个友善的眼神、一句宽慰的评价、一次温柔的抚摸都会对他们的心理产生积极的影响。即使舞动治疗的过程不顺利或是治疗效果不明显,也要让他们感觉到自己不会受到指责,治疗师是喜欢他们的。在这样的良好气氛下,有一些智力障碍儿童会立即加入到某个舞蹈活动中,还有一些则会选择等待。对于后者,治疗师应给他们足够的时间,耐心等待他们能够鼓起勇气,最终加入到群体中来。这样的治疗过程呈现出了不同程度的紧张、亲密、欢笑和分享。为此,治疗师要以爱心去对待他们,通过积极的身体互动来支持和鼓励智力障碍儿童的创造性,帮助他们重新了解、熟悉自己的身体,并对周围的人和物产生敏感度。舞动治疗为积极的互动提供了机会,这些互动与治疗师的鼓励构成了一种激励机制,来强化智力障碍儿童的适应性行为。

(二)区别对待原则

所谓区别对待原则,是指治疗师要考虑到智力障碍儿童的个体差异,在制订舞动治疗计划时要根据他们的特点和需要加以区别对待,为他们设计能够达到的目标,采取适用于他们的治疗技术等。个别差异主要体现在个体间差异和个体内差异两个方面。个体间差异主要表现为:障碍程度的差异,如轻度、中度、重度和极重度;神经活动类型的差异,如兴奋型、抑制型等;需要兴趣差异和学习能力差异等。个体内差异是指同一个体内部的发展存在差异。例如,智力障碍儿童甲的肢体运动能力较强,而在语言和数学能力方面表现较差;智力障碍儿童乙的语言表达能力较强,会做简单的加减法,但在买东西、算账等解决实际问题的能力上表现得很欠缺。舞动治疗师必须能发现并尊重智力障碍儿童的个体差异,在治疗过程中能区别对待。

(三) 肢体对话原则

所谓肢体对话原则,是指鉴于智力障碍儿童在言语交流上有质的缺损的特点,从而利用肢体交流发现其问题、挖掘其情感及潜能,并通过肢体动作加以解决,提升他们肢体行为的管理能力。由于受到认知发展的影响,智力障碍儿童会表现出动作和言语表达不一致的问题,又不为人所理解,这些会令他们非常沮丧。通过细腻的肢体动作之间的互动,能给治疗师提供一条了解智力障碍儿童的途径,同时也可以帮助智力障碍儿童表达情感和需要,判断和相信自己的感知觉,发现日常生活中的肢体变化和他们所面对这些困难之间的关系以及理解他们动作行为的喻义。例如,在集体舞活动中,学习点头、挥手、牵手、拥抱等社会交往动作,或是让其站在掌控中心位置(在圆圈中心)以肢体动作导引其与同伴对话,使他们确认自己的身份以及增强肢体动作的自我体验,并把这种体验泛化到实际生活中去。

(四) 直观形象原则

所谓直观形象原则,是指针对智力障碍儿童表象贫乏、想象力差等特点,在舞动治疗过程中提供一种直观、实践的认知模式,为他们提供看一看、摸一摸、听一听、跳一跳、滚一滚的机会,帮助他们集中注意力,提高参与活动的积极性,促进其动作表象的形成和认知的发展。值得注意的是,治疗师要用简明、生动、带有启发性的语言和动作示范引导智力障碍儿童观察、体验,同时要教会他们用口头语言和肢体语言表达情感,有意识地发展他们的抽象思维。

(五) 重复训练原则

所谓重复训练原则,是指从智力障碍儿童的实际情况出发,选择具有结构性、重复性、实用性和趣味性特征的学习内容,有计划地进行动作或行为的重复训练。智力障碍儿童从一个动作或行为发展到另一个动作或行为会是一个比较漫长的过程。对他们来说,除了要学习动作或适应性行为,对于那些潜在的、伴随他们心理发展过程的探索也是非常重要的。治疗师要努力营造顺应智力障碍儿童心理发展的治疗环境,结合鼓励关爱、直观形象等原则引起其训练兴趣,使他们内心得到积极强化,促进他们心理健康发展,培养他们正确的生活习惯和生活态度。

(六) 补偿矫正模式原则

所谓补偿矫正模式原则,是指治疗师对智力障碍儿童的身心缺陷状况要有全面的了解，并在此基础上制定适用于他们的补偿矫正模式。例如：智力障碍儿童 J 精细动作能力较差，但语言能力较强。在舞动治疗中，首先利用语言交流模式，在与他求知方式吻合的治疗中取得成功体验之后，再以肢体训练模式为主，辅助其治疗；智力障碍儿童 L 音乐能力较强，但阅读能力差，可以利用其偏好的音乐模式增强治疗优势，帮助其发展阅读能力。

三、治疗策略

针对智力障碍儿童制订的舞动治疗策略，是在理论积淀和实践经验的基础上形成的，我们探索了三种具有可操作性的治疗策略：调控策略、能力综合训练策略、生活匹配策略。

（一）调控策略

调控策略是指为了有效地干预治疗智力障碍儿童缺陷而采取的各种行动策略，这些策略包括：治疗场地调控、活动量调控、问题情境调控、行为问题调控。

1. 治疗场地调控

在选择智力障碍儿童舞动治疗场地时，既要全面考虑安全性和大小，也要考虑媒介内容的使用。就室内治疗场地的安全性来讲，地面不能太硬或太软，一般选择木制的地面；室外活动一般在操场或平整的地面上进行，有效减少安全隐患。治疗场地的大小应让每个智力障碍儿童都有适当的活动空间，并有开展类似舞蹈、游戏、体育竞赛等活动需要的媒介物。媒介内容可分为固定的和移动的：将固定的如钢琴、钻爬、走平衡等大型媒介摆放在治疗室的一侧或是四周，尽可能利用治疗室的每个角落；而移动的如玩具、铃鼓、纱巾等小型媒介则要根据个案的需要，及时灵活地给予提供。由于智力障碍儿童大脑皮层接通机能弱，注意力分散，故媒介不宜过多，但要有新颖性和趣味性。

2. 活动量调控

应根据智力障碍儿童的身体机能、运动行为、认知、个性等特征进行合理的活动量安排，不宜过强或过弱、过多或过少，要对其身体运动的强度和密度综合加以考虑，注意合理搭配与量的适时调整。此外，要注意在动与静、快与慢、轻与重交替的活动状态中，保持一定的运动节奏。针对一些身体不能移动的重度智力障碍儿童要运用多种治疗手段，利用连续强化、消退、间歇强化等方式来激起他们参与活动的兴趣，使他们保持适度的运动状态和心理能量。

3. 问题情境调控

智力障碍儿童一般不会主动提出自己关注的问题,主要是由于其生活经验贫乏和认知的局限。因此,治疗师要利用多种途径创设问题情境,通过舞蹈、游戏、唱歌、讲故事等方式为他们提供支持,让他们带着问题去参与治疗活动,引导他们在探索发现和解决问题的过程中构建自我概念、发展思维并达到提高治疗效果的目的。例如,两位治疗师面对面蹲下,将双手相搭成"山洞",治疗师提问:"山洞很低,我们要是站着,身体就钻不过去,那怎么才能让我们的身体钻过去呢?"有的儿童说"低下头",有的说"滚过去"……孩子们兴趣很高,带着自己的答案在"山洞"下钻来钻去。通过此问题情境的调控,提升了孩子们的探索意识。

4. 行为问题调控

智力障碍儿童的行为问题与其生理、心理、社会等多方面的因素有关。一般来说,对智力障碍行为问题的调控策略包括调控缺失行为和过度行为两个方面。缺失行为是指应该发生的行为却很少发生或根本不发生。针对缺失行为的主要调控策略包括强化、示范模仿法、塑造法、代币制、自我控制等等。例如:兵兵不喜欢运动,假设他参与了某些舞蹈活动,那么,使用强化、代币制、自我控制等对他都是有用的;如果某些中、重度智力障碍儿童有严重的分离焦虑症,当照顾者离开后,没有哭闹行为,那么示范模仿法、塑造法等促进策略对于他们是很有效的。过度行为是指通常不应该发生的行为发生过多。对于过度行为的调控策略,包括正惩罚、隔离、消退、刺激控制等。例如:彤彤喜欢参加集体活动,但她的一个行为问题是用手掐同学。在集体舞活动中,如果她不用手掐同学,治疗师要及时给予肯定和表扬,并让她主动邀请同伴跳舞;但一旦该问题行为出现,治疗师便将其进行适当的隔离。经过两个月的舞动治疗,彤彤用手掐同伴的问题行为明显减少。

(二)能力综合训练策略

能力综合训练策略是指对智力障碍儿童的运动、感知、认知、言语等能力综合起来的训练。可以在他们已有的功能水平上展开,并有针对性地对其进行补偿,以帮助他们弥补功能缺陷。

1. 运动、感知与认知能力的综合训练

智力障碍儿童的活动几乎都需要眼手协调,要用眼睛看、用耳朵听、用脑子想、用身体各个部位表现动作等。从运动能力方面的粗大运动到精细动作的训练,都需要与视觉、听觉、触觉等感官机能配合,同时还需要他们的注意力和记忆力的协

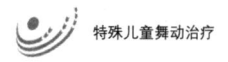

同运作。跳舞、唱歌、游戏、讲故事、认识颜色和绘画等可以促进他们在运动、感知、认知方面综合能力的提高。

下面的"小青蛙跳一跳"主题系列舞动治疗活动,可以帮助我们理解如何在由浅入深、循序渐进的过程中使智力障碍儿童的综合能力得到提高。

主题:小青蛙跳一跳

第一次　活动设计　小青蛙捉害虫

治疗目标:

(1)能做向上、向前的跳跃动作,提高腿部屈伸跳的协调性及脚部落地时的身体平衡感。

(2)获得成功感和满足感。

治疗形式:集体治疗。

治疗技术:动作模仿、镜面反射、角色扮演、呼吸练习、即兴创作等。

活动准备:

(1)儿歌《小青蛙捉害虫》。

(2)一根挂满弹性塑料小虫的绳子。

活动步骤:

(1)出示小青蛙捉害虫的图片,引起学习动机。

(2)移动图片,引导儿童用眼睛追视,同时念儿歌《小青蛙捉害虫》:小青蛙弯弯腿,跳一跳,捉害虫,跳一跳,摇摇臂,张大嘴巴吃害虫。

(3)模仿腿部屈伸跳动作。具体做法为双脚大八字步屈膝、半蹲,接着双脚用力蹬腿跳起,再落地,双手平伸手掌着地。

(4)在掌握(3)之后,做手臂自然向上伸展、手心抓握动作。

(5)当儿歌响起,孩子们做向上跳跃的动作;儿歌停止,结束动作。

(6)通过屈伸跳的动作将绳子上的害虫捉下来,在儿歌的伴奏下,边念儿歌边即兴舞动。

通过"小青蛙捉害虫"活动,治疗师发现,受腿部力量的限制,很多智力障碍儿童跳不高,跳不远。但是在治疗师的不断鼓励下,每个孩子都捉到了害虫,从中获得了成功感和满足感。接下来,治疗师设计了一些有利于提高腿部力量的舞蹈活动。

第二次　活动设计　我是青蛙小司机

治疗目标：

(1) 能用手将黄豆捡起，放入袋子。

(2) 能连续做深蹲动作，提高腿部力量。

(3) 能有合作意识。

治疗形式：集体治疗。

治疗技术：动作模仿、镜面反射、角色扮演、身体动作探索、即兴创作等。

活动准备：

(1) 音乐、黄豆、弹跳床等。

(2) 在舞动治疗室的一侧拉数根挂满彩条的绳子，绳子的高度在儿童半蹲行走时的头部上方。

(3) 在舞动治疗室另一侧的地面上画一条蓝色的"小河"。

活动步骤：

(1) 儿童用手将黄豆捡到小袋子里，装满后，治疗师将两袋黄豆分别绑在儿童的小腿上。

(2) 两人一组，一人模仿小司机，另一人抱住前面同伴的腰（可以角色转换）。当音乐响起时做"起步"动作，音乐停止时做"刹车"动作，练习腿部向前蹬地动作。

(3) 经过"小河"时模仿半脚尖走；经过挂满彩条的"小树林"时模仿半蹲走；当治疗师"1、2、1……"口令声喊起时模仿小跑步；当音乐响起时，即兴创作"我是青蛙小司机"。

(4) 到达目的地后，在弹跳床上开心地跳跃舞动，舒展腹部和腿部。

"跳跃"和"蹲走"对于很多智力障碍儿童来说，是比较难掌握的动作，在分别解决了基本动作的难点之后，治疗师又设计了"小青蛙回家"活动，引导他们认识颜色，从而达到综合能力训练的目的。

第三次　活动设计　小青蛙回家

治疗目标：

(1) 能连续向前跳跃。

(2) 认识三种颜色。

(3) 增强身体行为意识。

治疗形式：集体治疗。

治疗技术：动作模仿、镜面反射、呼吸练习、即兴创作等。

活动准备：

(1) 儿歌《颜色歌》。

(2) 红、黄、蓝颜色的手套和相关颜色图片。

(3) 地面上画有红、黄、蓝颜色的大圆圈。

(4) 治疗室一侧的墙面上挂有红、黄、蓝颜色的房子图片。

活动步骤：

(1) 出示图片，认识红、黄、蓝三种颜色。

(2) 让儿童自由选择手套并戴上。

(3) 连续向前跳入和自己手套颜色一样的圆圈。

(4) 到达终点处找到和手套颜色一样的房子图片。

(5) 在儿歌《颜色歌》的伴奏下，即兴舞动。

本次活动设计为智力障碍儿童提供了讨论颜色代表各种情感的机会，显示当前问题和防御机制等，提高他们的自我意识，使连续跳跃的勇敢行为变为可能。

在"小青蛙跳一跳"为主题的舞动治疗活动中，治疗师为智力障碍儿童提供了捉害虫、矮子走、半脚尖走、跳圈、认识颜色、听音乐即兴创作等一系列的舞蹈活动，将智力障碍儿童的运动、感知、认知等能力综合起来进行训练，达到了较好的治疗效果。

2. 言语与沟通能力的综合训练

对于有言语理解能力而无言语表达能力的智力障碍儿童来说，可以通过舞蹈活动为他们设计言语替代的训练方法，来达到言语和沟通能力综合训练的目的，满足其在日常生活中与人交往的需要。例如身体语替代法，也可以称为手势语，它是以双手和整个身体的配合来完成交流的。有些智力障碍儿童对第一人称"我"和第二人称"你"存在认知上的混淆，治疗师以手势语和口语相结合的形式，来表述"我"（见图5-1）、"你"（见图5-2）的意思。在进行自我介绍言语训练时，可以用该儿童的某些特征来表示，如"我叫阳阳"，阳阳脸部有颗痣，就可用手指着自己的痣表示"我是阳阳"。用口语配合身体语言表达作为一种沟通的形式，符合智力障碍儿童直观形象记忆的特点，它使智力障碍儿童的言语、沟通能力和各部分感官协调能力得到了开发，达到了口、手、脑协同训练的目的。

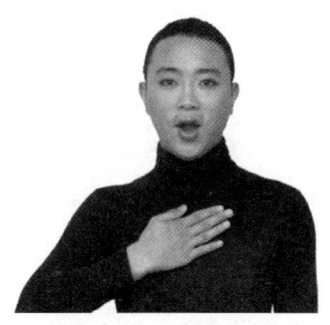
图 5-1 "我"的手势语
（一手掌心贴于胸前）

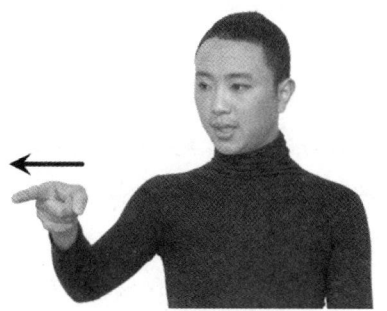
图 5-2 "你"的手势语
（一手食指指向对方）

（三）生活匹配策略

为了使智力障碍儿童学会日常生活的知识和技能,可以选择与他们的生活环境、生活年龄相匹配的各种舞蹈活动,并将治疗目标转化为以现实生活为"单元"的治疗目标。例如:"认识自己""出行安全""自理技能"和"沟通技能"等。治疗师从日常生活的内容选择到活动设计,都会潜移默化地影响智力障碍儿童。在设计舞动治疗计划时,治疗师应首先考虑制订出适宜的治疗目标,即希望通过某项舞蹈活动,达到怎样的目的,结合他们的身心特点、发展水平,预测儿童能否达到;其次,在进行同一内容系列活动时,其目标制订能否做到与智力障碍儿童的实际生活相联系。因此,我们尝试以重复操作、榜样作用和学会迁移等方法,帮助他们扩大运动能力,形成丰富的动作经验。

1. 重复操作

重复操作是指为了要向智力障碍儿童传递日常生活的知识和技能信息,必须进行大量的、重复的训练。治疗目标应与智力障碍儿童已有的生活知识相联系,每次训练内容不宜过多,要给他们充分的时间去理解和接受新事物。如针对某些中、重度智力障碍儿童的穿、脱裤子训练,均需治疗师手把手地辅助操作,跟随节奏有序地用双手从脚拍打至腰处,再从腰处拍打至脚处,在反复练习中,让动作变得熟练,最后能独立完成此项动作,为穿、脱裤子奠定动作基础。而针对一些轻度智力障碍儿童,可以让他们直接地模仿穿、脱裤子动作,通过一遍遍的舞蹈活动,认识自己在"自下而上"和"自上而下"的穿、脱裤子动作中的重要作用。在这些训练活动中,他们也许会发现重复操作与日常生活之间的因果关系,这成为提高智力障碍儿童日常生活运动技能最重要的方式,这种方式强调以他们的动作来获得经验的学习,即"动作经验"。

2. 榜样作用

榜样作用是指通过治疗师自身行为或同伴行为为智力障碍儿童提供行为榜样,通过榜样作用而习得某些行为活动,这些行为活动为智力障碍儿童提供了一个结构化的治疗环境。在舞动治疗中,很多治疗师和同伴都是智力障碍儿童的好伙伴。因此,治疗师和同伴是智力障碍儿童模仿的重要对象,他们从日常生活行为特征到心理行为特征等都会影响智力障碍儿童,同样包括社会行为。例如,治疗师说:"晨晨衣服穿得又快又好,像个解放军。"其他智力障碍儿童会以晨晨为学习的榜样。在榜样作用过程中,治疗师会抽出榜样行为的具体要素,并把这些行为要素恰当地运用于舞动治疗活动中,从而使智力障碍儿童产生共鸣,去感知与想象榜样的经历。

3. 学会迁移

学会迁移是指治疗师要引导智力障碍儿童将舞动治疗中学到的日常生活知识和技能用于实际生活中,这是舞动治疗的最终目标。鉴于此,治疗师要做好智力障碍儿童家长和教师的工作,经常与他们沟通,让他们同步了解孩子在治疗中的知识和技能掌握情况,让其家长和教师为儿童提供大量的日常生活实践的机会。例如,智力障碍儿童在"好朋友"集体舞活动中,已经掌握了如"招招手""点点头""握握手"等礼貌交流行为,教师和家长应及时帮助他们强化这些行为。

第二节 智力障碍儿童舞动治疗计划的实施

对智力障碍儿童实施舞动治疗,不仅要对个案的目标行为发生的情境及其功能进行分析,同时要运用个案的"质的研究"①方法做描述性的记录。根据个案目标行为和质的分析结果,来为智力障碍儿童制订具体的舞动治疗实施方案。智力障碍儿童的困难在于其心理年龄和实际年龄之间的差异,因此,在治疗计划实施的过程中应将知识性、趣味性和团体活动相结合,争取智力障碍儿童的主动参与积极配合,并且将知识与技能融会在其日常生活中,帮助他们克服躯体、社会、心理适应

---

① "质的研究"是以研究者本人作为研究工具,在自然情境下采用多种资料收集方法对社会现象进行整体性探究,使用归纳法分析资料和形成理论,通过与研究对象互动对其行为和意义建构获得解释性理解的一种活动。陈向明.质的研究方法与社会科学研究[M].北京:教育科学出版社,2000:12.

上的困难,最大限度地挖掘其潜能,促进其身心健康发展。下面以本章第一节轻度智力障碍儿童梦梦个案的舞动治疗为例,来具体介绍智力障碍儿童舞动治疗的实施过程。

一、舞动治疗方案的设计思路

根据梦梦舞动治疗的初期评估结果(见第三章第三节)和目标制订(见本章第一节案例5-1),我们为她设计了如下治疗方案。

(1) 运用学校与家庭相结合的舞动治疗模式,即利用梦梦所在的学校和家庭资源,进行融合治疗。

(2) 个别治疗和集体治疗相结合,每周两次,每次40分钟,通过一年的舞动治疗实现上述长期治疗目标(见本章第一节案例5-1)。

(3) 通过探求、发现、辨认、认同、联系等相应的舞蹈活动刺激梦梦的认知过程,帮助梦梦与他人发展友好的关系,改变退缩行为,提高自信心和自我意识,促进表达能力及自我价值的提升。

(4) 帮助梦梦家长接受梦梦智力障碍的现实,给予家长心理上的支持;帮助家长耐心应对梦梦在日常生活和学习中所遇到的各种问题,通过家庭自然情境训练梦梦的生活自理能力,建立融洽的亲子关系。

(5) 行为观察与记录。对梦梦行为的记录一般由舞动治疗师、教师、父母完成。记录内容中包含梦梦的目标行为频率、持续时间和质量。

①目标行为频率。目标行为频率是指特定时间内发生的目标行为次数,如梦梦在舞动治疗过程中的"主动语言交流""主动肢体接触""合作行为"等发生的次数。记录频率数据可依下表5-1:

表5-1 目标行为频率数据表

姓名:梦梦 治疗次数 目标行为	观察者:袁芳								
	第1次	第2次	第3次	第4次	第5次	第6次	第7次	第8次	第9次
1. 主动语言交流									
2. 主动肢体接触									
3. 合作行为									
4. ……									

②持续时间。持续时间是指一种目标行为从反应开始到反应结束所持续的时间,如梦梦在舞动治疗过程中的"专注力""独立模仿"等目标行为的持续时间。记录持续时间数据可依下表5-2:

表5-2 目标行为持续时间数据表

姓名:梦梦 目标行为＼治疗次数	观察者:袁芳								
	第1次	第2次	第3次	第4次	第5次	第6次	第7次	第8次	第9次
1. 专注力(分钟)									
2. 独立模仿(秒)									
3. 即兴动作(秒)									
4. ……									

③质量。有一些目标行为是不能用次数和频率来记录的,而只能使用好坏、强弱、轻重、快慢等来评估。记录梦梦舞蹈能力的行为评估等级,见表5-3。

表5-3 舞蹈能力评分标准

计 分	说 明
3分	能独自完成规定的动作、活动和要求
2分	需要他人口头的提示完成规定的动作、活动和要求
1分	需要他人身体的协助完成规定的动作、活动和要求
0分	不能完成规定的动作、活动和要求

梦梦由于受到自身发展障碍的制约,不仅在认知、言语、行为能力方面存在一定缺陷,而且体质低下,运动能力不足。对于其舞动治疗干预实施的重点是提高身体动作的协调能力和运动神经的功能,增强与他人的沟通能力,培养个人的自信心以及对自身优点、自身价值的认同。所有这些干预重点会聚焦于提高梦梦的智力水平和日常生活能力。值得注意的是,应随着治疗方案实施过程中的信息反馈,进行及时完善和调整。

二、舞动治疗方案的干预过程

针对梦梦自信心缺乏、自理能力弱的社会心理和行为问题,我们为其制订了长期、中期、短期的治疗目标。这里展示的是以主题"我能行"为例的第一至第四次的舞动治疗阶段记录,为我们制订智力障碍儿童舞动治疗方案提供参考。

主题:我能行

第一次　活动设计　我会吃饭

治疗目标:

(1) 感知手的力量和范围,提高控制自己手部动作的能力。

(2) 能在治疗师的协助下模仿动作,知道手的作用。

(3) 愿意练习使用筷子吃饭的生活技能。

治疗形式:个体治疗。

治疗方法:

(1) 精神运动疗法(动作模仿、支持和鼓励自我表现等技术)。

(2) 荣格舞蹈疗法(真实动作探索、自由想象、镜面反射等技术)。

(3) 完形动作疗法(安慰触碰、夸张、加强第一人称意识、投射道具等技术)。

(4) 经验性动作心理疗法(放松、集中身体焦点、口头语言、自由联想等技术)。

(5) 创造性舞蹈疗法(让身体动起来、情感支持、即兴与回应等技术)。

活动准备:儿歌《我有一双小小手》、铃鼓、餐具、棉花糖、爆米花等。

活动步骤:

1. 热身活动

热身活动阶段的主要目的是唤起梦梦享受身体行为的感觉,促进交流意识,排除紧张情绪,为主题活动发展奠定基础。

(1) 体验节奏。治疗师敲击着铃鼓走进治疗室,铃鼓的声音暗示治疗师的到来。这时梦梦抬起头,给了治疗师一个期待的笑脸。治疗师走到她的面前,拍了铃鼓四次,请她也拍四次。她用手掌轻拍一次铃鼓便停了下来,治疗师鼓励她再拍三次,她在犹豫中拍了两次后又停下。治疗师认为梦梦需要帮助,于是问她:"发生什么了?""你发现什么了?"梦梦没有回答。治疗师利用安慰触碰技巧轻轻提起梦梦的胳膊拍打着第四次,教会她理解活动的要求,同时让她在触碰铃鼓的过程中产生安全感和节奏感。当她的注意力被吸引至外部的铃鼓节奏时,治疗师继续成为引导者,用铃鼓轻拍着梦梦的肩、臂等身体部位,她咯咯地笑着。然后,治疗师利用真实动作探索技术引导梦梦跟随铃鼓的节奏用力地踩脚,自始至终牵着梦梦的手,似母亲安慰一样给予其支持。(这里主要使用的是完形动作疗法的安慰触碰技术与精神运动疗法的动作模仿技术,创造性舞蹈疗法的情感支持、重量等技术。)

(2) 感知动作质量。治疗师抓着梦梦的手用力打着节拍,增加了更多的强节奏,示意她跟着音乐的速度与节拍,她好像沉浸其中。这时,治疗师突然提高嗓门说:"这是我的手,那是你的手。"梦梦睁大眼睛看着治疗师。(这里主要使用的是完形动作疗法的加强第一人称意识技术。)事实证明,这种协调方法可以成功地引起她的注意力。当梦梦回应治疗师的动作时,这将是情感回馈重新调整的开始,以及更大认知回馈的形成。治疗师放慢了步子,尽可能地展开梦梦的肢体,做了弯曲和伸直、合拢和打开、上和下、轻和重等两极化表达的简单动作,使她能够好好体会当时的状态,不急于做下一个动作,让她发现和感受动作质量及动作间的联系。(这里主要使用的是完形动作疗法的夸张技术与精神运动疗法的动作模仿技术。)

(3) 模仿律动"我有一双小小手"。梦梦在治疗师的身体协助下完成了"我有一双小小手"的模仿活动,治疗师说:"梦梦真棒!""梦梦小手真能干!"完成一遍后立即使用正强化给她爱吃的糖果作为奖励。虽然是在他人的身体协助下完成,但是这对于梦梦来说已经是有进步的了。(这里主要使用的是经验性动作心理疗法集中身体焦点技术。)我们认为,对智力障碍儿童的正向行为应该多用鼓励,强调正强化效果的作用。要达到有效增强目标行为的效果,就应该在目标行为发生后立即使用正强化技术。尽量缩短行为与结果之间的评价时间,注重目标行为发生与强化结果之间的关联性。

2. 主题活动

主题活动阶段主要目的是找出身体语言线索,扩大、阐述动作和目的,用肢体语言或口头语言表达意象,将梦梦的情感带回自己身体的事实。一般从感官体验发展到象征性体验,最后到口头体验,允许主题材料的自然演变和发展。

(1) 观看课件、学习筷子的正常使用。可以参考以下步骤:第一步,右手拿筷子,大拇指和食指捏住筷子的上端;第二步,虎口和大拇指固定靠下的一根筷子;第三步,活动上面一根筷子,使其能和下面固定筷子的尖部合起来;第四步,活动上面一根筷子,使其能和下面固定筷子的尖部分开来;第五步,使用筷子尖夹取轻而大的事物;第六步,使用筷子夹取稍微有难度的食物。(这里主要使用的是完形动作疗法的投射道具技术,精神运动疗法的动作模仿技术,荣格舞蹈疗法的真实动作探索技术。)

(2) 指导梦梦用筷子将碗里的棉花糖取出,然后说"我会吃饭""我会用筷子",

之后将食物放入自己的嘴巴里品尝。此时她的注意力比较集中,握着筷子不停地在碗里搅动。治疗师充分利用她喜欢吃甜食的机会,通过手部精细活动,提高她使用筷子的技能。(这里主要使用的是经验性动作心理疗法的集中身体焦点、口头语言、自由联想技术,精神运动疗法的支持和鼓励自我表现技术。)

(3)自由探索使用筷子夹取食物的方法,如夹、挑、拨、搅、叉等。梦梦两次"叉"取了棉花糖,体验到了使用筷子带来的乐趣。一般情况下,梦梦使用勺子吃饭,不会使用筷子,当某些食物不能用勺子获取时,她通常会用手抓取,所以,经常遭到家长的指责。我们希望通过这样的自由探索活动,发展其思维能力,提高其感受力和动手能力,进一步培养其好奇心、求知欲和创造力,最终目的是使其能用筷子吃饭。(这里主要使用的是精神运动疗法的支持和鼓励自我表现技术,荣格舞蹈疗法的真实动作探索、自由想象、镜面反射技术,创造性舞蹈疗法的探索愿望、即兴与回应等技术。)

3. 分享与交流

治疗师可以从活动的规则要求等方面与梦梦共同分享与总结。治疗师抛出一些问题:"今天你用筷子夹取到食物了吗?""夹取到什么食物?""棉花糖好吃吗?""你能在家用筷子吃饭吗?"诱导梦梦愉快地交流,提高其目的性和责任感。作为治疗师,在与梦梦的分享交流中,要抓住有价值的内容,并适当归纳经验,鼓励她努力地寻找答案,使其在交流的过程中获得自主感。(这里主要使用的是荣格舞蹈疗法的自由想象、镜面反射技术,经验性动作心理疗法的放松、集中身体焦点、口头语言、自由联想技术,精神运动疗法的支持和鼓励自我表现技术。)

第一次的舞动治疗重点放在与梦梦的关系培养方面,强调把经验性动作心理疗法常用的技巧如放松、口头语言,和完形动作疗法的安慰触碰技术作为治疗关系重要的干预技术,尤其意识到她的语言交流障碍特质。从这方面考虑,治疗师利用完形动作疗法的安慰触碰技术、精神运动疗法的动作模仿技术与梦梦进行肢体互动,在建立和维持信任时的一个关键因素是要让她感受此时此刻的安全感。由于梦梦经常被限制在活动范围内,所以参与简单的运动能给她带来成就感、活力和自信心。通过动作质量的刺激形成有关身体结构的体象,增加身体意识,帮助她表达由于自身表现力和所接触沟通范围的限制而没有被重视的思想和感情。在这次治疗活动中,即兴舞蹈进程开展不是很多,因为梦梦对治疗师的指令和音乐的理解都较为困难,基本上是在治疗师的身体协助下完成的。治疗师利用荣格舞蹈疗法的想象技术、镜面反射技术进行了一系列的干预、支持、加强、对照并吸收。在这些充满意义的干预活动中,治疗师利用身体动作的象征符号回应梦梦的身体图像,发现她很少和治疗师有眼神交流,说话声音很低,动作间断、无力等,表现出优柔寡断、胆小的个性特征。在心理上,治疗师做到了肢体和言语行为上的无条件支持,无论梦梦是否愿意做动作。动作过程中的力效特征应该引起治疗师的关注,因为这在一定程度上反映了梦梦的心理能量状况。

这次活动梦梦能使用筷子夹取大块的食物,但由于肌张力低下,夹取的食物经常滑落。治疗师鼓励她在这样一个有趣的自由方式中体验筷子的使用,并且将这个过程与她的思想和情感联系起来。当夹取到食物的时候做一个拍手高兴的表情,当没有夹取到食物的时候做一个撅嘴伤心的表情,增强她对可选择的情感和行为的意识,并鼓励其想出夹取食物的方法,通过经验性动作心理疗法的真实动作探索技术帮助她与日常生活联系。我们知道,帮助智力障碍儿童建立日常生活技能需要不断地巩固,间歇地在治疗室进行短时间的治疗并不能收效,应将治疗的目标融合在全日制的程序内,这些全日制的程序需要其教师和家长的参与。本次活动的成功在于准确地选择了梦梦目标行为和有效的强化物(甜食),整个过程让梦梦感受到愉悦性,体会到运动还会继续。根据她的情况,我们制订出第二次舞动治疗的目标并加以实施。

第二次　活动设计 我会刷牙 洗脸

治疗目标:

(1)感受由身体接触带来的乐趣,提高交流意识。

(2)在他人的帮助下,愿意练习刷牙、洗脸的生活技能。

(3)能用言语表达"你好""我会刷牙""我会洗脸"。

治疗形式:集体治疗

治疗方法:

(1)荣格舞蹈疗法(自由想象、镜面反射、即兴创作、真实动作探索等技术)。

(2)精神运动疗法(动作模仿、支持和鼓励自我表现、自由联想、培养领导能力等技术)。

(3)完形动作疗法(安慰触碰、角色扮演、夸张、加强第一人称意识等技术)。

(4)经验性动作心理疗法(放松、集中身体焦点、口头语言、自由联想等技术)。

(5) 创造性舞蹈疗法(探索愿望、即兴与回应等技术)。

活动准备:儿歌《我有一双小小手》《握握手》,童谣《我会刷牙》《我会洗脸》,道具铃鼓、牙刷、毛巾、筷子等。

活动步骤:

1. 热身活动

热身活动通常会用一个圆圈划分边界,然后创造一个注意力的中心焦点。在外部节奏的带动下,从一个简单的有节奏的动作,比如跺脚、走步,拍手等开始;然后再发展到整个身体的动作,比如弯腰、伸展、摇摆、晃动之类,探寻各种各样的动作力效(快速的—持久的,强的—弱的,大的—小的,伸展的—紧缩的等等)。

(1) 提供稳定的节奏空间。当治疗师走进治疗室的时候,铃鼓声告诉了儿童治疗师的到来。有的儿童向治疗师招手,有的儿童点头,有的儿童摆动身体……我们发现梦梦的眼睛闪着笑意,脚上下踏动。

治疗师手持铃鼓走到每个儿童前拍四次,让他们模仿拍四次。当轮到梦梦时,她由轻到重拍了四次,不像第一次治疗那么紧张。然后,治疗师对梦梦说:"请把你的手放在我的手心上我们一起跳舞好吗?"她伸出手碰了碰治疗师的手指,没有直接握住治疗师的手,在短暂的抚摸之后抓住治疗师的手,和治疗师、同伴们围成一个大圆圈,在铃鼓的伴奏下围着圆圈即兴走动。当铃鼓声停止时,治疗师要求儿童学会停止动作并保持安静。当铃鼓声再次响起时,继续与节奏互动。(这里主要使用的是经验性动作心理疗法的放松集中身体焦点、口头语言技术,完形动作疗法的安慰触碰技术。)

(2) 集体舞《握握手》。梦梦能在同伴的引导下说"你好"。治疗师有意识地弱化自己的权威,进而促进梦梦与同伴间的互动,使同伴成为引领者之一。(这里主要使用的是完形动作疗法的角色扮演、安慰触碰技术,经验性动作心理疗法的集中身体焦点、口头语言技术,精神运动疗法的动作模仿、支持和鼓励自我表现技术,荣格舞蹈疗法的镜面反射技术。)

2. 提供足够的模仿和重复

在第二次治疗中,治疗师以集体活动形式再次让梦梦模仿律动"我有一双小小手"和学习筷子的使用,帮助梦梦感受"我能行"的成功喜悦(这里主要使用的是经验性动作心理疗法的集中身体焦点、口头语言技术,精神运动疗法的动作模仿技术)。一般来说,模仿和重复是智力障碍儿童舞动治疗中的难点,如果缺乏动力,他

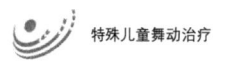

们就会表现得消沉。鉴于此,治疗师应采取必要的正强化技术,调动其长处,激起他们模仿和重复的兴趣。

3. 主题活动

(1) 模仿律动"我会刷牙"。观看课件,学习正确的刷牙方法和养成早晚刷牙的好习惯。引导儿童吟唱:小牙刷,手中拿,张开我的小嘴巴;上面牙齿往下刷,下面牙齿往上刷;左刷刷,右刷刷,里里外外都刷刷;早晨刷,晚上刷,刷得干净没蛀牙;刷完牙齿笑哈哈,露出牙齿白花花。

刚开始的时候梦梦是在治疗师的身体协助下完成了律动模仿。当她模仿第三遍的时候,能跟随治疗师轻轻吟唱,小部分动作能在治疗师的口头提示下完成。整个过程保持清晰简单的节奏,这些节奏具有刺激性和诱导性,梦梦的节奏点小部分能和律动一致,大部分不准确。治疗师耐心地观察并从中寻找原因,以鼓励的话语和身体行为激励梦梦。这是一个充满欢笑和趣味性的集体体验过程,所有要求必须在智力障碍儿童的能力范围内,让他们体验成功的快乐。活动动作的连续性可以激发像梦梦这样拒绝自发运动的智力障碍儿童潜在的素质和行为,培养他们的学习动机和自信心。(这里主要使用的是经验性动作心理疗法的集中身体焦点、口头语言技术,精神运动疗法的动作模仿、支持和鼓励自我表现技术,荣格舞蹈疗法的镜面反射技术。)

(2) 即兴创作"我会洗脸"。引导儿童吟唱:毛巾平整放手心,洗洗我的眼,洗洗我的鼻,洗洗我的嘴,洗洗我的颈,擦擦我的小耳朵,小脸洗得真干净。

治疗师问:"你们平时在家是怎么洗脸的呢?做给大家看一看!"有的儿童拿着毛巾在脸上来回擦拭,有的儿童拿着毛巾在头顶上飞舞,有的儿童静静地在一旁作为观众(梦梦就是其中之一,没有即兴表现)。治疗师问梦梦:"你看到了什么?""你能做给我看看吗?"虽然梦梦没有应答也没有真正地参与即兴创造过程,我们认为当"观众"用眼睛观看也是一种互动的学习过程。智力障碍儿童想象力不丰富,即便治疗师为他们创造了环境,他们也很少有即兴表现。梦梦属于依赖协助学习型的儿童,需要通过治疗师多次、重复的肢体示范与语言指导,或者进行一对一的肢体引导才能完成动作,对于复杂动作和创造性的即兴动作在短时间内是无法独立完成的。(这里主要使用的是荣格舞蹈疗法的自由想象、即兴创作、镜面反射技术,创造性舞蹈疗法的探索愿望、即兴与回应技术。)

4. 分享与交流

请梦梦做洗脸的动作,其余的儿童模仿。同时,让大家用言语和他人分享刷牙、洗脸的感受。通过分享与总结,梦梦能了解自己和同伴之间的活动情况,好在哪里、不好在哪里。同伴间的质疑会让她不断地接受新的挑战。这样既能增强梦梦的自信心,又能激发其说话的愿望。(这里主要使用的是荣格舞蹈疗法的镜面反射技术,经验性动作心理疗法的培养领导能力、集中身体焦点、口头语言、自由联想技术,精神运动疗法的支持和鼓励自我表现技术。)

通过第二次治疗活动的观察,我们发现稳定的节奏在早期治疗阶段是至关重要的,可以提供安全的治疗空间。铃鼓声、持续的节拍和动作重复可以帮助梦梦减轻对未知事物的恐惧感,同时可以促进肢体协调和与他人的合作能力。运用有节奏的动作,会显示出梦梦发展过程中面临的困难,通过完成有关联有意义的动作可以引导出一种特殊情感的表达。在与集体舞活动不断交互作用的过程中,梦梦会说"你好",这是其认知经验建构的一个过程。当她通过一定的舞蹈活动积累了比较多的知识经验时,治疗师要不失时机地开展针对性的治疗活动,以实现治疗目标。所有这一切都在时刻挑战着治疗师的活动设置智慧,要求他们敏锐地捕捉干预实施过程中的点滴信息,创造性地实施舞动治疗。

我们发现梦梦对主题活动"我会刷牙"非常喜欢,开始比较拘谨,但在治疗师的多次引导下,她的动作感觉意识由被动发展到主动。模仿进行得比较顺利,这也许和她在日常生活中已经掌握了刷牙的技能有关。活动从模仿到表现,每一次都让她自己去感受发现,巧妙地调动了梦梦已有的生活经验,为新的尝试提供了启发和借鉴,为其更深入地学习奠定了基础。集体治疗形式可以仿照社会发展的一些模式,为智力障碍儿童提供一个社会交往的场所。它让梦梦和其他孩子一起走向因舞蹈动作而经历的快乐并帮助他们彼此相处,感受集体的力量和快乐。对智力障碍儿童来说最具挑战意义的是使用想象和创造力。为了达到这个目的,我们进行了一些反思并付出努力。假设梦梦能掌握自己的私人空间,同时与生活、学习等环境联系起来,才是真正完成了这个挑战。带着这个假设,我们制订了第三次舞动治疗的目标并加以实施。

第三次 活动设计 我会穿脱衣服

治疗目标:

(1)愿意与他人互动,提高对自身和他人的关注程度。

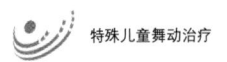

（2）在他人的帮助下，愿意练习穿衣、脱衣的生活技能。

（3）能用言语表达"我会穿衣服""我会脱衣服"。

治疗形式：集体治疗。

治疗方法：

（1）荣格舞蹈疗法（自由想象、镜面反射、即兴创作、真实动作探索等技术）。

（2）精神运动疗法（动作模仿、支持和鼓励自我表现、培养领导能力、节奏同步等技术）。

（3）完形动作疗法（安慰触碰、角色扮演、夸张、加强第一人称意识等技术）。

（4）经验性动作心理疗法（集中身体焦点、口头语言、自由联想等技术）。

（5）创造性舞蹈疗法（探索愿望、即兴与回应、环境与过程等技术）。

活动准备：儿歌《新四季歌》《脱开衫》《穿衣歌》，衣服、裤子等。

活动步骤：

1. 热身活动

（1）边说边敲铃鼓。治疗师让梦梦手持铃鼓走到同伴面前，引导梦梦对同伴说"请你拍四次"。共同的身体节奏似乎打破了梦梦胆小和防卫的心理，她在治疗师的身体协助下完成了此项活动。（这里主要使用的是精神运动疗法的培养领导能力、动作模仿、节奏同步技术。）

（2）边唱边跳集体舞《握握手》（这里主要使用的是完形动作疗法的安慰触碰、角色扮演技术，经验性动作心理疗法的集中身体焦点、口头语言技术。）

（3）即兴舞蹈《新四季歌》，启发梦梦如何形象地表现春、夏、秋、冬的动作，丰富其想象力。（这里主要使用的是荣格舞蹈疗法的自由想象、即兴创作、镜面反射技术，经验性动作心理疗法的集中身体焦点、口头语言技术，精神运动疗法的培养领导能力、支持和鼓励自我表现技术、动作模仿，创造性舞蹈疗法的探索愿望、即兴与回应技术。）

儿歌《新四季歌》

词曲：彭野

春天春天是温暖的

夏天夏天是炎热的

秋天秋天刮大风呀

冬天冬天是寒冷的

治疗师引导

"春天是温暖的,你现在能用双手抱住自己的身体吗?"

"夏天是炎热的,你现在能用小手在脸前扇一扇吗?"

"秋天刮大风呀,你现在能用双手把头抱住头躲过大风吗?"

"冬天是寒冷的,你现在能把手臂伸到身体前面用双手接住雪花吗?"

治疗师利用完形动作疗法的加强语言意识技术,引导梦梦利用经验性动作心理疗法的自由联想技术探究春、夏、秋、冬的季节特点,用肢体即兴语言探究手部力量和范围,引导其简单的即兴创作。让我们感到兴奋的是,梦梦对即兴活动偶有反应,能用双手抱住自己的身体来回晃动,断断续续念唱着儿歌,但并不积极。对于即兴表演,她有明显的退缩现象,这证明她对周围环境的敏感,这种敏感似乎和其感情敏感有关。梦梦产生了一定的联想,虽然即兴时间很短,只有几个动作。这也能够说明一旦梦梦的想法经过舞蹈的即兴创作和设定变成了相伴随的方式,它们便能够在多方面起到作用,至少在身体上能够被塑造和泛化。

2. 提供足够的模仿和重复

在第三次治疗中,治疗师以经验性动作心理疗法的口头语言技术提示为主,让梦梦模仿律动"我会刷牙""我会洗脸",学习筷子的使用等。我们发现,在运用精神运动疗法的动作教育、动作模仿等技术的基础上,采取足够的模仿和重复教育活动,这些活动可以激发汇集各种舞蹈动作成分所必需的认知过程,使梦梦可以把它们相互联系,例如动作、音乐、物品和言语等。(这里主要使用的是精神运动疗法的动作模仿、节奏同步技术,经验性动作心理疗法的集中身体焦点、口头语言、自由联想技术。)

3. 主题活动

(1) 引导儿童边念儿歌《脱开衫》边模仿脱衣物动作:拉下小拉链,两手开小门,左手帮右手,拉拉小衣袖,后面拉一只,前面拉一只,我的本领大,衣服脱好啦!

(2) 引导儿童边念儿歌《穿衣歌》边模仿穿衣物动作:两手抓住衣领子,绕到头上做房子,拽住门边伸袖子,就像两只小耗子,整好领子扣扣子,我们都是好孩子。

(3) 比一比,看谁衣服脱得快,看谁衣服穿得快。

令人欣慰的是,梦梦能够独立穿脱衣服,虽然扣扣子很费劲。治疗师及时在同伴面前表扬并鼓励她说"我会穿衣服""我会脱衣服""我能行",帮助其从认同自己穿脱衣服行为发展到使用这些行为作为自我表现的一种手段。(这里主要使用的

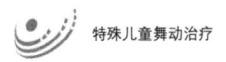

是完形动作疗法的加强第一人称意识技术,精神运动疗法的动作模仿技术。)

4. 分享与交流

请梦梦在同伴们面前展示穿脱衣服的行为,同伴给予鼓励。引导她用言语分享自己比赛穿脱衣服的感受。在共同交流的情境中,梦梦能从中获得多方面的信息,根据自己的操作经验理解并进行判断,产生新的想法;同时,她通过向同伴介绍或展示自己已经掌握的日常生活技能,体验成功感。治疗师用这样的问题来与梦梦交流:刚才,你在大家面前表演穿脱衣服时,你有什么感受?回家以后,可以帮你的弟弟穿脱衣服吗?……(这里主要使用的是精神运动疗法的培养领导能力、支持和鼓励自我表现技术,荣格舞蹈疗法的自由想象、镜面反射技术。)

对于智力障碍儿童来说,明确的指令能使简单的即兴具有方向性,太快或太复杂的舞蹈即兴过程会让他们失去学习的兴趣。所有的即兴技巧都要遵循快乐的原则,帮助梦梦意识到舞蹈行为的含义,意识到对她的要求,她必须在舞蹈活动中面对和学会控制自己。即使她的即兴时间很短,但也诱导了其行为和注意力以及参与度的显著增加。她能意识到这样去做,便是一个很大的进步。为了在这个阶段进一步向前,我们通过创造性舞蹈疗法的即兴与回应、荣格舞蹈疗法的镜面反射等技术推进干预进程,不仅仅是训练性的,而且要依赖于梦梦自知力的增长和她意识到自身所处的环境,想方设法增强其自信心和创造力。在方案设计中,要考虑使各项活动与智力障碍儿童家庭真正互动起来。把在舞动治疗中获得的经验补充并延伸到家庭系统中。这样一来,智力障碍儿童在舞蹈活动中获得的经验就不再是彼此分隔的,而是一个完整的有联系的整体,彼此相互影响、相互作用,共同构成了智力障碍儿童的"经验流"。本次活动设计为梦梦个性化的学习提供了有效的途径,使其在同伴的相互作用中获得发展,体验成功的快乐。通过集体治疗整理、提升、修改与拓展了梦梦日常生活的经验与体验,还可能产生或暴露更多需要进一步探索的问题或解决的困惑。

第四次 活动设计 我会叠被子

治疗目标:

(1) 熟悉肢体语言的交流和表达方式。

(2) 在他人的帮助下,愿意练习叠被子的生活技能。

(3) 愿意说充满自信的语言"我自己能……"。

治疗形式:个体治疗。

治疗方法：

(1) 荣格舞蹈疗法(自由想象、镜面反射、即兴创作、真实动作探索等技术)。

(2) 精神运动疗法(动作模仿、支持和鼓励自我表现、培养领导能力、节奏同步等技术)。

(3) 完形动作疗法(安慰触碰、夸张、加强第一人称意识等技术)。

(4) 经验性动作心理疗法(放松、集中身体焦点、口头语言、自由联想等技术)。

(5) 创造性舞蹈疗法(授权、探索愿望、即兴与回应等技术)。

活动准备：儿歌《脱开衫》《穿衣歌》《叠被子》，长方形弹力布，小花被等。

活动步骤：

1. 热身活动

(1) 边唱边拍铃鼓边做动作。引导梦梦探究哪里还可以发出"咚咚咚咚"的声音，如跺脚、拍肚子等，激起她探索活动的欲望。(这里主要使用的是经验性动作心理疗法的放松、集中身体焦点、口头语言技术。)

(2) 镜子游戏。治疗师利用镜子游戏来探讨梦梦的运动变化。梦梦能在口头提示下模仿治疗师的动作。当角色转换、梦梦成为领导者的时候，她有点不知所措，一会笑，一会抓着自己的衣角，一会直愣愣地看着治疗师，治疗师模仿着梦梦的所有动作。(这里主要使用的是荣格舞蹈疗法的自由想象、即兴创作、镜面反射技术，精神运动疗法的支持和鼓励自我表现技术。)她断断续续重新拾起之前学习过的律动"我会刷牙"中的部分动作。这个转变让治疗师惊喜不已，虽然这是一个短暂、延迟的回应，但很大程度上体现出了舞动治疗对梦梦产生了一定的疗效。

2. 提供足够的模仿和重复

在第四次治疗中，治疗师以口头提示为主，让梦梦模仿律动"脱开衫""穿衣歌"，学习筷子的使用等。鼓励梦梦说"我自己能脱衣服""我自己能穿衣服"……(这里主要使用的是精神运动疗法的动作模仿、支持和鼓励自我表现技术，完形动作疗法的加强第一人称意识技术。)在此项活动中，治疗师要关注梦梦的情绪与行为，关注与她之间的互动。例如，梦梦在治疗师的口头提示下模仿律动为什么皱着眉头？如何让她积极表达情感？如何帮助她享受成功的快乐？

3. 主题活动

当明显看出梦梦对动作表达的程度有所提高，并且具有重组的动作能力时，可以转向以即兴创作的方式来表达主题的活动。治疗师会采取强化、塑造、渐隐等方式激励她用口头语言和肢体语言表达出主题的情感。

(1)弹力布的即兴活动。围绕弹力布做各种即兴活动。例如,将弹力布抛向空中再落至地面;使用弹力布裹住身体在地上翻滚;面对面拉着弹力布等。在弹力布拉伸与收缩的过程中,提高梦梦的身体意识,体验新的身体活动方式带来的快乐,这种快乐又会进一步激发她开展叠被子这一更深入的活动。(这里主要使用的是荣格舞蹈疗法的自由想象、即兴创作、镜面反射技术。)

(2)引导梦梦边念儿歌《叠被子》边模仿叠被子动作:小花被真漂亮,先叠长边对中央,被头被脚向中折,整整齐齐放床上。梦梦在操作过程中有一些困难,治疗师及时引导她对这些困难展开讨论。例如:"怎样找到被子的长边呢?""我们下一步该怎么做呢?"这些问题的提出能激发她进一步的探索欲望。(这里主要使用的是经验性动作心理疗法的集中身体焦点、口头语言技术,创造性舞蹈疗法的探索愿望、即兴回应、环境与过程技术。)

4. 分享与交流

在分享与交流的过程中,治疗师将梦梦所获得的知识和经验迁移运用到实际生活当中去。建议梦梦在家为弟弟叠被子。这样既达到了经验的共享,又使经验获得更大程度的发挥,生活迁移应用的能力得到提高。(这里主要使用的是经验性动作心理疗法的集中身体焦点、口头语言、自由联想技术,完形动作疗法的加强第一人称意识技术。)

第四次的舞动治疗梦梦能自发地做出一些即兴反应,这给了我们一个充满希望的开始。但同时我们也能意识到,梦梦无法将学到的舞蹈动作知识和日常生活结合起来。舞蹈活动暴露了她的身体运动障碍和认知障碍,尽管她能模仿治疗师的动作,但她并不明白这样做的目的。这让我们对如何制订智力障碍儿童舞动治疗目标及方案实施的依据等形成了一些反思:治疗目标是否适宜智力障碍儿童的特点和现有发展水平,能否促进他们多方面的发展;治疗内容是否考虑到他们的兴趣需要,是否体现了为实现目标和智力障碍儿童的发展服务;治疗策略是否依据治疗目标、治疗内容和智力障碍儿童认知学习特点确定治疗技术与手段,实施过程是否能对智力障碍儿童主动学习和探究起到积极的促进作用,他们的情绪是否高涨、注意力是否集中、是否愿意与治疗师和同伴交流等。

三、治疗方案的效果评价

我们以质和量相结合的评估方式来考察梦梦舞动治疗的实际效果,通过丹佛智力发育筛查量表、韦氏儿童智力量表、AAMD 适应行为量表、儿童适应行为量表和舞动治疗评估量表(见第三章第三节)及各量表之间的相互分析,结果表明:经过一年的舞动治疗,梦梦在动作、认知、语言、社会行为、舞蹈等方面能力获得了全面提升。从表 5-4、图 5-3 可以看出,舞动治疗中梦梦上述五个方面的能力是呈逐渐上升的趋势,这在一定程度上表明了舞动治疗效果明显。

表 5-4 个案梦梦舞动治疗评估总表

评估对象:梦梦	性别:女	出生日期:2003 年 4 月 2 日	病案号:1-36
评估项目 \ 分值	初期评估 得分	中期评估 得分	末期评估 得分
动作能力评估	31 分	48 分	66 分
认知能力评估	41 分	55 分	69 分
语言能力评估	58 分	69 分	85 分
社会行为能力评估	35 分	42 分	55 分
舞蹈能力评估	38 分	46 分	53 分
总 分	203 分	260 分	328 分

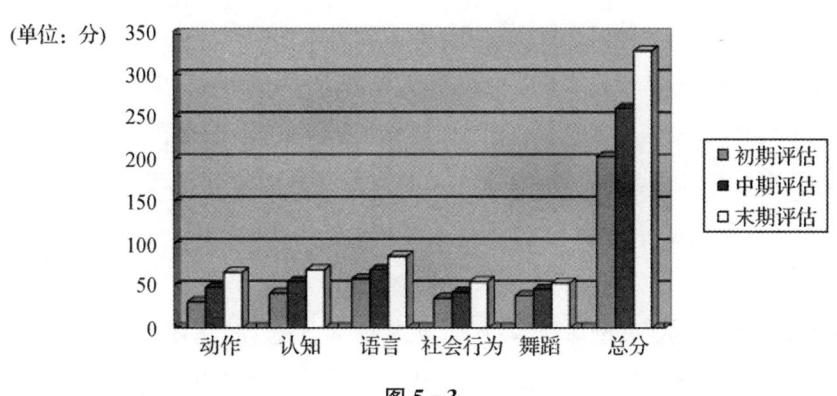

图 5-3

（一）提高了动作能力

舞动治疗提高了梦梦的动作协调能力和控制能力,帮助她了解了身体和四肢的作用、位置及其关系,发展了身体形象和空间关系感知,同时这些动作发展也促进了她的认知发展。

在舞动治疗初期,梦梦只能在治疗师的身体协助下完成舞蹈活动。她缺乏身体上下部分运动之间的整合和关联,肩膀周围和脊柱顶部有明显的紧张感,身体活动范围狭窄,空间感差,动作断断续续,缺少流动性和完整性,呈现出一种不和谐的状态。由于她的注意力跨度非常小,因此她没办法学习很多东西或发展自己的社会关系。她喜欢用手势表达她无法用语言表达的东西或常规的社会行动,因此,治疗师通过鼓励她使用灵活的手部动作,如快速拍手、用力拍打铃鼓、握着道具自由摆动等促使运动、对话以及情感产生,来揭开在僵硬肌肉系统下所表现的思想情感。在这种情况下,通过手部动作逐渐转移到全身,帮助她感受手部以外的运动经历,塑造每个阶段,从中获得一连串动作行为线索。治疗师对每个阶段一些连续变化状态的细微差别、发展和快速适应都有详细的观察与记录,在适当的时候给予梦梦鼓励,对未达成方面进行评论以及对新的含义及任务进行说明。

经过一年的舞动治疗,梦梦动作模式的灵活性和协调性有所提高,能完成指定的粗大动作活动,但较正常速度及技巧稍有差异;精细动作的协调性和灵巧性得到了提升,如能正确地使用筷子吃饭、握笔姿势正确等。能在治疗师的口头提示和指令要求下完成任务,并逐渐意识到了在治疗过程中受到的爱和关注,在此基础上把动作的感知转化为一种情感表达。这种转变来自于她的身体、动作以及想要表达内心想法的意愿的结合。她开始接受自己,如走路时抬起头,一步一步有节奏地迈步,就算是摔跤了,也会爬起来接着走。这意味着梦梦不仅仅是在"尝试"某个动作或技能,而是将"是什么"和"做什么"的人格方面渐渐结合起来,即"做什么样的事就是怎样的人,是什么样的人就做什么样的事"。

(二)提高了认知能力

舞动治疗提高了梦梦对身体、方位、数字等基本概念的认知能力,在动机和注意力等方面均有不同程度的提高。在梦梦的舞动治疗过程中,我们将运动功能训练、感知觉输入和认知学习有机结合,将认知干预与日常生活自理能力训练相结合,治疗重点放在了可以促进她情感体验的认知感觉上,即整个治疗过程是一种"情感—认知—动作创造"的体验。梦梦有机会对情感材料进行表达、反馈和回应,当她在分享个人情感时,集体的情感力量给了她归属感和认同感。在她领悟到集体内的同伴可能会跟她有相似的感觉时,她情感的成熟度便在提升,这种认知会便会变得非常有价值了。

对于梦梦来说,激发兴趣是对其进行认知训练的基础。在治疗过程中,治疗师充分利用实物、图片、玩具、课件、器乐等颜色鲜艳、动感强烈的媒介,通过视觉、听觉、触觉的刺激、跟踪、分辨、记忆、排列等提升了她的认知能力。例如,帮助她认识了圆形、三角形等形状;认识了黄、蓝、白等颜色;认识了上下、前后、左右等方位;认识几点上学、几点起床等时间概念;知道了因果关系,天冷了要多穿衣服、出汗了要脱衣服;知道了上课要积极举手发言等。舞蹈活动帮助梦梦把注意力集中到动作上来,让她有意识地去感受,并且随着感受到的任何身体意愿去行动。认知目的就是刺激她的大脑机能,提高思维能力和刺激认知重组过程,当她回应对方的动作和要求时,我们便看到了记忆回馈的重新调整,以及更大的认知回馈的形成。这些认知回馈的形成通过被感官、运动知觉以及非语言模式接受并组织而成为永久记忆。从这些记忆中,梦梦的感知图像被建立并通过动作体验转变成可观察的个人活动。

（三）提高了语言能力

舞动治疗提高了梦梦的肢体语言能力和口头语言能力,帮助她建立了与外界的各种关系,她体验到了交流的乐趣,在享受乐趣的同时表现出认知、自发性和自主性一定程度的发展。例如:在口头语言表达中梦梦能使用常用词汇和单句,能使用表示动作行为一类的动词包括吃、喝、玩、要、会、跳等,能使用如冷、热、大、小、白、黑、红等与日常生活相关的形容词;能使用社交词汇如"你好""再见""谢谢"等;能使用如"我带弟弟玩""我会跳舞"等简单单句,但不能完成句子的完整连接;能理解单一动作指令,稍加提示能完成连续两个以上指令的动作,如收拾完餐具后清洗干净、穿好衣服后叠被子等;能用简单的言语向他人表达自己的要求和愿望,如"我想吃糖果""我要画笔""我想看电视"等;能使用肢体语言与他人交流,如眼神、微笑、牵手、拥抱等。

舞动治疗虽然在治疗的环境中能改善梦梦的肢体语言行为,但是迁移到实际生活中还需要家长和教师长期的引导和努力。亲子交流对于梦梦的肢体语言能力发展起着至关重要的作用。由于梦梦胆小、弟弟年幼,而梦梦的父母与她很少交流，这就使得亲子交流不足，她无法获得更多的肢体语言刺激，久而久之，梦梦在肢体语言发展中的问题也频频出现。梦梦的父母应尽可能抽时间与孩子进行肢体语言交流，对孩子点滴的进步用"你真棒""你能行""你做得很好"等正强化语言鼓励，多拥抱和抚摸孩子的头或面颊，增加亲子交流机会。梦梦语言能力的发展有赖于教师的训练，训练前教师应根据梦梦的现有语言水平确定训练目标，在一个宽松、和谐的学习环境下，可以通过"模仿—应答反应—听指令—自我表达—主动交流"这一模式完成。

（四）提高了社会行为能力

舞动治疗提高了梦梦的社会交往和生活自理的能力，增强了规则意识，消除了她胆小、退缩等问题行为。例如：梦梦能主动和教师、同伴交流，上课举手发言，积极参加集体活动；基本日常生活能自理，从洗手到洗脸到洗澡，从脱衣穿衣到系鞋带，从吃饭到收拾餐具等；能帮助家长做一些简单的家务，如拖地、洗菜、洗餐具等；经常与父母谈论在学校发生的事情，在弟弟面前愉快地唱歌跳舞等。

在最初见到梦梦时，她给人的印象是胆小和缺乏安全感，不敢和他人目光对视，不主动说话，心理状态封闭怯懦。由于无法达到家人对她的期望，她根据家人对待自己的行为方式，把自己看作是"我很笨"。在表5-5、图5-4中可以发现，随着治疗过程的推进，梦梦与他人的目光对视、合作行为的次数在增加，这说明她的防御心理在减少，信任感和安全感在增强；在第9、10次舞动治疗中说"我不行"的频率明显减少，在"我能行"的问题上获得了很多自信；为何在第4、5、6次舞动治疗中消极等待的频率明显增多呢？从这几次的退步来看，不安的家庭环境、生病的母亲、承受巨大压力的父亲等家庭生态环境的失衡是导致梦梦社会行为退化的重要诱因之一。之后，治疗师帮助梦梦表达了冲突并在舞蹈体验过程中产生了很多美好的想象，让她感受到自我力量的强大和作为家庭一份子的作用，她回家后能给母亲喂药和照顾年幼的弟弟，受到父亲的表扬，从中体验到"我能行"的快乐。表5-5虽然不能完全说明梦梦舞动治疗的全部过程，但也在一定程度上表明了舞动治疗对梦梦社会行为能力的提升是显著的。

表 5-5　个案梦梦社会行为观察表

姓名:梦梦　　观察者:袁芳										
治疗次数 目标行为	第1次	第2次	第3次	第4次	第5次	第6次	第7次	第8次	第9次	第10次
1. 目光对视	2	3	5	3	4	2	5	7	8	10
2. 说"我不行"	15	13	10	14	16	18	16	12	9	7
3. 消极等待	0	1	0	4	6	5	3	0	1	0
4. 合作行为	2	2	3	1	2	3	5	6	7	9

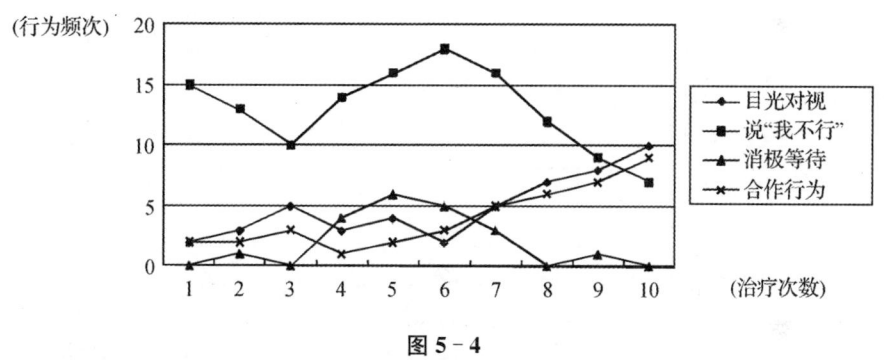

图 5-4

（五）提高了舞蹈能力

舞动治疗提高了梦梦的表现性动作模拟和即兴舞蹈的能力。每次舞动治疗过程，包括让她在容易掌握的表现性动作模拟活动中体验成功的快乐并发展相关技能，同时又通过即兴舞蹈引导她发现、探索和验证各种经验，为提高她的认知能力提供机会。

从表 5-6、图 5-5 可以看出，在单人即兴舞中，治疗师一直以呼唤她的名字、动作提示等行为提醒她可以"自由"活动，但她似乎不知道在这段自由的时间里该干什么，她只有 2 次即兴行为，时间分别为 6 秒和 8 秒，原因在于某些媒介对她起了一定的作用，她对媒介有短时间的即兴探索。在双人、三人即兴舞中均有 6 次即兴行为，随着治疗次数的增加，即兴时间也有所增加，即兴时间最长为 20 秒，原因可能在于有了同伴的参与，她开始意识到治疗师、同伴和自己的动作之间存在的关系，并对这种关系进行探索。在集体即兴舞中有 10 次即兴行为，即兴时间最长为

48秒。由此可知,在有治疗师、媒介、同伴为互动的舞蹈活动影响下,梦梦的舞蹈即兴行为较多、即兴时间较长,且能根据集体活动变化做出相应的反应。

表5-6 个案梦梦舞蹈即兴行为观察表

姓名:梦梦					观察者:袁芳					
治疗次数 测试内容	第1次	第2次	第3次	第4次	第5次	第6次	第7次	第8次	第9次	第10次
1. 单人即兴舞	0	0	0	6	0	0	0	8	0	0
2. 双人即兴舞	0	5	0	7	12	0	0	10	16	13
3. 三人即兴舞	0	8	10	0	15	0	18	9	0	20
4. 集体即兴舞	13	10	12	17	22	26	30	28	40	48

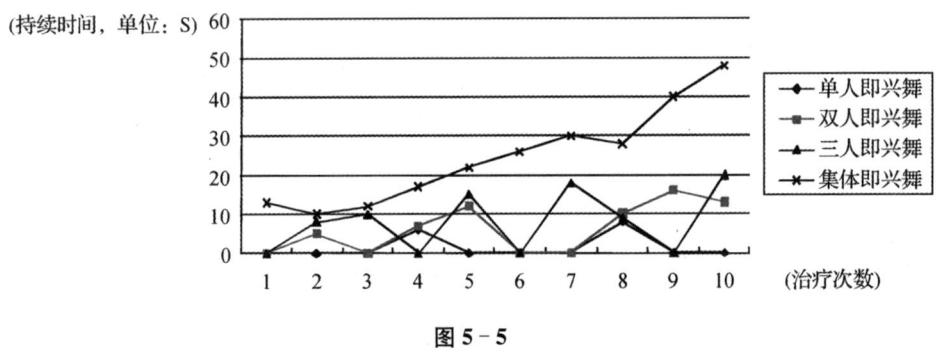

图5-5

本章集中于智力障碍儿童舞动治疗的实践应用,通过一个建立在智力障碍儿童梦梦舞动治疗经历认知基础上的案例分析,可以概括了解智力障碍儿童舞动治疗计划的制订和实施的全貌。智力障碍儿童舞动治疗任重道远,需要研究者不断探索更有效和多样化的干预技术,同时,对舞动治疗的评估需要考虑多学科、多专业领域知识的交叉。

第六章　自闭症谱系障碍儿童的舞动治疗

自闭症谱系障碍（Autistic Spectrum Disorder）儿童（也称自闭症、孤独症儿童）是指"在社会性互动、人际交流方面有欠缺，并在行为与兴趣上有着固着性与反复性"[①]特征的儿童，即ASD儿童，ASD儿童属于广泛性发展障碍儿童的范围。长期以来，人们都认为自闭症谱系障碍儿童是非常罕见的，只占同龄儿童数量的万分之五，但伴随自闭症谱系障碍概念的提出和相关研究的探索，近年来发现其发生率有迅速增加的趋势。[②] 这种趋势不得不让我们对自闭症谱系障碍儿童的发展加以关注。因此，舞动治疗一方面为自闭症谱系障碍儿童提供了一个"属于自己身体动作"的发泄场所，帮助他们找到利用身体动作方式表达自己情感的途径；另一方面也为舞动治疗师找到了一条以"身体动作"为媒介与自闭症谱系障碍儿童进行有效沟通和探索其心理过程的途径，使他们更好地理解自闭症谱系障碍儿童的需求和感受。这样一来，自闭症谱系障碍儿童的舞动治疗便具有了不可忽视的理论指导意义和实践价值。

一般来说，由于自闭症谱系障碍儿童缺乏变化和想象力，他们的身体形态、身体机能和身体素质等方面会存在某些异常，如动作不协调、身体肌肉张力过大或过小、平衡能力差等。这是基于某种异常感知经历的特殊身体运动，也许可以表达他们的过往经历，甚至严格的身体运动局限对他们来说都是一个特定元素，也许存在于他们的肌肉组织紧张水平及身体常用姿势中，这些身体感知特点是他们表达交流的模式，无论它们是多么普通或奇特，均可以产生优于语言交流的直接效果。这种现象促使舞动治疗师利用舞蹈动作元素作为帮助自闭症谱系障碍儿童成长和发展的一种手段。从某种意义上说，自闭症谱系障碍儿童的身体交流行为也许不是失控混乱的，而只是看上去那样，因为他们的身体交流行为拥有不同的模式和交际系统。在舞动治疗中，治疗师会创造动作对话，观察自闭症谱系障碍儿童的非语言交流模式，鼓励他们感知身体，其中包括感知自己的身体以及他人的身体，通过感

---

① 周念丽.自闭症谱系障碍儿童的发展与教育[M].北京:北京大学出版社,2011:3.
② 周念丽,方俊明.自闭症谱系障碍儿童综合评估模式之建构与检验[J].中国特殊教育,2009(3):68.

知身体与舞蹈动作的不断交织,最终使他们个性特征和自我意识得到发展。鉴于此,舞蹈/动作活动可能是改善自闭症谱系障碍儿童感知世界(接收、反应和回复经历)的最佳方式之一。它可以使自闭症谱系障碍儿童越过认知障碍,满足对身体语言自我表达的需要,从中找到满意的自我表达的方法,并在此过程中,使他们产生新的需求,生成新的心理机能。

本章将具体介绍自闭症谱系障碍儿童舞动治疗的目标、原则和策略,并结合相关案例,重点讨论自闭症谱系障碍儿童舞动治疗方案实施的设计思路、干预过程及效果评价,使大家对自闭症谱系障碍儿童舞动治疗的全过程有一个科学、全面的理解。

第一节　自闭症谱系障碍儿童舞动治疗计划的制订

自闭症谱系障碍儿童舞动治疗计划的制订融合了舞蹈、游戏、音乐、特殊教育和生活技能等训练。治疗计划需要和实践紧密联系,治疗进程需要严密,同时要和治疗目标、治疗原则及治疗策略相一致。合理的舞动治疗计划可以使自闭症谱系障碍儿童在情绪、行为、社会交往等方面有不同程度的进步。

一、治疗目标

自闭症谱系障碍儿童舞动治疗的目标是:培养社会交往和兴趣能力;减少刻板和妨碍性等行为问题;改善对感觉刺激的反应和运动协调能力;提高日常生活自理能力等。以下我们将上述治疗目标加以分解,根据自闭症谱系障碍儿童的功能水平制订长期、中期、短期的治疗目标。

（一）低功能自闭症谱系障碍儿童的舞动治疗目标

"低功能自闭症谱系障碍儿童是指其智力水平严重滞后的自闭症谱系儿童。他们的主要特征是同时具有重度智力发展迟缓、语言障碍、情绪障碍和社会性障碍。这类儿童约占自闭症谱系障碍儿童的75%。"[①]在为这类儿童制订舞动治疗目标时,可以从他们的兴趣、共同注意行为、动作模仿等方面入手。"共同注意(joint attention)行为是指与他人共同对某一对象或事物加以注意的行为。形成共同注

---

① 周念丽.特殊儿童的游戏治疗[M].北京:北京大学出版社,2011:162.

意是儿童进行信息表征所必须具备的条件,也是心理理论的发展前提。普通儿童在出生后10个月左右起就具备共同注意的能力,而自闭症谱系障碍儿童在共同注意行为上的特点用一个字来概括,那就是'少'。"①引起共同注意行为的手势更少。共同注意行为缺陷表现在对视向接触、视向跟随、名字反应减少等方面。② 周念丽等人的实验研究表明自闭症谱系障碍儿童更多的是将视线投向目标物品(喜欢的玩具和食物)而非目标人物,他们不会以视线传递身心需求,寻求帮助,而是以"拉"或"要人抱"的行为来引起他人的共同注意。这就说明,自闭症谱系障碍儿童虽然存在共同注意缺陷,但并不表明他们没有学习共同注意行为的能力,包括视线的对视、注视、追视等。从这个角度说,自闭症谱系障碍儿童的共同注意行为是有一定目的性的,这种目的性更多地指向要求行为而非分享行为。因此,从他们的兴趣出发,将共同注意行为、手势和舞蹈动作模仿结合在一起,能较好地增加他们共同注意行为的发生率,增强与社会交往的动机,提高参与社会活动的能力。下面以案例6-1来说明。

【案例6-1】

涵涵,男,5岁,无视线对视,被人呼唤名字时反应冷淡,想要某物或寻求帮助时常常碰一碰或拉着成人的手而没有目光接触,与成人的功能性交流行为极少。

针对上述情况,我们认为涵涵的舞动治疗应以改善他对外界的共同注意行为能力,引导其对与外界交流产生兴趣,发展恰当的交流行为为目标。

长期目标:

(1)能对周围的情景、动作、声音和感觉活动的刺激表现出兴趣。

(2)被人呼唤名字时能与呼唤者对视,并伴有微笑、手势等身体行为。

(3)能与他人对视保持在30秒左右。

(4)能有自发性指点行为,即主动用手指指向需求的物品。

中期目标:

(1)培养自我意识。

(2)在他人各种信息提示下,能与他人对视15秒左右。

(3)被人呼唤名字时能与呼唤者对视,并伴有点头、招手等身体行为。

---

① 周念丽.自闭症谱系障碍儿童的发展与教育[M].北京:北京大学出版社,2011:53-55.
② 张盈利,张学民,马玉.自闭症儿童共同注意干预的现状与展望[J].中国特殊教育,2012(4):69.

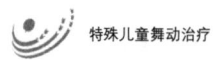

(4) 能有应答性指点行为,即在他人各种信息的提示下,用手指指向感兴趣的物或人。

短期目标:

(1) 与涵涵建立信任关系。

(2) 领略舞蹈活动的乐趣,引发参与活动的动机。

(3) 认识自己的身体。

(4) 被人呼唤名字时能与呼唤者对视5秒及以上。

(5) 有需求时或接受物品时能注视人或物。

(6) 在他人各种信息提示下,能模仿简单的舞蹈动作。

根据涵涵舞动治疗确定的目标,我们将重点放在目光对视训练、模仿训练、非言语交流训练、逐渐消除或减少负向行为这几个方面上。在各种舞动活动中,治疗师用不同的声音、语调呼唤涵涵的名字,增加他的目光对视发生率。当他寻求帮助的时候,努力与其保持目光对视。在引发他的共同注意力的过程中,通过语言或动作或眼神或语言+动作+眼神唤起涵涵的共同注意行为,并利用合适的强化物使其对视行为有所持续。

(二) 中功能自闭症谱系障碍儿童的舞动治疗目标

"中功能自闭症谱系障碍儿童是指智力发展水平比其实际年龄有部分领域滞后的儿童。中功能自闭症谱系障碍儿童虽然具备了一定的言语能力,也有一定的自理能力,但他们在社会交往方面仍有许多欠缺,语言发展明显滞后。"[①]他们有简单的口头言语能力,能与人进行简单的应答性会话,能理解"喜""怒"等基本情绪,也有表达自己基本情绪的能力。[②] 我们认识到口头言语训练对于中功能自闭症谱系障碍儿童的重要性,所以训练内容要有意识地围绕培养其对言语的理解与表达能力方面。在具体的实施中,大到一个实施程序、一个干预环节,小到一个词、一个动作、一个指令都应当用简明的语句和身体行为表达出来,尽量让自闭症谱系障碍儿童通过大量的言语模仿掌握口头言语交往的技能。所以,在舞动治疗干预中,应该为自闭症谱系障碍儿童的言语训练提供一种动静交替、稳定的结构化治疗环境。下面以案例6-2来说明。

---

① 周念丽.特殊儿童的游戏治疗[M].北京:北京大学出版社,2011:164.
② 周念丽.自闭症谱系障碍儿童的发展与教育[M].北京:北京大学出版社,2011:116.

【案例6-2】

哲哲不喜欢说话,会把"我"说成"你",人称代词混淆。当问他"你在干什么?"他能回答"在玩",继续问他"谁在玩?"他一般不回答。经常把"我的球"说成"你的球",并把"我要球"说成"你要球"。

我们将哲哲"我"说成"你"的人称代词混淆言语行为作为一个目标行为,这样的目标行为既可以作为制订方案的一个依据,也可以作为检验治疗方案效果的一个指标。

长期目标:

(1)能够正确说"我的头""我的手""你的眼睛"等身体部位。

(2)能正确回答"我在玩""我在吃饭"等。

(3)能正确说"你是××"。

(4)能正确表达需要,如"我要吃饭""我要睡觉"等。

中期目标:

(1)能够指出自己和他人的身体部位。

(2)能听指令完成大部分动作。

(3)问"谁是哲哲?"能正确回答"我是哲哲"。

(4)问"谁是××?"能用手指一指对方。

短期目标:

(1)能够跟随指令指出自己身体主要部位。

(2)问"谁是哲哲?"能用手指一指自己。

(3)愿意模仿治疗师的动作。

(4)愿意模仿言语,如简单的短句。

鉴于上述目标,在治疗方案的具体实施过程中,通过各种舞蹈活动帮助哲哲体验"我"的存在,以及与他人的区别。按照治疗师的指令,能够指出自己和他人的身体部位,让他应答"我是哲哲"等。当出现正确的言语时,及时给予口头表扬或物质奖励,引导他产生积极言语交往的情绪体验。哲哲只有意识到自我、自己与他人的区别,才有可能触动他社会交往的动机。

(三)高功能自闭症谱系障碍儿童的舞动治疗目标

"高功能自闭症谱系障碍儿童是指智力发展水平与其实际年龄相等,个别领域的智力发展甚至超过实际年龄的儿童。尽管高功能自闭症谱系障碍儿童在智力发展上没有滞后甚至超常,但他们在社会交往和语言交流上仍然存在一定的欠缺,如从不顾及场合和别人的心情,只按照自己的意志行事,虽然言语能力很强,十分流畅,但说话时没有形成有意义的衔接。"[①]这类儿童缺乏主动言语意识,对言语的理解能力较弱,不能正确表达自己的需求,没有交往技巧。一方面他们不能把自己的需要和想法表达清楚,他人无法理解他们的言语和行为;另一方面,他们也不能充分理解他人言语所表达的含义。如果能够帮助他们克服言语方面的障碍,提高他们的言语交往能力,从某种意义上说,他们也就掌握了生存的武器,可以回归主流社会。因此,治疗师必须从高功能自闭症谱系障碍儿童的实际情况出发,让他们在舞动治疗干预中发展言语能力。下面以案例6-3来说明。

【案例6-3】

丽丽多数时候不能正确理解句子的意思,如对她说"这是小雨的书,你不能拿",她不能理解。她喜欢抢他人的物品,如果遭到拒绝,会有用手抓、掐人的攻击行为。她喜欢穿颜色鲜艳的衣服,喜欢别人夸她漂亮。

对丽丽的交往干预应涉及语言、行为、动机、情绪、自我意识等方面,因为这几个方面在实际的交往训练中是一个不可分割的整体。所以在确定舞动治疗目标时,应当从多个角度考虑。就丽丽的舞动治疗目标而言,要本着从生活出发的原则,选择与丽丽日常生活密切相关的事项,进行治疗目标制订。需要考虑几个基本条件:一是引发交往动机,二是能够理解交往规则,三是使用语言交往的工具,四是控制行为和调节情绪。

长期目标:

(1) 知道物品的所有人,能说"我的……""你的……"等。

(2) 知道别人的物品不能抢,如问"东西是不是你的",能回答"不是我的",问"不是你的东西能不能要",能回答"我不要"。

(3) 问"你的衣服好不好看",能主动照镜子,能回答"我的衣服好看"。

中期目标:

(1) 按照指令要求,能支配自己的身体行为。

(2) 能指认他人的身体部位。

(3) 知道哪些物品是自己的,并能正确指认。

---

① 周念丽.特殊儿童的游戏治疗[M].北京:北京大学出版社,2011:165.

(4) 知道穿漂亮衣服好看,经过提示能照镜子。

短期目标:

(1) 能够理解口令,认识自己的身体行为。

(2) 能够认识并指认自己喜欢的物品,如衣服、镜子、音乐盒等。

(3) 愿意穿漂亮的衣服。

从实用性的角度看,日常生活交流的技巧是最重要的,也是高功能自闭症谱系障碍儿童必须学习的。日常生活交流的技巧容易掌握,只要按照规则行事,就可以满足高功能自闭症谱系障碍儿童在生活中的基本需求。

二、治疗原则

针对自闭症谱系障碍儿童舞动治疗计划的制订,需要遵循以下六个原则:生态化原则、因人而异原则、行为模仿原则、循序渐进原则、家庭参与原则和持之以恒原则。

(一) 生态化原则

所谓生态化原则,是指治疗师要从结构化的物理环境和良好的人文环境入手,实现舞动治疗的物理环境和人文环境的生态化。例如,在物理环境中要有固定不变的活动形态,媒介的使用要有益于生活信息方面的视觉刺激,日程卡的制作要形象,让自闭症谱系障碍儿童能够预知活动内容与程序。在人文环境中,治疗师、家长、教师之间要紧密配合,共同研究干预方案。如在评估前,家长、教师要向治疗师提供足够的信息等;评估时,家长、教师要完成一些评估量表,使治疗方案更具针对性;评估后,治疗师、家长、教师要为自闭症谱系障碍儿童需要的服务以及安置方式共商良策。

(二) 因人而异原则

所谓因人而异原则,是指按照自闭症谱系障碍儿童的功能水平制订舞动治疗计划,计划要个性化、结构化和系统化,并根据治疗进度和治疗效果及时调整,这是自闭症谱系障碍儿童舞动治疗的重要原则之一。治疗前,针对个案现有情况做较为详细的评估诊断,掌握其目前的身心障碍状况和相关能力,使用其偏好的学习方式增强学习效果,有效利用其各方面的信息并与他们家长紧密合作,便于以后的临床实践。例如,在共同注意的干预训练中,选择视觉接触训练策略对于年幼的低功

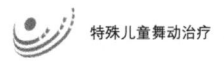

能自闭症谱系障碍儿童较为合适,而对于高功能自闭症谱系障碍儿童可以选择手势训练等策略。

(三)行为模仿原则

所谓行为模仿原则,是指治疗师模仿自闭症谱系障碍儿童的特定行为,与其特定行为保持"同步"。在"同步"的过程中,治疗师可以切身感知他们的行为,与其获得共同的感受,进一步了解其行为背后隐藏的动机。这些同步行为可以成为治疗师与自闭症谱系障碍儿童之间建立治疗关系的中介物。如果自闭症谱系障碍儿童发现治疗师和自己具有相同的肢体行为,他们很可能对治疗师产生情感的依恋关系,慢慢会模仿治疗师的言行,这在治疗关系刚建立时尤其重要,它呈现的是一种自闭症谱系障碍儿童与治疗师双向的"提取和吸收"过程。

(四)循序渐进原则

所谓循序渐进原则,是指遵循自闭症谱系障碍儿童身心发展的一般规律、功能水平,从他们的兴趣、行为和实际能力出发,根据治疗计划渐进地治疗。例如,针对自闭症谱系障碍儿童的人际交往训练,在顺序安排上首先是训练自我意识,其次是进行工具性和情感性的交流训练,最后是进入自主交往训练阶段。这样的安排遵循了自闭症谱系障碍儿童认知和接受事物的客观规律。对于治疗中的舞蹈活动,由于自闭症谱系障碍儿童的心理和行为障碍,他们很难顺利完成,需要经过从单一动作到多个动作模仿的分步训练,才能逐渐完成真正意义上的舞蹈。

(五)家庭参与原则

所谓家庭参与原则,是指让自闭症谱系障碍儿童家长成为舞蹈治疗的合作者及参与者。当家长将自己学到的舞动治疗干预技能运用到自闭症谱系障碍儿童的日常生活中去的时候,他们便成为自闭症谱系障碍儿童重要的干预者。事实上,创建可靠安全的亲密感的首要因素是父母的参与能力(精确的感知力),以及恰当持续地回复自闭症谱系障碍儿童的暗示信号的能力。例如,当孩子在破坏物品之前,家长以抱住孩子的方式将其引入一个有意义的活动中去,可以就势变成拥抱或者是身体动作互动。这种能力强调合适的身体范围发展以及对孩子控制的关注。

（六）持之以恒原则

所谓持之以恒原则，是指自闭症谱系障碍儿童需要持续的舞动治疗训练才有可能获得一定的疗效。这在很大程度上取决于治疗师和家长对孩子的态度和舞蹈活动本身。在治疗过程中即使自闭症谱系障碍儿童有一些进步，他们的技能也会存在很多缺陷，为了保持其学习兴趣，并渐进达到治疗目标，治疗师要化爱心、耐心、恒心为动力，从改善儿童的内部状态和外部社会环境着手，在积极的感性基础上选择合适的、简单的结构活动，激发汇集舞蹈成分所必需的认知过程，并和家长建立联系，共同为儿童创造通向感知意识的良好训练情景。

三、治疗策略

自闭症谱系障碍儿童舞动治疗策略包括：同步性策略、结构化活动和即兴活动相结合策略、感官一体化训练策略、家庭干预策略、同伴干预策略。希望这些策略为教师和家长提供有价值的参考，让更多需要帮助的自闭症谱系障碍儿童在舞动治疗中受益。

（一）同步性策略

同步性策略是指治疗师、家长、教师、同伴与自闭症谱系障碍儿童的动作、节奏、行为等方面做到同步。为自闭症谱系障碍儿童实施舞动治疗，关键之处可能是与儿童的同步性问题，也许它本身就是一个治疗目标。同步性策略以促进沟通为基础，强调培养自闭症谱系障碍儿童的人际互动能力。

1. 成为自闭症谱系障碍儿童身体活动的复制品

治疗师满足自闭症谱系障碍儿童的偏爱模仿他们，尝试成为儿童身体行为的复制品，这其中包括模仿他们行为中的中断或停止、突发或自我封闭等，直到儿童对治疗师的模仿行为感兴趣。治疗师通过镜面反射去感知儿童的感受，当儿童与治疗师建立了信任的治疗关系时，治疗师便会进入下一个复制阶段。这个复制阶段治疗师会开始慢慢地改变儿童身体行为中很小的一部分，保持大部分的原有状态。从一个复制阶段到下一个复制阶段，最终目的是使儿童能复制治疗师的言行。

贝丝·凯利什-威斯（BethKalish-Waiss）强调作为舞动治疗师所需的三大要求："一是观察自闭症谱系障碍儿童的行为交流活动；二是舞动治疗师了解自己的

行为交流活动；三是找到能使自己的肢体活动引起自闭症谱系障碍儿童共鸣的肢体活动，在动作层次上加强交流和相互作用(Dratman & Kalish,1967)。"[1]凯利什-威斯等人关于自闭症谱系障碍儿童舞动治疗策略的研究，尤其是对同步性策略的研究表明当自闭症谱系障碍儿童融入治疗师的身体交流活动中时，就进入了自我摆脱的阶段。当其停止自己偏爱的活动时，治疗师便开始做一些儿童所不知道的肢体活动。几周或几个月后，根据治疗进展，治疗师慢慢地展开自己的肢体活动。渐渐地，自闭症谱系障碍儿童会把治疗师看作一个独立存在体，因为当自闭症谱系障碍儿童发现自己开始动作时，治疗师也开始一起动作。治疗师每天都无数次地进行着这种肢体活动，直到自闭症谱系障碍儿童深深地陶醉在治疗师所创造的环境中，并接受了情绪和行为的转移。

2. 节奏作为同步关系的工具

在舞动治疗中，节奏是确立与自闭症谱系障碍儿童同步关系的主要工具，因为两个相互交流的个体在某种程度上，其节奏是相关的。通过运动者和见证者节奏的交互关系，双方对自我的观察、认知和预见都达到了一个新的同步高度。很多自闭症谱系障碍儿童的机体显示不正常，有重复刻板的运动模式，如面部扭曲、身体晃动、手臂摆动、上下跳动、踮着脚尖走路、身体旋转等。这些运动模式是混乱的，或许是节奏要素被损坏了，而舞动治疗可以较好地用节奏理解这些混乱的秩序，通过各种舞蹈动作模式为儿童提供有节奏的同步体验。当自闭症谱系障碍儿童与他人或小组不协调或处于孤立状态时，舞蹈活动的节奏同步会帮助其获得安全感，从而治疗师和自闭症谱系障碍儿童都会得到一种满足感。从某种意义上讲，节奏能使自闭症谱系障碍儿童集中注意力，促其自身与集体融为一个整体，并在此过程中形成学习社会交往的动机，从而促进其社会化的发展。由此可见，舞蹈的节奏同步可以提供自闭症谱系障碍儿童相通的情意、融洽的治疗关系及归属感和安全感。

（二）结构化活动和即兴活动相结合策略

结构化活动和即兴活动相结合策略是指在自闭症谱系障碍儿童舞动治疗的结构化活动中有效融合舞蹈的即兴活动形式，改变他们的注意力和交流行为，促进其

---

[1] Fran J. Levy. Dance Movement Therapy：A Healing Art[M]. Revised Edition. Reston. VA：American Alliance for Health，Physical Education，Recreation & Dance，2005：193－194.

自主性方面的发展。

"结构化是自闭症及相关交际障碍儿童的治疗和教育方案(Treatment and Education of Autistic and Related Communication Handicapped Children,简称TEACCH)的主要特色。TEACCH方案综合利用学校和家庭背景中的教育资源,运用时间—空间的视觉象征,使教育环境高度结构化,易于为自闭症儿童理解和掌握,从而达到通过日常生活中的'偶然学习'来促进交际能力训练的目标。"[1]众所周知,自闭症谱系障碍儿童缺乏基本的交流行为,由于他们在认知、语言、感知等方面存在缺陷,多数自闭症谱系障碍儿童感觉到熟悉的、偏好的动作会给他们带来安全和舒适感,因而不愿意尝试新的动作。这也是他们出现刻板行为和不愿意改变环境的原因之一。因此,为了使其能够在结构化的环境里接受舞动治疗训练,治疗师应从环境结构化、视觉结构化和常规结构化等方面,针对其理解和接受水平来设置、应用结构化这一概念。如安排治疗室的物理环境,确定固定的时间和频率,设计每次治疗活动的流程和相对固定的舞蹈动作活动等,帮助其较快适应治疗环境并在该环境中进行有效的治疗活动。

我们知道自闭症谱系障碍儿童在结构化干预活动中常受到他们感知问题的影响,"突发事件"尤其多见。从自闭症谱系障碍儿童的角度来讲,即兴为他们提供一个安全和释放情感的场所;从舞动治疗师的角度来讲,即兴为他们提供了应对"突发事件"的有效方法。由于即兴具有自发性、创造性、抒情性和宣泄性等特征,所以可以促进其与治疗师之间的沟通。

(三)感官一体化训练策略

感官一体化训练策略是指将触觉体系、前庭体系、运动协调等训练有机统合起来,为自闭症谱系障碍儿童提供一种综合干预训练模式,以改善他们的功能障碍,唤醒潜在能量,并达到调整能量分配的目的。在训练活动设计时应尽可能使训练活动多样化,防止内容枯燥。

1. 触觉体系训练

触觉是指分布于全身皮肤上的神经细胞接受来自外界的温度、湿度、疼痛、压力、振动等方面的感觉。触觉体系训练的目的是让自闭症谱系障碍儿童对人或物

---

[1] 尤娜,杨广学.自闭症的结构化交际训练:TEACCH方案的考察[J].中国特殊教育,2008(6):47.

接触其身体时做出适当的反应。在舞动治疗干预过程中尽可能避免一些过度刺激，以及自闭症谱系障碍儿童触觉体系中敏感部位的信息，避免出现对自闭症谱系障碍儿童的任何强迫，要使治疗成为他们能够接受的活动，同时要尽可能多地刺激他们触觉体系中迟钝的部位，以便能唤醒与此相适应的反应能力。只有促使自闭症谱系障碍儿童从心理上接受这些刺激，而不只是被动地接受，治疗才可能发挥积极的作用。利用舞动治疗对自闭症谱系障碍儿童进行触觉训练的方法和活动是多样的，主要包括身体动作探索和媒介的应用。

（1）身体动作探索。身体动作探索可以从舞蹈或游戏情景开始，治疗师的任务首先是引导自闭症谱系障碍儿童对身体动作进行自由探索，尝试各种未知动作的可能性，及时反馈身体动作的信息；接着以不同的方式进行身体动作的深入探索，如触摸、停留、分开、捶击、敲打、挤压等，触觉部位遍及全身，包括面部、颈部、上肢、躯干、下肢等，其中应注意身体两侧对称部位压力的大小使孩子皮肤下陷以刺激感受器即可。在干预过程中，尽可能以身体动作引起自闭症谱系障碍儿童的注意，同时结合言语进行干预，以期取得较为满意的疗效。例如：模仿小动物在地面上爬、滚动、翻身等律动活动；或是利用手与手接触的集体舞活动，如"拍手舞""好朋友手拉手"等，这些活动有助于自闭症谱系障碍儿童身体各部位触觉刺激得到强化。对感觉刺激反应过度的自闭症谱系障碍儿童，刺激不应过频；而对感觉刺激反应过少的自闭症谱系障碍儿童，刺激应增多、增强，以此来激发自闭症谱系障碍儿童对身体动作的认知性和敏感性，以形成动作、行为、情感表达的意义联结。自闭症谱系障碍儿童通常通过无意识的身体动作来避开那些不好的感受和经历，因此，许多潜在的防御动力机制会被更多有意识的身体动作激发出来，那些潜在的行为问题或许能被有效地遏制。

（2）媒介的应用。充分利用自闭症谱系障碍儿童的触觉感官，调动一切可能的舞动治疗媒介，让其努力了解触觉材料的特性，从而使他们的中枢神经系统较好地统合来自媒介物的有效刺激，以发展自身的触觉。如在音乐伴奏下，用铃鼓拍击自闭症谱系障碍儿童身体的各个部位，让自闭症谱系障碍儿童用手指点出铃鼓拍击的身体部位，如果自闭症谱系障碍儿童没有反应，治疗师应协助他们指点出相应部位，同时让其模仿说出该部位的名称。再如，让自闭症谱系障碍儿童躺在一个大的弹力球上面帮助他做塑形动作，也可以用身体挤压球体，这对于自闭症谱系障儿童的触觉和前庭刺激有很大益处,不过有些自闭症谱系障碍儿童会害怕这种触觉训练活动,因此,开始时的引导尤为重要。可以让之前接触过此类训练的自闭症谱系障碍儿童先活动起来,欢快的活动气氛或许会触及那些有退缩行为的自闭症谱系障碍儿童的心理防线,进而促使他们想去尝试。此外可以使用一块大毛巾将他们裹起来,让其在毛巾中跟随着韵律自由滚动,让其手指、手心、手背接触地面,强化手部的感应力,这类媒介的应用对触觉敏感的孩子有相当大的帮助,有助于其身体各部位触觉刺激的强化。还可以用舞扇或手绢在自闭症谱系障碍儿童敏感部位扇动,协助自闭症谱系障碍儿童能接受轻微接触的刺激。

2. 前庭体系训练

自闭症谱系障碍儿童前庭体系方面的问题较为严重,造成了他们在平衡和运动能力等方面的困难。

(1)姿势位置的体验。姿势位置的体验不但可以加强自闭症谱系障碍儿童的平衡能力,也可以强化其上肢、腹背肌的肌力以及耐力。例如,律动活动"大雁飞"。给孩子戴上大雁的头饰,披上纱巾,展开臂膀自由飞翔,用积木创设一些"小桥""小山"等,让他们通过一些障碍物进行身体平衡的律动活动训练,这项活动也可以在户外进行,但应注意户外活动的安全性。此外,还要考虑到一些外来力量可能破坏自闭症谱系障碍儿童维持平衡能力的训练。可以通过如舞动绸带、传铃鼓、抛绢花、拍手和拉手等舞蹈和游戏动作活动,以增加自闭症谱系障碍儿童维持平衡活动的难度。训练时可以从各个方位与自闭症谱系障碍儿童进行互动,训练其进行身体前后、左右的重心转移动作,以媒介物的力度改变来增加训练的难度,还应随时调整与自闭症谱系障碍儿童之间活动的距离。

(2)舞动发泄法。舞动发泄法不仅有利于自闭症谱系障碍儿童平衡能力的提高,也能对其运动企划能力的发展产生良好的影响。例如,舞蹈活动"儿童乐园"。治疗师紧握自闭症谱系障碍儿童的双手,在节奏欢快的儿歌伴奏下,治疗师引领自闭症谱系障碍儿童时而左右,时而前后,时而360度大旋转等,速度可做快慢变化,也可做间断的控制。训练时要注意自闭症谱系障碍儿童的神色、表情和姿态,动作过大时,治疗师要随时保持警觉,以免意外发生。如果自闭症谱系障碍儿童玩得很开心,没有身心不适,就可以尽量舞动发泄久一些。这种训练对自闭症谱系障碍儿童前庭体系功能的复苏和强化帮助极大。

3. 运动协调训练

运动协调训练时最好能在一个舞蹈活动中产生多样的感觉刺激。单一的刺激固然可以加强身体和大脑的直接反射,但对自闭症谱系障碍儿童来说,最需要的是运动协调企划能力的养成。

(1) 暖身。暖身一般从局部动作与伸展动作开始,逐渐过渡到有针对性的全身活动。例如:律动"我是汽车小司机"的活动设计从双手舞动方向盘逐渐过渡到同时脚下跑动;情趣舞蹈"小小兵"的活动设计从踏步走逐渐过渡到手臂摆动,包括运动的空间、时间、力量和流动等元素,结合触觉体系和视觉体系的刺激,达成感觉统合的功效。每一次的暖身活动可以配合即兴舞蹈和游戏等。

(2) 呼吸练习。呼吸练习可以训练自闭症谱系障碍儿童的发声能力。例如:律动"学做解放军"的活动设计,身体向前移动3~4步并吸气,再向后退3~4步吐气,好似瞄准目标;当儿童蹲下做射击动作时,深吸口气;射中目标后,双臂上举,使劲跺脚并高喊"哈哈哈"。游戏活动"吹泡泡"或"吹气球"的活动设计,当儿童吹泡泡或吹气球时,治疗师要求儿童用手指一指,或是用手碰一碰,引导儿童说:"我要泡泡""我要气球"……用儿歌加上动作的配合做呼吸练习,可增强他们的言语能力。

(3) 模仿动作。模仿动作从显眼的粗大动作开始,然后过渡到较为精细的手部动作。如大肌肉动作训练的律动"走路"活动的设计,可以将双手放在头顶上模仿小兔的耳朵,双脚做蹦跳步,左右摆胯模仿小鸭走路,五指分开屈伸臂模仿小乌龟向前慢吞吞地爬,迈步高抬腿走模仿小花猫踮脚尖走……。引导孩子模仿前后、左右方向走或跑的动作,尽量是高水平的结构化活动。如小肌肉动作训练的手部、腕部的律动活动"我有一双小小手",模仿洗脸、刷牙、穿衣等生活情景。

(四) 家庭干预策略

家庭干预策略是指家长利用自己所掌握的舞动治疗技术对儿童实施即时的干预,实现家庭教育原本的意义和价值。"Hannah等选择3名自闭症男童(1.7、1.9和2.3岁)实施干预,研究发现,父母在家庭环境中对自闭症谱系障碍儿童实施干预取得很好的效果,同时父母个性因素也会影响干预效果;另有研究选用3名自闭症谱系障碍儿童实施干预(两名男童均为2.2岁,女童为3.6岁),在高度结构化的环境中,父母实施干预取得很好的效果,并且满意度较高,但是在缺乏训练师指导的自然情境中,父母未表现出共同注意技能,干预的效果不能推广到自然情境中;Kasari等人比较控制组和干预组幼儿与父母活动的注意参与状态,以更加精细地评估干预效果,接受干预的自闭症谱系障碍儿童幼儿19名(男童15岁、女童4岁),平均年龄2.5岁。研究发现,干预组幼儿与父母互动中共同注意所占的比例明显增大,并且干预效果可以维持到一年后的追踪阶段。"[1]上述研究表明,家庭干预在自闭症谱系障碍儿童康复中具有不可替代的作用。

在自闭症谱系障碍儿童舞动治疗干预过程中,家长辅助治疗师干预只是舞动治疗工作的一部分,更多的干预体现在家庭自然情境中。而家庭又是自闭症谱系障碍儿童成长的主要环境之一,因此,在对自闭症谱系障碍儿童进行舞动治疗干预的同时,要对家长进行舞动治疗培训,让家长利用舞动治疗干预技术和家庭教育资源对孩子进行康复训练。

家庭干预对自闭症谱系障碍儿童舞动治疗的干预效果的影响不容忽视,治疗师应挖掘家庭在舞动治疗干预方面的潜力,提高家长对孩子进行身体互动的舞蹈教育和干预的敏感性。在具体干预过程中,家长尽可能利用目光接触、动作示范、动作模仿、肢体接触的身体互动来引导孩子参加舞蹈活动,要耐心地给孩子足够的时间做出回应和同步。就回应和同步而言,它们能引起孩子的共鸣,家长可以在孩子已有的行为基础上稍做改变,让肢体动作有趣味性,诱使他们做出更多的肢体动作来做出回应和同步他人的行为。

家庭干预策略是有生态取向的,因为该策略常常依赖于相关自闭症谱系障碍儿童家庭成员之间身体互动的直接观察。这些观察强调了自闭症谱系障碍儿童家庭系统中个体之间的双向影响。家庭的干预作用是一个中介变量,因为高水平的家庭互动干预可以增进自闭症谱系障碍儿童的沟通能力,而身体动作被看作一种沟通方式,也因此成为家长和孩子之间亲密感联系的纽带。

(五)同伴干预策略

同伴干预策略是指由治疗师教授同伴干预策略,以同伴干预来启动与自闭症谱系障碍儿童之间的互动,为自闭症谱系障碍儿童的社会交往提供榜样。"为

---

[1] 张盈利,张学民,马玉.自闭症儿童共同注意干预的现状与展望[J].中国特殊教育,2012(4):69.

了评估干预的效果,研究者对自闭症孩子的社会交往行为进行分析记录。结果发现,在干预前,同伴社会交往行为的平均频率为3%,而干预后上升为31%。与此相应,干预前,自闭症孩子的社会交往行为显示出2.7%的平均频率,而干预后他们的主动性和回应性的社会交往行为上升为24.3%。在教师逐渐地淡出孩子的活动圈以后,同伴与自闭症孩子之间的社会交往行为有增无减。以上的一些实验表明了一个重要道理:分别训练同伴和训练自闭症孩子,对自闭症孩子的社会交往都会产生积极的效果。然后,通过对自闭症孩子和他们的同伴的同步训练与综合干预,会使得自闭症孩子的社会交往行为得到更加迅速的提高和更加广泛的扩展化。"[1]

同伴在治疗师的教授下要学会舞动治疗基本的干预技能,这些技能通常具有一定的情节,具有较强的趣味性,以引发自闭症谱系障碍儿童的行为动机为目的,使他们在自然交往的情景中融入到同伴引导下的舞蹈活动中。例如:在"我们都是好朋友"集体舞活动中,要求同伴说出和自闭症谱系障碍儿童的共同之处与不同之处。治疗师引导:"每个小朋友可以找与自己兴趣相同的人做朋友,也可以找与自己兴趣不相同的人做朋友,因为我们都是好朋友……"当自闭症谱系障碍儿童主动伸出手和同伴交流时,同伴要做的是及时强化自闭症谱系障碍儿童此时的伸手行为,要立刻握住他的手,并伴有点点头、微笑等身体姿势。当轮换舞伴时,他可能会闹个不停,此时同伴可以提醒说:"你刚找到我做朋友,现在轮到我找朋友了,你要等着我,我一会儿来找你。"在轮换过程中,自闭症谱系障碍儿童学会了等待和理解他人。这种具体、生动、直观、可感的同伴干预形式可以改善自闭症谱系障碍儿童人际交往行为方面的缺陷。

第二节 自闭症谱系障碍儿童舞动治疗计划的实施

自闭症谱系障碍儿童的舞动治疗研究案例在中国为数甚少,因此,本节将我们已有的临床实践进行质的描述和分析,包括对"为什么"(解释个案)和"怎么样"(描述个案)等问题加以剖析,通过对典型案例6-1的研究,探讨舞动治疗过

---

[1] 黄伟合.用当代科学征服自闭症——来自临床与实验的干预教育方法[M].上海:华东师范大学出版社,2008:157.

程中自闭症谱系障碍儿童的改变过程和机制,呈现自闭症谱系障碍儿童舞动治疗计划的实施过程,从"质"和"量"两个层面对自闭症谱系障碍儿童舞动治疗的效果进行论证。

一、治疗方案的设计思路

个案涵涵的缺陷涉及多个方面,共同注意缺陷与社会交往、言语技能缺陷密切相关,在综合实施干预的背景下,以共同注意缺陷干预方案为主导,同时结合其他社会交往技能进行舞动治疗的初期干预。因此,在共同注意行为的干预中结合舞蹈活动中的模仿、交往等技能,实施综合性干预是本治疗方案探索的重点。

(一)实施前准备工作要充分

在实施前必须使治疗环境有利于舞动治疗的干预训练,排除治疗环境中无关因素的影响,同时对涵涵的家长进行舞动治疗的相关培训,使他们能更好地配合完成治疗过程。

(二)治疗环境相对保持不变

治疗环境包括物理环境(如实施地点的物品及摆放位置、实施者等尽量保持不变)和心理环境(主要是指一种自由、尊重、接纳、关注的氛围)两个方面。创设的治疗环境相对保持不变,有助于减少涵涵对陌生环境的恐惧感,力求取得较好的干预效果。实施地点可以选择在涵涵家里、舞动治疗室和感统室等。

(三)选择行为干预模式、社会能力干预模式相结合的舞动治疗综合干预模式

行为干预模式主要包括行为分析、积极行为支持、视觉支持策略等,社会能力干预模式主要是指 TEACCH 方案和 SCERTS 模式。结合行为干预模式、社会能力干预模式的舞动治疗综合干预具体体现在以下几个方面:从家庭干预、个别干预、同伴干预三个方面展开干预内容,干预内容立足于促进涵涵认知、社会交往、行为、情绪、言语等各个方面的综合发展;干预时间每周两次,每次 40 分钟,通过 3 个月的舞动治疗实现涵涵的短期治疗目标(见本章第一节)。这些模式可以两两结合使用,也可以三者并存,主要取决于涵涵的需要和动态的实施过程,以达到最佳的治疗效果。尽管实施起来有相当大的难度,但也给自闭症谱系障碍儿童的舞动治疗提供了一条治疗思路。

(四)舞动治疗干预过程相对结构化

舞动治疗干预过程中的活动以及步骤应保持相对固定,如在固定的音乐、儿歌

下进行固定的舞蹈活动。一个相对结构化的干预过程可以使涵涵对将要进行的治疗活动有所预知,对治疗者给予的指令有较快的反应。如果治疗活动能顺利进行,应慢慢减少结构化的干预过程,以涵涵为主导的合作性质的干预过程应该越来越多。用摄像机记录涵涵每次的治疗情况,结合摄像资料进行具体的干预效果的动态分析,并根据涵涵的具体表现,总结干预经验。

(五)行为观察与记录

我们首先要对个案的目标行为进行界定,才能有针对性地进行观察和记录。本研究主要观察涵涵共同注意力行为,此处共同注意力行为是指涵涵通过他人提供的言语、动作、眼神等信息提示,来确定对方的注视点并调整自己的注意指向,能与对方同时关注第三客体的注意行为。涵涵共同注意力的行为表现主要集中在视觉行为和指点行为两个方面。视觉行为是指注视行为,指点行为主要包括应答性指点行为和自发性指点行为。

(1)注视行为。是指能跟随他人的言语、动作、眼神等各种信息去看某人或某物,时间维持在5秒以上。

(2)应答性指点行为。是指经过他人的言语、动作、眼神等各种信息的提示,用手指指点相应物品的行为。

(3)自发性指点行为。是指在主动要求时所发生的用手指指点物品的行为。

结合前文为涵涵制订的短期治疗目标,来考察舞动治疗的效果和不同类型活动(结构化活动和即兴活动)对涵涵注视行为方面发展的影响。在这里,结构化活动主要分为两种类型:一是低水平型活动,主要形式是以局部动作为主的舞蹈活动,如以上肢动作或下肢动作为主的舞蹈活动;二是高水平型活动,主要形式是以全身动作为主的舞蹈活动。即兴活动主要包括两个方面:一是人—物—人互动活动,主要形式是以物品为媒介,治疗师、同伴、家长与涵涵通过媒介进行的身体互动;二是治疗师、同伴、家长与涵涵直接的身体互动。

我们将以上行为和活动细化成以下行为观察记录表6-1,对涵涵的注视行为进行观察。

表 6-1 注视行为观察记录表

姓名:涵涵		观察者:袁芳															
观察项目	治疗次数	第1次	第2次	第3次	第4次	第5次	第6次	第7次	第8次	第9次	第10次	第11次	第12次	第13次	第14次	第15次	第16次
被家长叫名字时(次)																	
被治疗师叫名字时(次)																	
被同伴叫名字时(次)																	
表达需要时(次)																	
接受物品时(次)																	
跟随手指方向看物时(次)																	
跟随手指方向看人时(次)																	
结构化活动	低水平型活动																
	高水平型活动																
即兴活动	人—物—人互动活动																
	人—人互动活动																

二、治疗方案的干预过程

治疗方案的干预过程着重考察舞动治疗模式和方法是否能改变涵涵的共同注意行为、沟通行为和促进自主性的发展变化,通过个案分析和经验总结,为涵涵下一个阶段舞动治疗的具体实施提供依据。

（一）第一阶段

第一阶段治疗地点选在涵涵的家中,通过律动、即兴舞蹈、情趣歌舞、游戏等活动,观察家庭成员的行为表现及反应,并把涵涵的行为表现记录在行为观察表中,进一步验证涵涵的身心需要。

1. 治疗目标(第1~4次)

(1) 治疗师与家庭建立信任的治疗关系。

(2) 通过身体动作和物品的辅助,引发涵涵共同注意行为,让其体验与他人视线接触的过程。

(3) 观察涵涵在舞动治疗中的行为表现,进一步明确其问题所在。

(4) 为家庭成员提供亲密互动的身体交流机会,使他们身心得到放松。

2. 治疗活动

(1) 律动:"你好""名字歌""拍拍、踏踏""我的眼睛""我有一双小小手"等。

(2) 即兴舞蹈:"让爱住我家""摇啊摇""开飞机""跑步歌""火车跑""碰一碰"等。

(3) 情趣歌舞:"妈妈宝贝""两只老虎""幸福拍手歌""一个拇指动一动"等。

(4) 游戏:"手指操""藏猫猫""百宝囊""吹泡泡"等。

3. 行为观察表

涵涵舞动治疗的第一阶段行为表现记录见表6-2。

表6-2 行为观察记录表

姓名:__涵涵__　　　　　　　　行为观察项目:__注视__

观测项目＼频率	第1次治疗									
	1次	2次	3次	4次	5次	6次	7次	8次	9次	10次
被家长叫名字时(次)										
被治疗师叫名字时(次)										
被同伴叫名字时(次)										

续表

	频率	1次	2次	3次	4次	5次	6次	7次	8次	9次	10次
观测项目											
表达需要时(次)											
接受物品时(次)											
跟随手指方向看物(次)											
跟随手指方向看人(次)											
结构化活动	低水平型活动										
	高水平型活动										
即兴活动	人—物—人互动活动										
	人—人互动活动										

第1次治疗

4. 治疗过程

（1）第1次治疗。在第1次治疗活动中，治疗师主要是观察涵涵和其父母通过舞蹈动作活动所达到的最大程度的自我展现，把家庭参与治疗的要求限制在舞蹈治疗所需要的范围以内，对于家庭成员的行为不做主动干涉。治疗师为家庭成员提供了运用眼神和身体动作的体验，并竭尽所能地从舞蹈活动上将它们联系起来。在本次治疗中，涵涵被他人呼唤名字时基本上处于目光躲闪的状态。如在律动"你好"的热身活动中，治疗师将身体前倾、右手抬至体前、掌心向外，身体和手臂来回晃动，一边跳一边唱："你好！你好！你好，涵涵！"涵涵没有视线接触。他在父亲手把手的帮助下挥动着胳膊。母亲在一旁踏动双脚、挥动胳膊配合着。第二遍律动开始，父亲松开孩子的手蹲下身体，挥动着自己的右臂向孩子问好，孩子瞥一眼父亲后跑开；父亲一边走一边说："你好，涵涵！"他转过脸望着别处；父亲继续靠近他，他要么躲到桌子后面，要么快速跑开。母亲停止了舞蹈动作，看着他们父子在一旁，没有言行的支持。她显示出消沉的身体姿态，眼神恍惚，双手抱在胸前，从某种程度上说，这个姿势已经把涵涵和他人排除在外。治疗师没有干预他们，以减少他们的不安。（这里主要使用的是完形动作疗法的安慰触碰、调和技术，经验性动作心理疗法的放松、集中身体焦点、口头语言技术，精神运动疗法的动作模仿技术。）

在每一次的舞动治疗方案实施之前，治疗师要告知家长该做什么及治疗中的注意事项，并和家长一起激发孩子的参与愿望和开发孩子的情感。如在"你好"热身活动中，治疗师请家长为孩子提供眼神、应答交流的方向和结构。在舞动治疗师提出舞蹈动作指令："你好，涵涵！"的情景后，家长手把手地指导涵涵，但涵涵和治疗师没有眼神的交流。当父亲松开他时，他选择了跑开。是逃避行为？是反抗行为？还是高兴行为？需要进一步验证。

根据涵涵现有的"跑动""摇动"等偏好行为，在每一次的治疗活动准备中，治疗师都会为他准备一些应和他偏好、即兴等行为的儿歌或童谣，如《跑步歌》应和"跑动"行为，《拍拍、踏踏》应和"咬手"行为，《摇啊摇》应和"摇动"行为。我们看到，"你好"活动还没有结束，涵涵便开始了跑动，这时治疗师要及时播放准备好的《跑步歌》。父母、治疗师应和着涵涵的跑动行为，有节奏地边拍手边唱着《跑步歌》："小涵涵，小涵涵，来吧和我一起跑；小涵涵，小涵涵，来吧看一看；爸爸妈妈在微笑，爸爸妈妈在歌唱；跑一跑，身体好，来吧跑一跑；1、2、1、2、1、2、1、2……"进一步验证涵涵跑动的情感需要。（这里主要使用的是完形动作疗法的安慰触碰、调和技术，精神运动疗法的节奏同步、音乐的选择技术。）

父母和治疗师跟随着涵涵，这是一个乱哄哄、吵吵嚷嚷的生动场面。每当父母追上孩子，就会将他拥抱在怀里，做一些摸摸头、摸摸脸的轻抚动作，并时刻捕捉孩子的目光（这里主要使用的是完形动作疗法的安慰触碰、调和技术），而孩子要么不看，要么瞥一眼家长。父母对涵涵亲密的身体接触似乎影响着孩子的潜意识，虽然孩子表面上没有应答，但是这种亲密的身体接触应该产生了涵涵需要的安全感。当母亲第二次拥抱孩子之后，孩子跑到柜子前注视飞机模型，母亲小跑上前，用手指着飞机模型说："涵涵用眼睛看飞机，用手指一指飞机，妈妈就把飞机给你。"涵涵没有接受母亲的指令，他碰碰母亲的手（想要飞机模型）。母亲没有给，涵涵尖叫起来。我们推测，涵涵将停止跑动、触碰母亲的手、尖叫的行为和自己的需求联系在一起。

父亲及时介入,他用手指着飞机模型重复说:"涵涵用眼睛看飞机,用手指一指飞机,爸爸把飞机给你。"涵涵停止了尖叫,低着头从自己的口袋中摸出几粒石子摆弄着。治疗师将柜子上的飞机模型拿在手上舞动着,涵涵似乎发现了变化,他歪着头看着治疗师手上的飞机模型,突然双脚蹦跳了一下,之后围着母亲快速奔跑着。母亲拉着他的胳膊想制止他,但没有成功,涵涵手中的石子滑落到地面,他再一次尖叫起来。父亲跑到涵涵面前,将石子捡起放入他手中,并将他抱起离开地面。治疗师舞动着飞机模型在父子前面,通过走、跑、停等不同的时间力效和高、中、低的空间力效引发涵涵的身体意象并吸引他的注意力,用不同张力的声音念着"涵涵看飞机",他与治疗师没有视线交流,瞥一眼飞机模型后便低下头。当父亲将涵涵放下时,他先注视着父亲,之后展开右臂上下移动着。可以感受到他有了某种安全感,或者说引发兴趣的结果被其所理解。治疗师模仿着涵涵的动作行为,用一种试探性的方式与其沟通,但他似乎没有感觉到治疗师的存在。(这里主要使用的是完形动作疗法的调和、投射道具技术,精神运动疗法的节奏同步技术。)

(2) 第2次治疗。涵涵没有拒绝"你好"的热身活动,与治疗师没有眼神交流。接着,治疗师拿着飞机模型做着各种舞姿引发其交流兴趣。当治疗师将发出"嗡嗡"声响的飞机在涵涵眼前上下快速滑动时,他躲闪着飞机模型;当飞机在涵涵眼前平行缓慢滑动时,他抬起头注视飞机;当飞机的运动轨迹消失在他眼前时,他开始摇动自己的身体。治疗师拿着飞机模型放在涵涵的眼前说:"涵涵看飞机,用手指一指(示范),阿姨把飞机给你。"在治疗师的言语和手势的提醒下,他没有完成指令。突然,他连蹦带跳得跑到墙角处,母亲迅速做出反应,大声喊叫并用很大的力气来拽他,他跌倒在地上尖叫起来。父亲则在一旁责怪母亲,在父母争吵激烈的时候,涵涵开始咬自己的手(刻板行为),并将拇指咬破。治疗师在一旁观察并提醒自己:保持冷静,观察孩子的动作,跟随孩子的行动,或许很快就能找到答案;如果治疗师熟悉孩子的动作特性,所有答案将会浮出水面。此时,父母发现涵涵的手出血了,他们立即停止了争吵,母亲找来创可贴,含着眼泪将涵涵的拇指裹起,父亲站在涵涵身旁默默无语。母亲拿来涵涵喜欢吃的饼干,一口一口喂着他。

治疗师播放了《让爱住我家》儿歌,即兴舞动着自己的身体。治疗师希望通过动作、节奏、音乐激活家庭成员之间的各种知觉机制,并可能进一步发展它。这首儿歌引出了家庭即兴互动的"动力形式":母亲搂着孩子左右摇动,预示母子之间相互作用的开始,父亲没有和他们母子进行互动,而是走到一旁,看着窗外。治疗师引导涵涵的父亲带领他们母子做一些游戏，而他拒绝了治疗师的建议。（这里主要使用的是完形动作疗法的调和、编排舞蹈技术，精神运动疗法的节奏同步技术，荣格舞蹈疗法的自由想象、镜面反射、即兴创作技术。）尽管大部分时间舞动治疗师支持家庭成员之间的互动舞蹈，必要时参与到舞蹈活动中同时进行观察，但舞动治疗师也必须学习如何克制住自己不要去打断治疗过程中家庭成员之间呈现情感问题的状态。通过观察本次家庭成员的动作内容以及状态，治疗师希望从本次治疗后的随访中可以更深层次地发现和了解他们的困难，然后进行有效的解释说明并给出建议。不成熟的阐释和建议是很危险的，这通常都是那些经验不够丰富或是缺乏技巧的治疗师常犯的错误。

治疗师发现，涵涵的父母在共同关心涵涵的情景下好像彼此不信任，有关系不和睦迹象，如指责对方、激烈争吵、拒绝合作、没有身体接触等。母亲不能与孩子建立满意的沟通关系，总是大喊大叫和用不恰当的力量干涉孩子的行为。她看起来力不从心，总是害怕孩子在他父亲和治疗师面前出错，似乎处于一种不信任自己孩子的消极状态。

（3）第3次、第4次治疗。在接下来的治疗中，涵涵显示了更多偏好和刻板行为，父母关系不和睦和母亲处于消极状态的情况得到了验证。如在情趣歌舞"妈妈宝贝"的主题活动中，涵涵没有显示出参与的意愿，他在母亲怀中不停挣脱着，一会撅起臀部，一会乱踢乱蹬，母亲越使劲他反抗越明显。母亲被"激怒"了，她使了很大的劲拉住孩子的双手。渐渐地，他不再挣扎，此时母亲的动作变轻了、姿势舒展了、脸上带笑了。当母亲松开手的一瞬间，涵涵如同玩具钟上的小人一样，快速跑到桌子后面消失了。母亲本能地追上去，这明显"侵犯"了涵涵的私人空间，涵涵推开她，她表情迷茫，继续干扰涵涵，每次都被推开，父亲在一旁数落着母亲，他们激烈争吵着（不和睦行为），最后，母亲哭着跑出客厅，父亲没有追上前安慰她。在这期间，涵涵摇动着自己的身体。

在治疗师的引导下，父亲牵着母亲的手再次走进客厅，他们慢慢地走近涵涵。在"让爱住我家"即兴舞蹈活动中，父亲拉着涵涵的手深情地说"爸爸爱涵涵"，孩子瞥一眼父亲，然后，父亲用双手托起孩子的头，他再次瞥一眼父亲便垂下眼，父亲将他抱起，右手抚摸着他的后脑勺，想贴近他的脸，涵涵将脸转向右侧，上身向右倾斜着，保持他和父亲间的距离，此时，眼泪从父亲的眼中滑落下来。母亲摆出封闭性的身体姿势，和他们父子保持着1米左右的距离。不一会儿，涵涵将右手举过头顶晃动着,母亲快速走上前即兴拍打着他的手说:"涵涵的手,涵涵的手,涵涵和妈妈拍手!"涵涵兴奋起来,一边拍手一边注视母亲。父亲将其放下,涵涵获得了无拘无束自我表现的机会,他围着妈妈跑动着,一会停下踏踏脚,一会原地转着圈,一会拍着自己的手,以自己的即兴方式显示着他的快乐。当儿歌停止时,涵涵突然用身体"撞击"母亲后快速跑开,嘴巴"啊啊"地叫着。母亲被撞击后大声喊着:"涵涵,别跑了!"涵涵瞥一眼母亲,母亲再一次摆出封闭性的身体姿势,抱着双臂站在一旁看着他。(这里主要使用的是完形动作疗法的安慰触碰、调和、编排舞蹈技术等,精神运动疗法的节奏同步技术等,荣格舞蹈疗法的自由想象、真实动作探索、镜面反射、即兴创作技术等等。)

这一阶段的治疗结果显示出涵涵具有一些明显的自闭症谱系障碍儿童的特征,某些特征似乎与父母的冲突有关,如当涵涵父母争吵时,他会出现"尖叫""咬手""摇动"的身体行为。这样的行为结果也许能说明涵涵的刻板行为有一部分是受父母冲突的影响。家庭系统作为涵涵教育康复的一个生态环境,对他的影响至关重要。在家庭系统中,引起广泛关注的一个焦点是家庭生态失衡对涵涵身心发展的负面影响,基于这个视角的自闭症谱系障碍儿童舞动治疗研究是有生态取向的,因为本个案研究常常依赖于有关社会情境中家庭成员之间身体互动的直接观察,把家庭体系中的个体身体动作行为理解成当前家庭成员间的社会互动的发展因素。

父母为涵涵提供的环境对涵涵的发展和行为是至关重要的,他们对肢体运用的态度会被直接反映到涵涵的舞动治疗过程中去,并且他们的参与意愿也会影响到治疗效果。下面让我们回顾一下在舞动治疗过程中,父母之间及父母对涵涵行为的态度和反应。父母之间无论是动作、说话或面部表情很少产生共情或是情感的和谐,他们出现了某些固定模式:当母亲觉得无法控制孩子而沮丧得大喊大叫时,父亲会训斥她,之后父母会激烈争吵;当孩子躲闪父亲跑开时,母亲会在一旁观望;父母之间几乎没有肢体的接触。这些模式在第一阶段发生了无数次。治疗师需要考虑这在涵涵的家庭动态平衡方面会有着什么样的影响。试想一下,从涵涵父母关系失衡的模式中,我们知道了什么。换句话说,治疗师通过镜像技术反射出父母的个体特征和相互作用缺少一致性,他们控制了自己的身体,使得他们在重量元素、时间元素、空间元素的交流模式上受到阻碍。

涵涵父亲向治疗师述说他的压力和焦虑,以及夫妻之间出现的问题。他说:

"我工作较忙,压力又大,回到家里看到孩子的刻板行为,有时会生气地揍他屁股,他不求饶、也不哭。如果我抱他,他会推开我,久而久之,我很少抱他,也很少和孩子玩耍。孩子多数时间是由他妈妈照料的,她一直无法接受孩子患自闭症的现实,她对孩子的行为解释是'胆小的''固执的''听力有问题'等,她很放纵孩子的行为,她没有把孩子带好,我们之间为孩子的教育问题经常争吵。"涵涵的母亲与治疗师没有太多的交流,治疗师猜测她对舞动治疗没有太多信心,她常说的一句话是:"你能治好涵涵吗?"

在家庭参与的舞动治疗模式中,治疗师不仅要了解自闭症谱系障碍儿童的情况,也需要了解其父母的情况。涵涵父母之间关系不和睦的现象是显而易见的,他们把压力和焦虑当作问题来考虑,而不是把它们当成一个需要深度交流的信号。这里或许还有许多微妙复杂的因素影响他们之间的交流和合作。他们始终无法通过舞蹈动作将这些情感表达出来,因而呈现出一种关系紧张的状态。尽管父母之间舞蹈互动方面的结果不太好,但他们和涵涵之间舞蹈互动的结果还是积极的。这也指出舞动治疗的效果与家庭多种关系失调是相关的。因为舞动治疗强调合适的身体范围的发展以及对个人力量与控制的关注,这种方法在发现与矫治涵涵刻板行为上或许可以扮演一定的角色。然而,在处理家庭系统的任何一部分时,要留心对整个家庭的影响。

治疗师建议父母要控制他们的不良情绪,改善夫妻间的关系,减少对涵涵的掌控,允许他在一定程度上的偏好行为,鼓励父母要积极回应涵涵的行为,如当涵涵出现刻板行为时用动作和游戏转移涵涵的注意力,同时建议父亲减少对孩子的打骂和对妻子的指责,周末多陪陪他们母子等。治疗师的建议和策略或许能帮助父母改善目前的关系状态,特别是父亲、母亲、孩子之间身体互动的人体动作学因素,如姿势的转变、朝向其他成员的手势、和谐的身体互动等。因为恰当的动作行为模式有利于我们监视和杜绝不恰当的言语。

我们发现,在这一阶段的治疗过程中,父母回应涵涵的动作行为较少,注视涵涵的眼神多次中断,显示出与涵涵较少的同步性。当涵涵连续呈现刻板行为时,他们要么不在孩子的身高水平位置面对他,要么很少对孩子做一些充满感情的动作,他们与孩子的对话成分很少,他们之间的互动似乎是有意地"关闭了"。如在"妈妈宝贝"的情趣歌舞活动中,母亲从"轻轻搂抱"到"使劲拉手"到"哭着跑出房间"这些动作变化,可以理解为她从"尝试"到"努力"到"放弃"的心理变化过程。这或许是因为治疗师的引导、涵涵的行为、父亲的冷漠与某些事件产生了联系,诱导着母亲身体原动力和不自觉的反应,母亲很可能体验到她情感需求方面的挫折和迷惑。如果母亲能积极地参与舞动治疗活动,那么对母子双方都是有好处的,因为舞蹈动作会成为联结他们之间情感沟通的纽带。当然,这同样也适合涵涵的父亲。

第一阶段治疗地点选择在涵涵的家中,熟悉的治疗环境给家庭成员带来了安全感,也为积极地互动提供了机会,这些互动与治疗师的动作鼓励构成了一种激励机制,从而强化了家庭成员之间的积极行为。如果这样,可以期待互动一次次的回归。事实上,在舞蹈即兴活动期间,可以观察到涵涵一些重复的动作,从一周持续到另一周。即兴说明了问题,也表达了情感。例如,在涵涵"摇动"行为的过程中,他常常即兴创作两个动作,一个是可以放松自己的"跑动",另一个看起来伤害他身体的"咬手"动作。他常常举着飞机模型在治疗师面前来回"飞",这是一个由"摇动"刻板动作到"飞"良好动作发展的动态转变,把他自由快乐的情绪表达出来,同时,他把注意力转移到"飞"的动作之中,这是他原动力的动作投射。这种"原动力"的动作投射可以从一种特征迁移到另一种特征中去。我们可以通过各种舞蹈动作来识别涵涵的"认知"特征,通过即兴感知觉重构的过程,去除他的刻板动作特征,为他创造新的动作模式。对于涵涵来说,即兴是一种想法、一种过程、一种动作形式,它并不意味着必须是艺术性的,但舞动治疗师都应该接受。即兴过程中往往会出现一些突发性事件和治疗师无法预期的反应,因此,在整个即兴过程中治疗师和家长要具备随机应变的能力,以应对涵涵出其不意的行为。

治疗师运用舞动治疗精神运动疗法的节奏同步技术和荣格舞蹈疗法的镜面反射技术来感知涵涵的行为,在和涵涵同步时,并不只是简单地模仿他的身体形态、声音或是摇动的速度,重要的是感知他的想法,并对这些想法做出反应。同样,在涵涵和治疗师相互作用的行为中,身体动作和心理之间的变化也是一种和谐的或者说是一种同步的过程。我们可以通过涵涵摇动的身体来阐述这个问题:涵涵以钟摆左右摆动的方式摇动着他的身体,这个动态特征让治疗师觉察到它是有速度的、有规则的、突然开始或是突然结束的。通过身体摇动的同步运动形式,治疗师认为父母的争吵与涵涵的身体摇动有某些联系。如果父母大声争吵,他会加快摇动的速度;如果父母小声争吵,他会放慢速度,然后等待他们声音的变化;如果父母停止争吵,他会突然停止摇动行为,转向另一行为。只要涵涵有持续尖叫、咬手等刻板行为,涵涵父母就会停止他们的冲突,有一个达成一致的动作行为。父母双方都看不到他们之间的冲突问题是如何影响他们的孩子或影响孩子的行为的。相反地,他们深爱他们的孩子,即使他存在某些"问题"。再看涵涵的"撞击"行为,这或许是涵涵交流的方式,这个交流方式的深刻动因是什么?是想引起他人的关注?还是发泄不满情绪?治疗师利用同步技术初步"解读"了涵涵"摇动"和"撞击"的某些情感信号,这些信号让治疗师和父母知道,为了与孩子进行有效的沟通,可以利用外部动作行为与其同步,最终把这些信号整合成一种对涵涵来说有意义的形式,这种形式传递了有关涵涵的情感状态及其变化的信息。

涵涵对飞机模型和小石子非常着迷,这让治疗师找到了一些新线索,或许通过它感兴趣的物品可以引发其共同注意,成为涵涵达成实现愿望的替代性补偿和与他人交流的媒介物,在他身心放松时可以通过这些感兴趣物品加强目光接触训练、听从指定训练和动作模仿训练等。从某种意义上说,涵涵并不完全沉浸在自己的世界当中,当他有需求时会"察言观色",如"触碰他人的手""跑到物品处""贴着母亲"等,当他想拒绝他人时会呈现"转过脸望着别处""躲到桌子后面"等肢体行为,如果这些是涵涵想得到他人关注的行为,则会令我们备受鼓舞,因为这为舞动治疗师提供了一条分析涵涵行为模式和鉴定其动作偏好和习惯的途径。尽管涵涵没有真正意义上"注视"他人的行为,但我们相信,通过涵涵感兴趣的物品是可以和他所处的治疗环境之间建立一些联系的。

治疗师会拿着涵涵感兴趣的物品接近涵涵,模仿着他摇动的身体动作,并用适当的速度重复歌唱着他的名字,希望能从他那里接收一些信息并和他进行交流。很多次,涵涵的视觉、听觉、动觉似乎驾驭了他,他停止了咬手和摇动行为,低着头用身体撞向治疗师后跑开。治疗师思考着:这是一个提问还是一个陈述?是涵涵的攻击性行为,还是故意想引起他人的注意?治疗师快速做出反应,用自己的身体小心翼翼撞击着涵涵,思考它们和涵涵此时感受之间可能存在的关系。治疗师注意到自己的身体变得敏感,随时准备应和涵涵的言语和行动。在第四次的治疗中,当涵涵的身体被治疗师故意撞击后,涵涵用手掌碰了碰治疗师的手,显示出想得到某物的愿望。治疗师将飞机模型放在他眼前说:"用手指一指,阿姨给你飞机。"涵涵瞥了一眼治疗师。当他获得需要的物品时,他会拿着快速跑开。治疗师模仿着涵涵的动作,为他的即兴行为提供援助,吸引其注意力,帮助他确认自我的内在动机,也为摸索和建立治疗关系奠定一定的基础。

通过动作建立起来的关系有助于涵涵行为的改变,在动作水平上发生的意义非凡的改变能够影响治疗的效果。这同样适用于家庭体系内部的动作行为,他们之间的关系会在他们相互配合的动作行为中得到体现。当按照家庭舞动治疗模式来影响彼此时,动作的相互作用也会改变,行为的改变也会相应呈现出来。

(二)第二阶段

第二阶段:考虑家庭成员之间社会互动的发展因素的具体机制。一是要找寻导致涵涵"咬手""摇动""撞击"等刻板行为的诱因;二是要考虑家庭舞动治疗是如何改变家庭成员中的人际关系,包括减少父母之间的冲突,增进母亲、父亲、孩子三方的互动,使涵涵与他人交往的行为问题有所减少,如回避他人的目光、拒绝模仿等。提出改善家庭生态环境的策略,为涵涵构建互动的学习平台,使涵涵已有的经验、学习目标和生活情景达到融合的状态。

1. 治疗目标(第5~8次)

(1)将涵涵的行为问题反馈到家庭生活方面,进一步验证涵涵的特殊需要。

(2)通过与人、物的互动,激发涵涵参与舞蹈活动的兴趣。

(3)通过推动适宜的支持环境,让涵涵在此环境中注意并理解社会交往的信号。

(4)注意对家庭环境的控制,通过身体动作互动改善家庭成员之间的关系。

2. 治疗活动

(1)律动:"你好""名字歌""拍拍、踏踏""我的眼睛""我有一双小小手"等。

(2)即兴舞蹈:"拨浪鼓""小闹钟""妈妈的眼睛""让爱住我家""摇啊摇""开飞机""跑步歌""碰一碰"等。

(3)情趣歌舞:"妈妈宝贝""爸爸""两只老虎""把舞儿跳起来""幸福拍手歌""一个拇指动一动"等。

(4)游戏:"手指操""藏猫猫""百宝囊""吹泡泡"等。

3. 行为观察表

涵涵舞动治疗的第二阶段行为观察表,同第一阶段量表。

4. 治疗过程

(1)第5次治疗。这次治疗是由涵涵母亲陪同的。当涵涵刚进入舞动治疗室时,他对治疗师进行的"你好"和"名字歌"律动无动于衷,这期间,他从口袋拿出石子持续摆弄了5分钟,似乎沉浸在他的世界里。为了帮助涵涵一点一点意识到他与外部环境之间的关系,治疗师建议母亲为孩子提供适当的身体支持。母亲蹲在涵涵身后，左手托着孩子的头，右手举着孩子的右臂向约 3 米以外的治疗师问好。涵涵一会看自己的手，一会低着头，全神贯注于他自己的世界。治疗师拿着涵涵喜欢的飞机模型向前走了约 1 米，涵涵低着头回避着治疗师的目光，但治疗师感知到他在关注她，因为每当治疗师说话，他都会歪着头似乎在倾听并停止他的其他动作行为。当治疗师和他之间约有 1 米距离的时候，他突然坐在了地板上，摇动着身体望着治疗师的方向，但与治疗师并没有眼神的交流。治疗师示意母亲不要勉强他，让她坐在孩子左侧，用手来指引孩子注视治疗师。治疗师继续靠近并坐在了孩子对面，将飞机模型在涵涵眼前晃动："你好，涵涵！"他停止了身体的摇动，抬起头歪着脑袋注视着飞机模型。治疗师用手指着飞机模型说："涵涵用眼睛看一看飞机，用手指一指飞机，阿姨给你飞机。"他或许感觉到了指令的压力，移动着身体靠近了母亲，母亲顺势握着孩子手腕重复治疗师的指令。（这里主要使用的是完形动作疗法的安慰触碰、调和技术，精神运动疗法的节奏同步技术。）

治疗师、母亲、涵涵三个人就这样面对面坐着、指着、玩着、喊着……治疗师试探性地拉住涵涵的手，他站起来跑开了。这是一个退行现象，因为在第 3、4 次治疗中他曾多次触摸治疗师的手以满足自身需求。而到如今他的不安表露在舞动治疗室里，他拒绝治疗师和他有手部的接触。

治疗师摇动着会发声的拨浪鼓，涵涵从珠子的撞击声中感受到力量，他饶有兴致地歪着头聆听着有快有慢、有高有低的声音。治疗师停止了摇动，鼓声消失了，涵涵转过头瞥了治疗师一眼。治疗师慢慢接近他，鼓声再次响起。渐渐地，他开始探索拨浪鼓，用手背碰了碰鼓面，拽拽串珠，收回手，再重复以上动作，最终握住鼓面，将视线停留在拨浪鼓上。治疗师乘机握住涵涵的手臂，加入更多的拨浪鼓声音来充斥房间，拽着手臂在他眼前摇动，然后是对角线的右斜上方、右斜下方、左斜上方、左斜下方，接着是正前方，他看起来沉浸其中。接着，治疗师加入《拨浪鼓》儿歌，牵着他的另一只手在治疗室里慢慢走动。他摆脱了治疗师，握着拨浪鼓跑开了。治疗师和以往一样跟随着他的行为，每当涵涵有摇动或拍打拨浪鼓的即兴动作时，治疗师总是为他提供听觉、前庭觉、感官的输入，用各种身体动作回应着他，为他展开多重感知的即兴活动。（这里主要使用的是精神运动疗法的节奏同步、认识身体界限、空间知觉技术，荣格舞蹈疗法的自由想象、真实动作探索、镜面反射、即兴创作技术。）

每当治疗师靠近涵涵时，他要么跑开，要么撞击，要么偶尔注视治疗师，虽然视线接触次数不多，但表达了一种交流的愿望。治疗师用语言和非语言诱导涵涵的动作意象,希望通过补充动作和感觉的缺失,满足他的身心需要。

(2)第6次、第7次治疗。在这两次的治疗过程中,当治疗师呼唤涵涵的名字时,他还是喜欢不停地跑动,假装没有听见。治疗师和母亲追逐着他,当与他有身体接触时,他立即有了反应,用自己的身体"撞击"她们。他们的身体与互动不断交织,互相提供信息,促进彼此感知。对于涵涵而言,"撞击"动作的力效描述了他在特定空间中的表现形式,反映了他怎样根据不同环境,变换身体力效来表现自己的。如果说涵涵通过"撞击"行为来达到交流的目的,那么,这种行为与婴儿的哭闹以引起父母的关注有相似之处。(这里主要使用的是精神运动疗法的节奏同步、认识身体界限、空间知觉技术等,荣格舞蹈疗法的自由想象、真实动作探索、镜面反射、即兴创作技术。)

舞动治疗师利用身体语言来分析、教育和干预自闭症谱系障碍儿童以及他们的家庭。这是一种多重感知的方法,这种方法需要治疗师通过观察和互动,认识到身体语言以及依据多重感知经验推测家庭成员的感知是怎样被影响的。治疗师的个人体验,是理解自己和他人的关键技术,是自闭症谱系障碍儿童舞动治疗不可或缺的一部分。每一个自闭症谱系障碍儿童的身体语言形式都是独特的,是可以观察的。这些动作形式,显示了他们对周围环境体验的方方面面。治疗师要跳出对自闭症谱系障碍儿童行为一贯认识的思维,然后问自己:"如果这个动作是交流,孩子可能在想什么?"同时,治疗师也需要关注由自闭症谱系障碍儿童行为引起的自己的反应,即从自身的内部和外部行为探究这些反应是怎样产生的。

根据斯特恩(Stern)的以经验为基础的核心自我理论,得知身体感知与婴儿对自己身体的体验、人际关系、个性化出现是密切相关的。它通过身体体验和情感、认知、感知体验相互联系,并发挥着作用。自闭症谱系障碍儿童身体感知世界的方式或许是影响他们接收、反应和回复经历的方式。这个观点在下面"碰一碰"即兴舞蹈活动的记录中会有讨论。治疗师引入"碰一碰"的即兴舞蹈活动不失时机地给予涵涵更多的"撞击"、语言肯定和微笑支持等行为以验证他的真正需要。在"碰一碰"活动过程中,当儿歌唱到"碰哪里?"后停顿,母亲主动拍着涵涵的手说:"妈妈和涵涵的手碰一碰!"涵涵用余光看着自己被拍击的手,有点兴奋;当母亲用头顶着涵涵的头说"妈妈和涵涵的头碰一碰!"时,他会将自己的头歪倒,侧斜着身体用力"撞击"母亲;当母亲用后背碰着涵涵的后背说"妈妈和涵涵的后背碰一碰!"时,他会转过身,用身体的一侧"撞击"着母亲的后背……涵涵似乎喜欢这个活动,他一边跑,一边歪着头、斜着眼偷看着她们的运动轨迹。治疗师和母亲用身体小心翼翼"撞击"着孩子,孩子总是用不恰当的力量和"撞击"姿势回应着她们。他们在"斗争"中舞动着身体,运用身体语言来体验、感受并表现着"撞击"带给她们的感知和理解。(这里主要使用的是完形动作疗法的挑衅触碰、调和技术,精神运动疗法的节奏同步、认识身体界限、空间知觉技术,创造性舞蹈疗法的探索愿望、情感支持、即兴回应、环境与过程技术等。)

母亲在第七次治疗中表露出自己对孩子的许多情感:她认为涵涵不喜欢被控制,但她非常希望改变这种局面。而且她说自己在怀孕期间一度很忧郁,很情绪化,考虑到工作上的得失,她一会想要这个孩子,一会不想要。为了孩子她放弃了工作,全心全意照料孩子,对于孩子的自闭行为,她一直在姑息和控制之间痛苦地挣扎,内疚和挫败感时时刻刻伴随着她,使她无法自拔。她想再生一个孩子给涵涵做个伴,可涵涵父亲不同意。她经常为这件事和孩子父亲发生争执,有两次离家出走的经历。她抱怨孩子父亲有时会打涵涵,她会用自己的身体撞击孩子的父亲,还会有些肢体方面的冲突(这一点在舞动治疗中并没有显现)。在与孩子的母亲进行敏感地交流以后,治疗师鼓励并安慰着她。

如果说涵涵模仿母亲,那么涵涵的"撞击"动作是如何表现的,动作的开始、继续、暂停和终止等细节是怎样影响涵涵的体验和身体语言表达的,是在哪发生的,周围的人和空间环境是怎样的,这正是舞动治疗师需要考虑的问题。这些问题的答案存在于体验涵涵动作风格中,在这个过程中,涵涵动作特质的表达方式反映出"动体"对周围环境的感觉、态度和回应。反过来,对孩子行为的观察者要基于自己的经验做出一些反馈,这种"行为—反应"方式影响着他们之间的社交和情感发展,也影响着家庭互动模式。

在每次热身活动结束后,治疗师引发涵涵的兴趣,让他在不知不觉中进入治疗主题。如果遵循涵涵的兴趣,你也许会看到,兴趣对于他的动机和需求是多么重要。治疗师将涵涵家里三个不同样式的闹钟(偏好物品)放在桌子上面,"布谷布谷""咕噜咕噜""嘀嘀——嘀嘀"声音引起了涵涵的关注。他对桌上的闹钟打量一番后,扑闪着眼睛歪着脑袋倾听闹钟的声音,获取听觉感官的快乐。治疗师意识到和他交流的机会来了,她将发出"嘀嘀——嘀嘀——"声的汽车闹钟围着桌子的四周"开"了一圈,面对孩子说:"涵涵用手指一指(示范),阿姨就把汽车闹钟给你。"说了三遍,涵涵瞥了一眼治疗师。接着治疗师将发出"咕噜咕噜"声音的维尼熊闹钟放在孩子眼前,拍着自己的肚子说:"我是维尼熊,我喜欢吃蜂蜜,咕噜咕噜。涵涵用手指一指(示范),阿姨就把维尼熊闹钟给你。"他将头向左侧歪倒聆听着"咕噜咕噜"的声音,没有视线交流。"这个闹钟又会发出什么声音呢?"治疗师将扑腾着翅膀"布谷布谷"会唱歌的小鸟闹钟呈现在涵涵眼前说:"我是一只快乐的小鸟,想和涵涵做好朋友,涵涵用手指一指小鸟闹钟,阿姨就让小鸟和你做好朋友。"涵涵看了看闹钟,又瞥了治疗师一眼,这让治疗师欣喜万分。在三次指令的要求下,涵涵与治疗师有两次目光交流,这正说明了以涵涵感兴趣的物品为契机进行沟通方面的康复训练是可行的。(这里主要使用的是荣格舞蹈疗法的自由想象、镜面反射技术,经验性动作心理疗法的集中身体焦点、口头语言技术。)

接下来,治疗师播放了《小闹钟》歌谣,建议父母用自己身体动作的变化引起涵涵的注意,鼓励他们运用有节奏的舞蹈动作将声音和语言的作用结合起来呈现相关主题,对动作的选择要反映涵涵的喜好和方式以及此时此刻父母的情绪和感觉。父母很好地配合着治疗师,他们围着涵涵念着儿歌快乐地即兴舞动,并与涵涵之间有多次的眼神交流。涵涵一会聆听手上闹钟的声响,一会关注父母的"表演",一会看一眼治疗师。渐渐地,他站了起来,跟在母亲身后走动着。父亲一手拉起母亲,一手拉着涵涵,他们三人转着圆圈,父亲的主动交流意识在增强。当情感主题在活泼生动的即兴舞蹈活动的过程中被具体化时,焦点会集中在发展和谐、信任和身体关系的互动上。可见,为涵涵和他的父母提供丰富的即兴感知活动,可以为他们创造一个沟通的动因和机会。(这里主要使用的是完形动作疗法的调和、角色扮演、编排舞蹈、投射道具技术,经验性动作心理疗法的集中身体焦点、口头语言、自由联想技术,创造性舞蹈疗法的探索愿望、情感支持、即兴与回应、环境与过程技术。)

这两次父母的互动较为频繁。有一次,在"让爱住我家"即兴舞蹈活动中,父亲主动拉住母亲的手,看着她的眼睛温柔地说:"我们一起带涵涵跳舞。"然后他们的手紧紧相握,并模仿彼此的动作。另一次,在"藏猫猫"游戏中涵涵的母亲摔倒,父亲搀起她问:"摔伤了吗?哪里痛?"他们肢体语言接触变多了。

(3)第8次治疗。在情趣歌舞"妈妈宝贝"中,母子轻轻摇动着身体,母亲轻轻唱着儿歌,她的行为似乎引起了孩子的共鸣,涵涵"啊啊啊啊"地应和着,双脚跟随母亲的步伐,有一次双手主动抱住母亲,这是和母亲互动的信息,这种信息是与母亲同步的象征。接着,母亲蹲下身体拍着涵涵的手,涵涵一会看着手,一会看着母亲的脸,一会踏脚,一会跳起,母亲一直捕捉着涵涵的眼神,涵涵变得比较合作。对于涵涵来说,手的接触应该是他与人交流的重要载体,他能感觉到手对于他的作用,从手的接触能得到他人的直接支持,他会感到安全。(这里主要使用的是完形动作疗法的调和、角色扮演、编排舞蹈技术。)

在治疗师的引导下,他们即兴舞蹈"妈妈的眼睛"。母亲拿着两张大星星的图片(星星中间是镂空的,将星星贴近眼睛,可以露出眼睛),一边唱一边把星星图片贴在自己的眼睛前,蹲下身体捕捉着涵涵的目光。涵涵在父亲的指导下参与活动。母亲把星星图片贴在涵涵的眼睛前,他眼睛闭上后睁开,在这个过程中与母亲目光接触多次。父亲受到了启发,他用手将涵涵眼睛蒙上再松开,涵涵在睁开眼的一瞬间总是能看到母亲的目光。在这次活动即将结束时,涵涵像以往一样跑开了。父亲追逐着涵涵并和涵涵一起在地上打滚,蒙着他的眼睛,轻轻拍他的小屁股。孩子变得安静,感受到活动的趣味性和来自父母的爱意。治疗师期待着涵涵能与父母有较长时间的眼神交流,那时候就有可能开始推动舞蹈动作,使他能够意识到动作的直接作用,发现身体动作的互动带给他的需求和快乐。(这里主要使用的是荣格舞蹈疗法的自由想象、镜面反射、即兴创作技术,完形动作疗法的调和、角色扮演、投射道具技术,创造性舞蹈疗法的探索愿望、情感支持、即兴与回应技术。)

随着治疗次数的增加,治疗师与涵涵的母亲建立了"治疗同盟"关系,这种关系促使母亲将治疗师看作是"自己这边"的人,敞开心扉的交流过程促进了母亲对于舞动治疗的兴趣,也可能是舞动治疗让母亲的言语坦白,提供了一条接近那些本来仅仅通过言语方式可能不那么容易呈现的、难过而痛苦的感觉或记忆的路径。母亲的自控能力明显地提高了。如当涵涵"撞击"她的时候,她会巧妙躲开,用自己的身体抱抱他,或是拉住涵涵的手指着物品问他想要什么。她说在家的时候,她还是会时常侵犯涵涵的私人空间,使得儿子推开她,尽管她仍然会发脾气,但能通过更多友善的肢体接触应对涵涵的"撞击"和"尖叫"行为了。她能主动和治疗师讨论涵涵在家进步与退步的行为,询问下一步治疗方案和诉说自己对舞动治疗的感受等。在这个阶段,他们夫妻关系也有了一些变化。父亲会在周末和涵涵玩耍,安慰并拥抱他,会陪同涵涵的母亲一同散步、购物。也就是说除了舞动治疗的影响,父亲对母子注入更多的关爱行为可能是导致母亲改变的重要因素。母亲的角色创造了一个安全的场所,母亲的照顾确保了一种融合的发生,她与孩子产生共鸣,她可以满足孩子的需求、赋予孩子暂时有些混乱的行为和意义。这在很大程度上支持着自我体验和自我表达,母亲与涵涵之间的关系为涵涵的自我发展提供了必要的支持环境。我们目睹了涵涵的父母共同提高他们承担自己角色的能力,以及找到了解决他们夫妻之间焦虑和冲突的方法,他们逐渐控制了他们发泄焦虑的需求,在他们感到焦虑时,他们会更多地去交流。

本阶段治疗是在舞动治疗室进行的。开始的时候涵涵害怕而茫然,比如,躲闪治疗师的目光,拒绝手部接触,没有目的地走动等。随着治疗次数的增加,他与周围环境的互动有了一些进步,例如,在他人言语和动作的指导下,能较长时间注视物品;有需要时增加了目光交流频率;听见父母谈话能站在他们中间"倾听"等。然而,涵涵与父母、治疗师之间很少有同步行为。迄今为止,涵涵似乎还是处于一种与他人不流动的、不交流的相处模式。他不能注意到成人所指的事物,更不能根据成人的指令来判断注视点。他的动作单调、缺少变化,大多数时间处于被动或无反应状态。另外,他呈现出一种模式化的行为,即每一次治疗活动开始的时候,他会四处跑动,躲闪他人的目光,拒绝他人的接近,但随着每一次治疗活动的深入,这些情况会有所改善。

因此,本阶段治疗导致了以下问题:第一,如果说有随着舞动治疗给家庭成员互动带来积极改变的个人因素,那么这个个人因素是什么;第二,与涵涵互动相关的哪些方面随着舞动治疗改变得最多、哪些方面改变得最少,父母的感知是怎样的;第三,涵涵的父母感知到与涵涵之间互动得到了改善,能观察到哪些动作行为随之发生变化。带着对三个问题的验证和想法,我们制订了第三阶段舞动治疗的目标并加以实施。

(三)第三阶段

第三阶段:对涵涵进行个别舞动治疗和集体舞动治疗。个别治疗是为涵涵提供一对一的治疗,从他的行为缺失和行为过度两个方面进行矫治。集体治疗主要是以同伴为中介的集体舞蹈活动,通过语言、手势和眼神等提示和手把手的动作辅助的手段,使涵涵理解并能执行活动的指令,增加视觉行为和指点行为的训练。对涵涵的舞动治疗做出阶段性的总结,为下一阶段的治疗方案提供参考依据。

1. 治疗目标(第9~24次)

(1)被人呼唤名字时能与呼唤者对视5秒以上。

(2)能执行指令并伸出手指。

(3)有需求时或接受物品时能注视相关人或物。

(4)能模仿简单的舞蹈动作,如招手、点头、拍手等。

2. 治疗活动

(1) 律动:"你好""名字歌""拍拍、踏踏""奇妙的手势""我的眼睛"等。

(2) 即兴舞蹈:"小老鼠上灯台""跟着妈妈走走""妈妈的眼睛""让爱住我家""摇啊摇""开飞机""跑步歌""碰一碰"等。

(3) 情趣歌舞:"爸爸""爱我你就抱抱我""两只老虎""妈妈宝贝""谁在唱""把舞儿跳起来"等。

(4) 集体舞:"点点头,握握手""我爱我的小动物""找朋友"等。

(5) 游戏:"老鹰捉小鸡""木头人""手指操""藏猫猫""百宝囊"等。

3. 行为观察表

涵涵舞动治疗的第三阶段行为观察表同第一阶段量表。

4. 治疗过程

第三阶段主要增加了对涵涵以同伴为中介的社会交往能力的培养。治疗师首先要让同伴明白自己将要面临的任务,接着使用语言和动作示范演练某些交往过程,等同伴掌握动作要领和活动规则后,再让同伴引领涵涵去完成此活动。在活动过程中,治疗师要协助同伴及时反馈涵涵的行为,如当涵涵注视同伴时,同伴要立刻看着涵涵说:"你好,涵涵!我们一起来跳舞!"通过对涵涵和同伴的同步训练与干预,使涵涵的注意力得到提高。本阶段根据不同的舞蹈活动对涵涵的共同注意行为进行描述与分析。

(1) 律动。涵涵在他人的语言、手势动作、眼神信息提示下,能参与"你好""名字歌""拍拍、踏踏"等律动活动。例如:"你好"活动刚开始进行时,涵涵从行为上一般不会做出反应,只有在治疗师、同伴、家长的共同干预下,他才能向他人做"招手""点头"的行为,持续时间很短,动作之间缺乏联系。对于"名字歌"活动,如果是用语言呼唤他的名字,他很少有行为上的互动,只有在呼唤他名字的过程中站到他的对面,并使用如模仿飞机飞翔、轻轻撞击他等相应的动作提示吸引他的注意力,似乎才能帮助他意识到他自己与名字和动作之间的关系,他才能注视呼唤自己名字的人。如果被同伴呼唤,涵涵注视同伴的频率多于注视成人的频率,而且在同伴的呼唤和引导下能较快地进入活动的状态。在"拍拍、踏踏"活动中,治疗师按照节奏有目的地拍他的手、肩、腿,拉着他向前、向后踏脚,通过"拍手"或"踏脚"提供一个交流的中心点,努力让涵涵明白"带领"和"跟随"的区别。涵涵很喜欢这个活动,但是由于他的理解能力十分有限,他总是跑而不是踏,他似乎只能控制他的手部动作,而对脚下动作无法掌控。

本阶段的治疗表明,与同伴一起律动的体验和交流以及干预,减少了涵涵的某些刻板行为,如跑动或尖叫。在此情形下,我们提出了可以使涵涵从中受益的身体反应的律动指令,如拍手、踏脚、跑、停等。他能断断续续模仿同伴的某些动作,也常常从模仿好的姿势上习惯性地返回到原位,给人的感觉是任何时候他都可以立即停止动作。虽然模仿的动作在重力、空间、时间等力效元素不能与同伴匹配,同时具有"束缚流动"的力效特性,但对于涵涵现阶段来说似乎并不重要,重要的是涵涵在基于律动模式的交流中重新体验他自己,并在模仿中与同伴建立起身体意识上的某些联系,尤其是注意广度得到了扩展。

从录像中可以看出,一些结构化的律动活动,如果涵涵熟悉了这些律动内容,他的注意力能较快达到一定的稳定状态。我们发现,在结构化低水平型律动活动中,涵涵的注意力高于结构化高水平型律动活动。如在"你好"的结构化低水平型律动活动中,涵涵的注视频率高于"跑步歌"的结构化高水平型律动活动。虽然有治疗师的引导,但在这样一个跑动的全身舞动的活动场景中,很难与涵涵之间有目光接触。这可能是涵涵在结构化高水平型律动活动中注意力分散的原因。但是,我们也注意到,从结构化高水平型律动活动很容易过渡到即兴舞蹈活动。作为舞动治疗师,我们要使用动静结合的高水平型和低水平型的结构化律动来帮助涵涵关注微妙的互动作用。同时,选取他的一个或两个偏好动作灵活地加入结构化律动活动中,和涵涵一起在熟悉的动作风格中创造新的动作。在这种情况下,治疗师对涵涵的动作力效要保持高度的敏感和反应,因为涵涵对自己的动作风格是没有意识的。

(2)即兴舞蹈。根据本阶段的录像资料显示,无论是涵涵与人的即兴舞蹈活动,还是涵涵与物与人的即兴舞蹈活动,涵涵的注视行为都受到他人身体动作互动的极大影响,并且在涵涵与物与人的即兴舞蹈活动中的注视行为均多于涵涵与人的即兴舞蹈活动。这说明以物为媒介的即兴舞蹈活动更能够引发涵涵的注视行为。如果有同伴的参与,他会较长时间地维持即兴活动,与同伴之间的注视行为呈明显上升趋势;反之,如果没有同伴的参与,他的即兴时间较短,与成人之间的注视行为呈缓慢上升的趋势。

涵涵与人的即兴舞蹈活动在干预初期,与他人的注视行为很少,但是随着治疗师、同伴和家长动作互动的持续干预,涵涵与他人的注视行为呈现出逐渐上升的趋势。他能意识到即兴舞蹈过程中治疗师、同伴及家长的存在,以及他们和自己的动作关系的存在，开始自发性地关注他人，特别是同伴。当他继续关注的时候，也在继续接受来自他人动作线索的感知，并且开始试探性地创造一种似乎最适合他自己的动作方式。在这个时候，治疗师、同伴、家长能给予涵涵必要的动作支持，对涵涵所创造的动作线索给予积极反馈，一般从接触涵涵的双手开始来传递共同即兴的信息，最后引发两个人共同做一件事。

涵涵与物与人的即兴舞蹈活动在干预初期，能被物品所吸引，与他人的注视行为较多。但是随着物品的频繁出现，涵涵逐渐对它们失去兴趣，会被他人的身体动作互动所影响，从而将自己的注意力放到与他人动作互动的即兴舞蹈活动中，增加了较多的注视行为。例如：在"小老鼠上灯台"的即兴舞蹈活动一开始，涵涵总是喜欢站在原地摆弄着小老鼠毛绒玩具（以自我为中心比较明显，不理会他人的存在），接着将玩具扔在地上，然后捡起，再扔下再捡起。每当玩具被涵涵扔在地上时，治疗师立刻靠近玩具蹲下身体并用双手拍打地面；当玩具被涵涵捡起时，治疗师立刻起身，在头顶上方拍手。随着即兴舞蹈活动的继续，治疗师通过蹲下拍打地面和站起拍手的即兴动作结构来指引涵涵，给他提供了一个即兴动作模式来改变他的注意力。重复多次后，涵涵再没有捡起地上的玩具，而是要么躺在地上，要么用手拍打地面，或是用脚踢蹬地面。渐渐地，小老鼠毛绒玩具失去了它的玩具作用而被一对一的即兴舞蹈互动的关系所替代。这些有效的动作互动模式似乎和舞动治疗的即兴创作技术直接相关。

对于有明确的活动内容和要求的即兴舞蹈活动，涵涵基本上不能参与。虽然他能够意识到指令，但对指令几乎不能做出相应的反应。当即兴舞蹈刚开始时，他有时会激动地乱跑，有时会安静地玩着自己的手指。治疗师不得不顺从他的情绪，跟随他并为他提供一个释放情感的出口。鉴于此，起先的即兴舞蹈活动并不安排明确的内容，而是根据涵涵的情绪和他的注意力的实际情况而定。如"跟着妈妈走走"的即兴舞蹈活动，母亲牵着涵涵手在治疗室里一会走，一会跑，一会站，一会蹲，努力让孩子意识到母亲的身体行为。他挣脱了母亲的手跑到母亲的前面，母亲无条件地跟随着孩子。在没有压力和享受自由动作的空间里，涵涵感受到了安全和受到了保护。于是，他跑几步后停下，回头看看母亲再接着跑，这种孩子与母亲一对一的关系自发地显现出来，这个即兴的框架由涵涵掌控。他用"跑—停—跑"来即兴探索自己动作与母亲动作之间的关系，这种即兴探索既是他的一种兴趣，又是他与母亲之间一种情感交流的方式。

(3) 情趣歌舞。对于涵涵而言,情趣歌舞是一种让涵涵和其父母感到安全和快乐的很好的方式。通常情趣歌舞的主题都会有一个侧重点,这样参与治疗的个体就会联系主题与自身的意义。比如说,在家长参与情趣歌舞的基础上进行观察,可能会说明和改变家庭互动的模式,技术手段依赖于动作干涉和行为改变。这将减少家庭成员之间压力的产生和冲突行为模式的发生,并且必将影响亲子交流的融洽性和稳定性。当情趣歌舞的主题继续发展时,家庭成员间会自发地表现出母亲、父亲、孩子的角色,这种主题是随着家庭状况不断改变的。所有的主题活动都是必要的,但若要发展,很大程度上取决于它们和其他影响因素之间相互联系所产生出来的快乐。快乐是从玩耍、想象和虚构的意识发展中产生的。因此,家庭成员通过情趣歌舞活动中的结对、镜子模仿、互相提供身体动作的支持等体验一种有趣的、喜悦的、充满欢乐的过程。

例如:在"爸爸"情趣歌舞活动中,涵涵的父亲表现为一个滑稽、快乐的父亲,这可以帮助孩子父亲释放他自己的情绪。以这种方式,父亲能自发地参与到活动中来,同时也为家庭成员之间提供了对话。在"爱我你就抱抱我"情趣歌舞活动中,母亲因为与涵涵身体接触而产生的焦虑时而会出现,这时就需要群体的帮助。帮助她构造安抚涵涵行为的动作过程,调整各种接受及反应方式可以减少伴随这种情感出现的焦虑。母亲的力量与自信心得到了提高,她用自己姿势和语言能很快对涵涵的行为做出辨别。在"两只老虎"的情趣歌舞活动中,涵涵会睁大眼睛、扩大摇摆或滚动的动作探寻这些动作所激发的回忆和情绪。有时笑着将手臂展开,当达到极致的时候,他会因为喜悦而欢呼跳跃。这是一种欣喜若狂的感觉,促使他进行更多的视觉互动行为。我们发现,情趣歌舞越有趣,涵涵的刻板行为越少,视觉互动行为越多,这显示了对情趣歌舞主题的选择可能影响着舞动治疗对涵涵的治疗效果。

(4) 集体舞。一对一的个别治疗结合5~6人的集体舞训练比较适合涵涵。他能参与少量的集体舞活动,尽管他的模仿多数是被动的反应,但他还是和集体舞活动之间建立了直接的联系,这些联系在舞动治疗中有着重要的意义。这些意义主要体现在两个方面:一是集体舞的特性表现出涵涵与他人之间沟通的关系特征,如模仿、轮流、等待等,这些反过来促成涵涵与他人之间形成社会交流的能力;二是集体舞是存在于涵涵、治疗师、同伴、家长、教师之间的事件,而不仅仅是一个舞蹈上的相互作用的事件。

在为涵涵设计集体舞活动时,建立联系的主要模式是手部接触,伴随着学习社会交往技巧、减轻孤立、选择性的分离与重组，以及手部活动主题的创造与加工，明确在集体中跳舞的快乐是集体舞的重要元素。这一点，可视为解决涵涵困于交流问题的可行性途径。因为集体舞活动变成了涵涵对治疗师、同伴等他人的一种回应方式。例如：在"点点头，握握手"的集体舞活动中，当同伴刚开始采取一个握手式的动作时，接下来就会有很自然的演变，涵涵会产生相似的握手反应（多数情况下是一种延迟反应）。这个反应随后就会演变成涵涵的一个动作如摇摆，当同伴同步涵涵的摇摆动作时，这种同步对于涵涵来说是一种鼓励，并大大刺激了他与同伴交流的意愿。他会一边摇摆一边长时间地握住同伴的手并注视同伴，这是一个很有价值的反馈行为，可以让他观察和体验手部动作接触时的效果，并能潜意识地控制手部运作。然而如果持续摇摆的话，一组关于涵涵和同伴的身体对话会随之产生。我们注意到，当同伴采取更积极的身体互动如握着涵涵的手转圈或跳跃时，涵涵很愿意跟随，而且治疗师也会融入到参加者的角色，默默地进行协助和辅导；当同伴的能量减弱时，涵涵会被自己的摇摆动作所限制，显示与其同伴动作的互动困难，不能跟随，对身体交流的界限很模糊，最终沉浸在自己的摇摆世界中，此时，治疗师和家长的干预才会变得更直接。

当涵涵在分享个人情绪时，集体情绪会给他以归属感和认同感，他的情感需求便在提升。当他经历困惑想从集体中寻求安慰和理解时，这种集体力量便变得更有价值了。如在"我爱我的小动物"活动中，他能模仿小鸭"嘎嘎嘎"的叫声。就这一点而言，很明显，集体力量提升了他的口头表达，而且交互对话也很生动。治疗师、同伴鼓掌给予他积极回应，给出支持性和强调性的评论，如"涵涵真棒！""涵涵嘎嘎嘎""我们一起嘎嘎嘎"。在这里，有一个我们不能忽视的问题是：有时，集体的力量也会让涵涵不知所措。如在"找朋友"活动中，当涵涵作为邀请者时，他通常是站在原地不动的。治疗师、同伴等集体过多的指导和干预反而会引起他的四处跑动和尖叫。在此情境下，治疗师会建议家长或同伴牵起涵涵的手远离集体，让他关注活动的结构，然后回到集体内。这个分离和重返集体的过程让涵涵挑战离开集体，让他能够练习自控能力以及聆听观察活动的能力，帮助他建立新的联系。这个过程在集体治疗中有时会重复多次。

三、治疗方案的效果评价

通过标准化评估工具《儿童孤独症行为评量表》（ABC）、《儿童孤独症评定量表》(CARS)和非标准化评估工具相结合的评估方式,来考察涵涵舞动治疗的实际效果,从整个治疗过程的结果可以看出,经过一年舞动治疗的干预,涵涵在感觉、交往、运动、语言、自理能力方面较治疗前有所改善,具体表现在 ABC 量表和 CARS 量表各项得分较治疗前有所降低,以及表现在自编量表中正向行动随着治疗次数的增加而增多。

(一) 改善了涵涵的感觉能力

舞动治疗的动作性特征,为改善涵涵的本体感知觉、触觉、运动知觉、方位知觉、距离知觉提供了有效的内源性因素,从而提高了涵涵感知的敏感度,为其症状的改善提供了基本的身体基础。

1.《儿童孤独症行为评定量表》(ABC)

根据 ABC 量表测试所示,涵涵的分数显示越低,他的行为模式就越接近正常,症状表现就越轻。从表 6-3 可以看出,涵涵在治疗前的"感觉""交往""躯体""语言""自理"五个方面能力相加起来的总分为 94 分,治疗后的总分降至 72 分。其中涵涵的感觉能力在治疗前是 22 分,在治疗后降至 16 分。治疗前后的结果对比说明,舞动治疗不但改善了涵涵的感觉能力,也改善了其交往、躯体、语言、自理这几个方面的能力(见表 6-3、图 6-1)。

表 6-3　儿童孤独症行为评定量表(涵涵)

	感觉	交往	躯体	语言	自理	总分
治疗前	22	18	21	16	17	94
治疗后	16	13	15	13	15	72

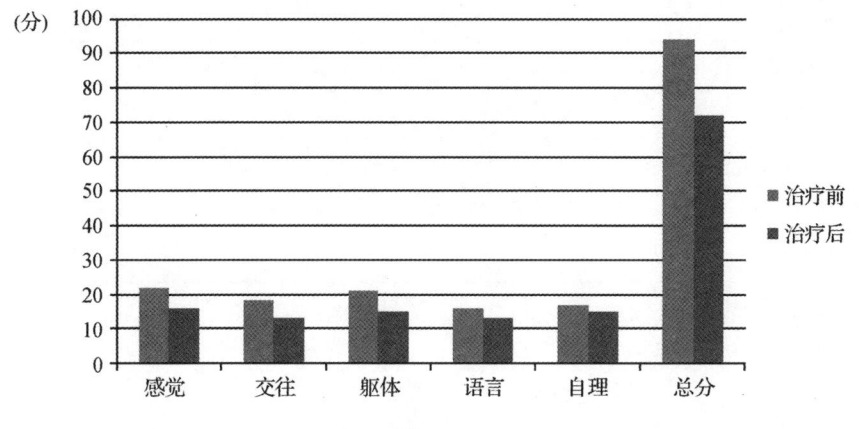

图 6-1

2.《儿童孤独症评定量表》(CARS)

我们使用 CARS 量表从 15 个方面对涵涵进行治疗前和治疗后的测评。从表 6-4 测评结果可以看出，总分从治疗前的 55 分降至治疗后的 42 分，说明舞动治疗的干预减轻了涵涵的症状。CARS 量表中涵涵与感觉、运动有关的模仿、躯体运用能力、视觉反应、听觉反应、活动水平的各项得分也较治疗前有所降低。模仿这一项在治疗前是 4 分，在治疗后降至 2 分；其余 4 项较治疗前均降低了 1 分。涵涵感觉能力的改善具体表现在：当他人与涵涵进行身体互动或大声叫他名字时，涵涵能够对视；当涵涵有需求时能够在他人的提示下注视某物；跑动、撞击等多动行为较治疗前有所减少。

表 6-4 儿童孤独症评定量表（涵涵）

项　目	治疗前	治疗后
1. 人际关系	3	2
2. 模仿	4	2
3. 情感反应	4	3
4. 躯体运用能力	3	2
5. 与非生命物体的关系	3	2
6. 对环境变化的适应	4	3
7. 视觉反应	4	3
8. 听觉反应	4	3
9. 近处感觉反应	3	3
10. 焦虑反应	3	2
11. 语言交流	4	4
12. 非语言交流	4	2
13. 活动水平	4	3
14. 智力功能	4	4
15. 总的印象	4	4
总　分	55	42

说明：在 CARS 量表中，当总分大于 30 分可以考虑为自闭症，30～60 分为轻-中度自闭症，大于 36 分并且 5 项以上达 3 分或大于 3 分时为重度自闭症。

3.《注视行为观察记录表》

结合1~3个月的治疗情况,可以细致分析涵涵出现正向行为的可能原因,使目标行为具有可操作性。根据涵涵的短期治疗目标,笔者为其编制出《注视行为观察记录表》(表6-5),作为涵涵注视行为变化的主要依据。研究结果表明:经过3个月(实际治疗24次,此处呈现16次的治疗记录)的舞动治疗干预,涵涵在"被家长叫名字时""被同伴叫名字时""低水平型结构化活动""高水平型结构化活动",以及"人-物-人互动活动"和"人-人互动活动"这六项与治疗次数都显示出相关性极显著($P<0.01$);"被治疗师叫名字时"一项与治疗次数显示出相关性显著($P<0.05$);"接受物品时"和"跟随手指方向看人时"这两项相关性尚显著($P<0.1$);"表达需求时"和"跟随手指方向看物时"这两项相关性不显著。

表6-5 注视行为观察记录表(涵涵)

姓名:涵涵									观察者:袁芳							
治疗次数 观测项目	第1次	第2次	第3次	第4次	第5次	第6次	第7次	第8次	第9次	第10次	第11次	第12次	第13次	第14次	第15次	第16次	相关系数(r)及显著性
被家长叫名字时(次)	1	0	2	1	1	3	2	3	2	4	未参加	4	5	4	5		0.9031***
被治疗师叫名字时(次)	0	0	1	0	0	1	0	1	2	1	0	1	1	1	2	1	0.5739**
被同伴叫名字时(次)	未参加								3	4	3	5	3	4	6	6	0.7280***
表达需要时(次)	0	0	0	1	0	1	0	0	0	1	0	0	0	1	0	0	0.0313
接受物品时(次)	0	0	0	0	0	0	0	0	0	1	0	0	0	0	0	1	0.4099*
跟随手指方向看物时(次)	1	0	0	1	0	0	1	1	1	1	0	0	1	1	0	1	0.1504
跟随手指方向看人时(次)	0	0	0	0	0	1	0	0	0	1	1	0	0	1	1	0	0.3948*

续表

姓名:涵涵		观察者:袁芳															
观测项目	治疗次数	第1次	第2次	第3次	第4次	第5次	第6次	第7次	第8次	第9次	第10次	第11次	第12次	第13次	第14次	第15次	第16次	相关系数(r)及显著性
结构化活动	低水平型活动	2	0	2	2	1	3	2	3	4	6	3	4	4	6	6	7	0.8721***
	高水平型活动	0	0	0	0	1	1	2	2	4	1	1	2	3	3	3	0.8039***
即兴活动	人—物—人互动活动	0	0	1	1	0	1	0	0	1	1	1	1	2	2	3	2	0.7827***
	人—人互动活动	0	0	0	0	0	1	0	0	1	1	0	0	1	1	2	2	0.7218***

说明:＊＊＊表示 P(概率)＜0.01,相关性极显著;＊＊表示 P＜0.05,相关性显著;＊表示 P＜0.1,相关性尚显著;无＊表示相关性不显著。

(1)涵涵在"被家长叫名字时""被治疗师叫名字时""被同伴叫名字时"的"注视"行为发生率的变化。根据图 6-2 的涵涵注视行为频率的数据所示,"被家长叫名字时"的折线呈现逐渐的上升趋势(第 11 次和第 12 次家长没有参加,故忽略不计),"被治疗师叫名字时"的折线呈现缓慢的上升趋势,"被同伴叫名字时"的折线呈现快速上升趋势。图中涵涵在"被家长叫名字时"的折线大致分为三段。第一段:在第 1~4 次的治疗中,注视行为较少,可能是由于涵涵的父母有较多的冲突互动模式,涵涵的情绪和行为受到较多的负面影响。涵涵似乎能意识到这种冲突,并因此伴随较多的刻板行为,在被家长叫名字时注意力分散,没有参与视觉行为活动的意识;第 5 次治疗是在舞动治疗室里第一次进行这样的训练活动,陌生的环境使涵涵多数时间沉浸在自己的世界中,只有 1 次注视母亲的行为。第二段:在第 6~10 次的治疗中,注视行为有所增加,可能是由于涵涵的父母在家减少了过激的冲突,呈现出较为和睦的互动模式,在某种程度上使涵涵的情绪和行为有了一定的正向发展,与之前参与舞蹈活动相比显示出注视行为有所增加。第三段:在第13~16 次的治疗中,涵涵似乎意识到自己和父母的互动关系,如果父母站在一起同时呼唤他,会出现类似探索和验证关系的较多的注视行为。这也表明了在亲子间建立积极的身体互动关系能有效促进涵涵的注视行为的发展,并且通过舞动治疗协调家庭成员之间的身体互动发展模式在涵涵的共同注意力干预过程中是有促进作用的。

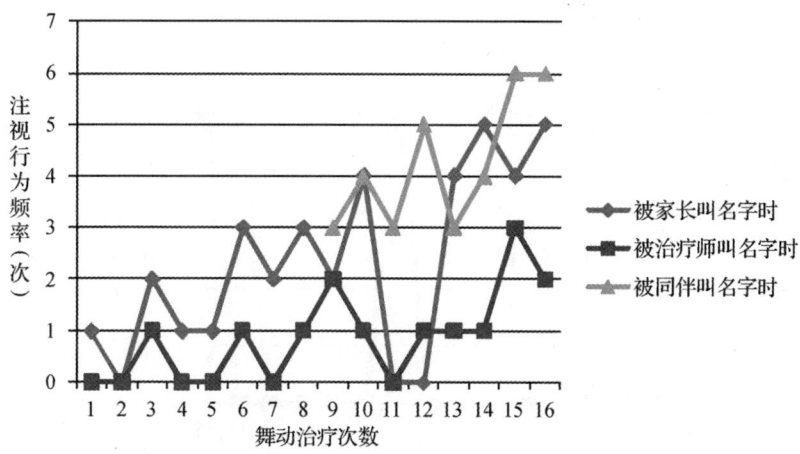

图6-2 涵涵在"被家长叫名字时""被治疗师叫名字时"
"被同伴叫名字时"的"注视"行为频率变化图

根据图6-2中"被治疗师叫名字时"这一折线可以看出,涵涵注视行为没有因受到干预有太大变化,也就是说在每次治疗中涵涵对治疗师没有明显表现出注视行为,可见涵涵的注意力在舞动治疗初始的干预阶段很少受治疗师等外界干预的影响。第15次干预的数据点明显高于两侧的数据点,对影响治疗因素的解释可能是在这两次治疗的时候涵涵很受"我爱我的小动物"集体舞活动的吸引,由于这种类型的集体舞活动涵涵处在较为固定的空间,并有治疗师以呼唤他的名字、动作提示等行为帮助强化他的活动意识,因此,他注视治疗师的行为相对增加了。涵涵出现一些意识到舞蹈动作和自己的手、脚的关系的动作迹象,在偶尔注视治疗师的过程中能模仿治疗师的手部动作,从而将自己的注意力放到该项活动中。由此可知,涵涵在舞动治疗活动中出现的注视行为上的变化不仅受到治疗师动作互动的影响,而且还受到舞蹈活动内容和形式的影响。

根据图6-2的涵涵注视行为频率的数据所示,"被同伴叫名字时"的折线经历了快速上升趋势。原因可能在于被同伴接受并在与同伴互动的集体舞活动中感受到乐趣,帮助涵涵理解同伴叫他名字时自己与他人相处的含义。如在第15次和第16次的舞动治疗中,当治疗师逐渐减少干预后,涵涵与同伴的注视行为有增无减。这说明通过同伴训练涵涵,对涵涵的注视行为会产生积极的干预效果,会使涵涵的社会交往行为能力得到更迅速的提高。

(2)涵涵在"表达需要时"和"接受物品时"的"注视"行为频率的变化。

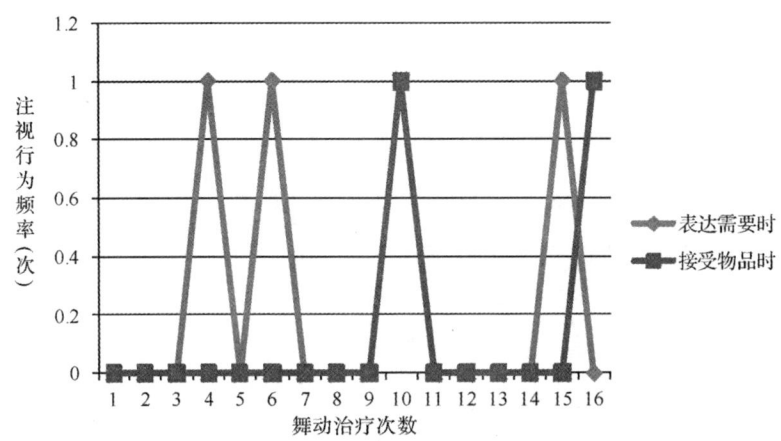

图6-3　涵涵在"表达需要时"和"接受物品时"的"注视"行为频率变化图

根据图6-3数据所示,涵涵在"表达需要时"和"接受物品时"的"注视"行为随着舞动治疗的干预没有明显的变化,说明我们使用的方法可能在这两项观测内容的干预效果上有限。因此,在下一个阶段治疗方案的设计和实施中,首先根据涵涵的障碍程度,调整了治疗策略,系统地安排了治疗内容,使各种治疗活动有机地融为一体,全方位帮助涵涵提高视觉行为能力;其次,在激发涵涵共同注意力的过程中,灵活运用各种训练方法对涵涵的视觉行为进行训练。

(3)涵涵在"跟随手指方向看物时"和"跟随手指方向看人时"的"注视"行为频率的变化。根据图6-4数据所示,在涵涵的注视行为中,跟随手指方向看物的行为多于跟随手指方向看人的行为,说明涵涵对物的关注多于对人的关注。但是这两条折线显示注视行为的发生率都很低,说明跟随手指看人、看物的感知觉能力很差。由此可见,在下一个治疗阶段中需要重点提高涵涵此方面的能力。

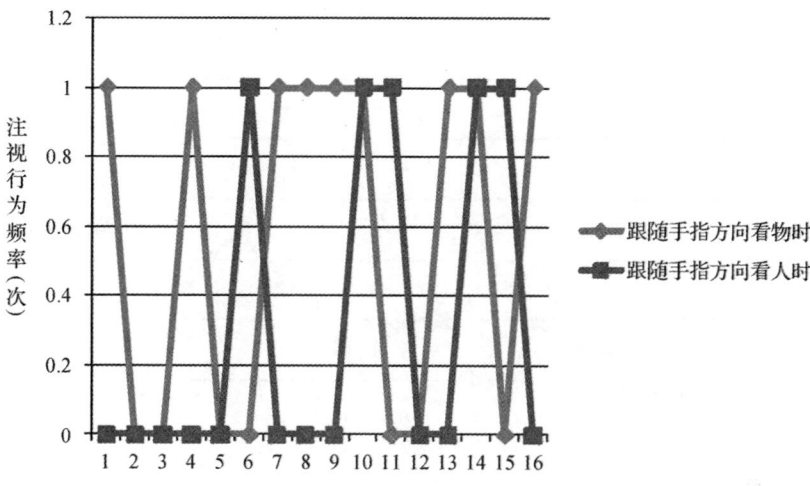

图 6-4 涵涵在"跟随手指方向看物时"和
"跟随手指方向看人时"的"注视"行为频率变化图

（4）涵涵在"结构化活动"和"即兴活动"中的"注视"行为频率的变化。根据图 6-5 所示，在结构化活动中涵涵的注视行为频率高于即兴活动中的注视行为频率。从图中可以看出，结构化活动的折线经历了从上升到下降再到上升的过程，说明在结构化活动中治疗师对涵涵的注意力影响较大，随着干预活动持续进行，涵涵能逐渐适应结构化的舞蹈活动。图中第 11 次和第 12 次舞动治疗的数据点明显低于两侧其他数据点，原因可能是涵涵的父母未能参加，他们把涵涵送到治疗室之后便离开了。家长没有参加明显影响了孩子的安全感。开始治疗的时候，孩子拒绝所有活动，一半时间沉浸在自己的世界中。这说明亲子关系在舞动治疗过程中起到了很重要的作用。家长参加可以减轻孩子的焦虑和恐慌，帮助孩子发展他的家庭关系意识和身体活动范围，激发孩子的共同注意力行为，并利用家长之间恰当的身体互动关系促成孩子的共同注意力行为。这两次治疗的关系以平和的方式慢慢地安全地发展，与同伴共同的身体活动逐渐打破了涵涵的防卫，他能在同伴手牵手的带领下参加集体舞活动。这两次舞蹈活动在后半部分能够顺利进行得益于同伴的参加，身体接触、唱歌和说话，使涵涵放松，他的注视行为便出现了。这说明在真实的舞蹈活动中，处于对抗、焦虑、恐慌的自闭症谱系障碍儿童是可以理解并接受这种结构化的活动模式的。或许他们更注重精神的支持，需要提供表达动作更为结构化的形式，因为他们的自我结构非常脆弱。

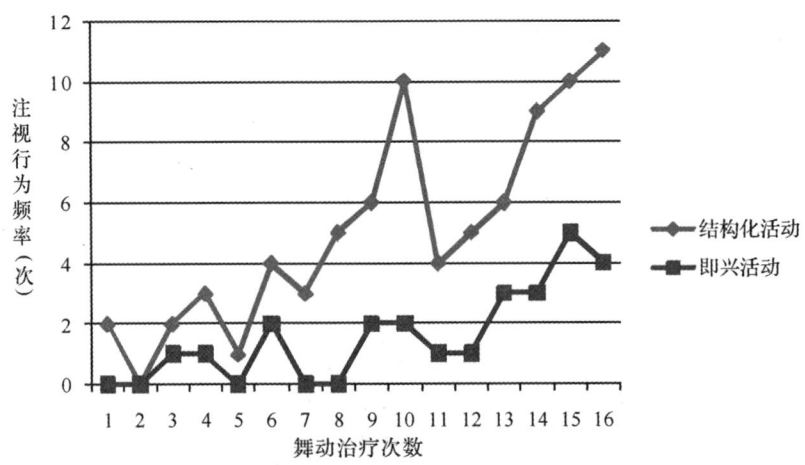

图 6-5　涵涵在"结构化活动"和"即兴活动"中的"注视"行为频率变化图

根据图 6-5 中"即兴活动"折线所示,大多数的数据点所代表的注视行为频率较低,整条折线经历了缓慢上升的趋势。第 1 次和第 2 次的即兴活动没有发生注视行为,或许是与亲子关系不和谐和混乱的治疗场面有关。在第 3 次治疗的即兴活动中第一次出现了注视行为。根据录像显示,第 3 次治疗即兴活动中,涵涵似乎意识到父母与他的"撞击"行为的动作互动,开始关注这种即兴互动与自己"撞击"行为的关系所在,在撞击他人后有注视行为。在第 4 次、第 6 次治疗中,涵涵又进行了三次"撞击"尝试,并在"撞击"之后再次出现了注视行为。这种真实性的肢体意识和行为结构传达了涵涵的情感和与人相处的个性特征。这种个性特征可以让治疗师发现并评价那些伴随着涵涵注视行为的感觉状态,而这种状态与涵涵的自我意识和行为表达之间有着深刻的联系。在第 11 次、第 12 次的时候,由于父母没有参加,涵涵在即兴活动中的注视行为有所下降。从第 13 次到第 16 次的治疗,涵涵的父母参加了,与此同时,涵涵被同伴的即兴行为所吸引,注视行为增多,其中第 15 次即兴活动中注视行为上升为 5 次,这是从初始干预阶段到本次干预注视行为最多的一次。原因可能是涵涵开始探索自己与同伴身体互动的关系。每当同伴牵着他的手一起即兴舞蹈时,他会象征性地注视同伴,这种现象出现了三次。这或许能说明在即兴活动中,涵涵的注意力受到他父母和同伴行为的极大影响。

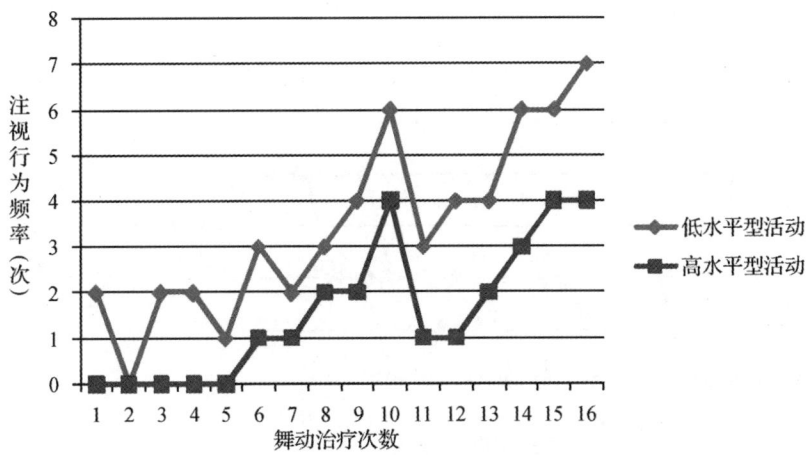

图 6-6　涵涵在"低水平型活动"和"高水平型活动"中的"注视"行为频率变化图

图 6-6 是从图 6-5 结构化活动中分离出来的两种类型："低水平型活动"和"高水平型活动"。从图中可以看出，这两种活动的折线经历了从极缓慢上升到较快上升的趋势，说明涵涵的注视行为受到舞动治疗干预的影响极大。在低水平型活动中的注视行为频率略高于高水平型活动中的注视行为频率。正如上文所说，低水平型舞蹈活动中涵涵的注意力水平高于高水平型舞蹈活动，因为高水平型活动是以全身动作为主的舞蹈活动，注意力很容易分散，加之涵涵本身就存在共同注意力缺陷的问题，所以在高水平型活动的干预中，涵涵的注视行为频率较低，而且高水平型舞蹈活动很容易使涵涵发展为即兴舞蹈活动，注视行为发生就更少了。从图中可以看出，即使排除上文提及的涵涵父母没有参加的第 11 次和第 12 次治疗，第 10 次的低水平型活动和高水平型活动的数据点也明显高于两侧的数据点。第 10 次干预时，涵涵受到"点点头，握握手"集体舞活动的内容和形式、治疗师的指导、家长的态度以及同伴辅助技巧的极大影响。治疗师运用舞蹈动作元素引导家长和同伴探究动作的极限和渐变，用肢体语言展示力量和范围，鼓励他们追寻涵涵的关注点，支持同伴与涵涵之间的身体互动。这些方法和资源为干预涵涵在结构化舞蹈活动中的注视行为提供了帮助。

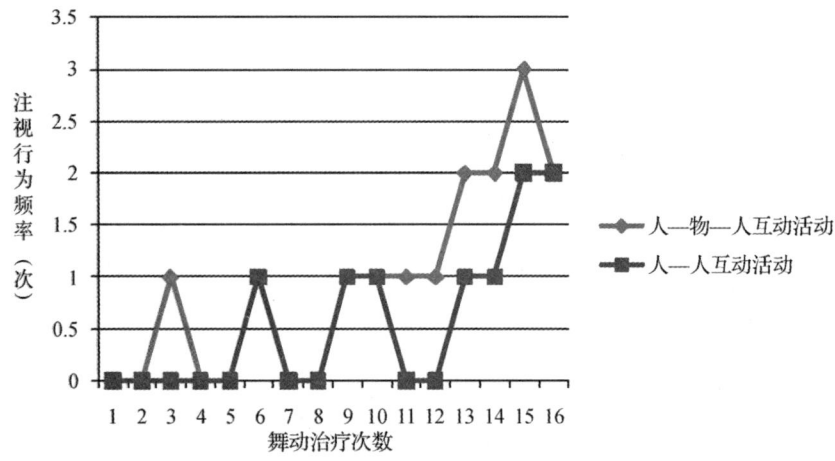

图 6-7　涵涵在"人—物—人互动活动"和"人—人互动活动"中的"注视"行为频率变化图

图 6-7 是从图 6-5 即兴活动中分离出来"人—物—人互动活动"和"人—人互动活动"的两种类型。从图中可以看出,这两条折线大致分为三段。第一段:在第 1 次到第 10 次的干预中,这两条折线反映的频率变化,除了第 3 次注视行为不一样,其余 9 次的注视行为频率都相同,一直保持在很低水平。也就是说,在前 10 次的干预中,无论是在"人—物—人互动活动"中还是在"人—人互动活动"中,涵涵的注意力基本很少受外界环境的影响,虽然有玩具、器乐等互动媒介吸引涵涵的注意力,但涵涵的注意力大部分时间都局限在与媒介物的互动上,他很少关注周围的环境。在这种情景下,治疗师需要花费很长的时间和使用很多的技巧及策略才能与涵涵之间进行即兴互动。我们推测,在这样一个自由、宽松的活动环境下涵涵的注意力容易分散,或许涵涵还没有意识到即兴活动带给他的乐趣。这可能是导致治疗前一阶段涵涵注视行为频率很低的主要原因。第二段:在第 11 次和第 12 次"人—人互动活动"中涵涵没有注视行为,或许和上文提及的涵涵父母没有参加有关;在"人—物—人互动活动"中,涵涵分别有 1 次注视行为,说明即使涵涵的家长没有参加治疗,运用他感兴趣的物品还是可以吸引他的注意力的,尽管注视行为发生率很低。第三段:从第 13 次到第 16 次,这两条折线呈现平缓的上升趋势,这或许可以解释为家长的参加给了孩子相当大的安慰和鼓励,或者是随着对治疗师、即兴活动的熟悉,孩子将注意力放到与治疗师的身体互动的即兴活动中去了。从图中可以看出,无论是哪种类型的即兴活动,随着治疗次数的增加,涵涵的注视行为

会有上升的趋势。这虽然是一个很缓慢的上升过程,但也表明了家长、同伴干预的舞动治疗模式和方法的有效性。

4.《视觉行为治疗过程图》

根据图6-8中涵涵视觉行为频率折线所示,涵涵在基线阶段"瞥一眼"行为比"不看"和"注视"行为都要多。在干预初期"不看"行为略有减少,而"瞥一眼"行为有所增加,"注视"行为没有太大变化。经过一段时间的干预训练之后,"不看"行为呈缓慢下降的趋势,"瞥一眼"行为基本上处于相对稳定的状态,"注视"行为呈缓慢上升的趋势。撤销干预之后的保持阶段,"瞥一眼"行为略有上升,"不看"和"注视"行为基本上处于相对稳定的状态。

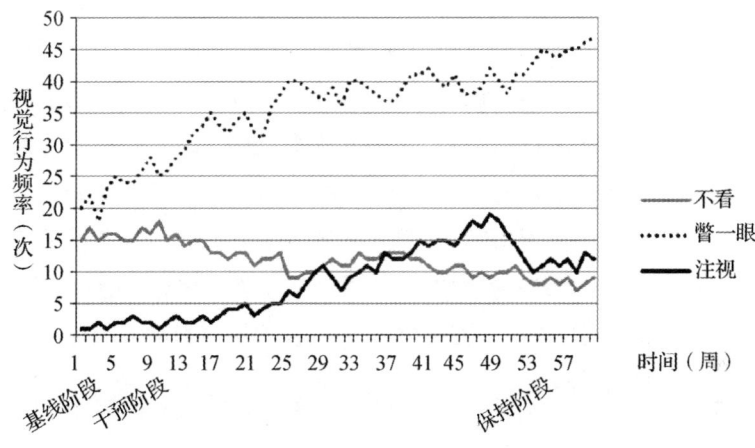

图6-8 涵涵视觉行为治疗过程图

从涵涵视觉行为治疗过程图可以看出,在干预过程中,"不看"行为的发生率在逐渐降低的时候,"瞥一眼"和"注视"行为的发生率均有不同程度增加,说明采取与家庭相结合的舞动治疗干预模式以及选择与结构化教育、行为治疗相结合的舞动治疗干预技术,对涵涵视觉方面的互动能力提高是有效的。撤销干预后,虽然"瞥一眼"行为略有上升,但并没有影响"注视"行为的表现,这说明研究中的舞动治疗模式和方法对涵涵的注视行为具有长期的干预效果。

因此,本研究的一个假设,即舞动治疗作为自闭症谱系障碍儿童教育康复的一种方法,可以明显改善儿童的注视行为,基本上得到验证。

(二)改善了涵涵的社会交往能力

CARS量表(表6-4)中涵涵与社会交往、情绪和刻板行为有关的人际关系、模仿、情感反应、躯体运用能力、与非生命物体的关系、对环境变化的适应、视觉反应、听觉反应、焦虑反应、非语言交流、活动水平的各项得分也较治疗前有所降低。其中,模仿和非语言交流这两项从治疗前的4分降到治疗后的2分,主要原因可能是自闭症谱系障碍儿童机械模仿能力较其他能力相对较强,加上舞动治疗过程中主要以身体互动的活动为主,所以,经过长时间的训练,涵涵的这两项能力改善相对较好。其余9项在干预后均下降了1分。ABC量表(表6-3)显示,涵涵的交往能力在治疗前是18分,在治疗后降至13分。综合这两种量表所示的测评结果可以看出,一年舞动治疗的干预改善了涵涵的社会交往能力。

根据图6-9中涵涵指点行为折线所示,涵涵在基线阶段"应答性指点"行为比"自发性指点"行为要多。在干预初期"应答性指点"行为明显增多,在干预训练进行一段时间之后,出现了短暂的下降,但是随着干预活动的继续进行,涵涵的"应答性指点"行为呈现上升的趋势。该行为之所以出现短暂的下降,原因可能是中途更换了治疗师。面对新的治疗师,涵涵很不配合,对于涵涵来说,接受陌生人是需要较长时间的,所以,他拒绝新的治疗师安排活动的行为是可以理解的。当原先的治疗师继续给他做治疗时,涵涵的"应答性指点"行为又出现了继续上升的趋势。在撤销干预之后的保持阶段,"应答性指点"行为基本上处于相对稳定的状态,说明熟悉的人能引发涵涵出现更多的应答性指点行为,反之则会影响涵涵参与活动的热情,减少其应答性指点行为。

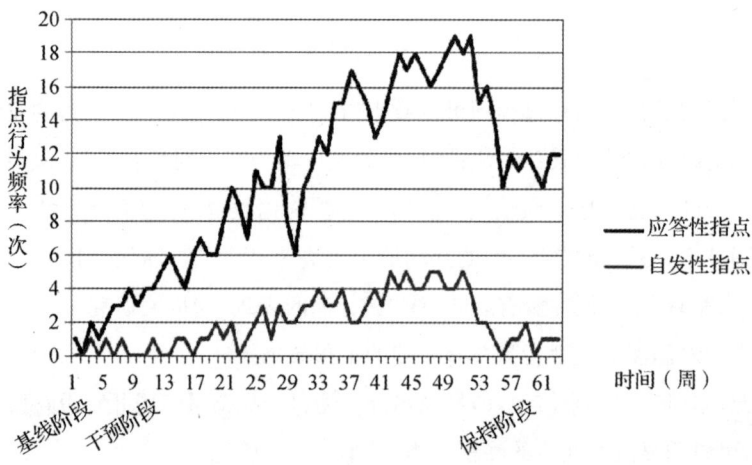

图6-9 涵涵指点行为治疗过程图

涵涵在基线阶段中的"自发性指点"行为偶有发生,在干预阶段中该行为略有提升,撤销干预保持阶段中该行为基本上又回到基线阶段。为什么自发性指点行为治疗效果不显著?究其原因,除了治疗时间较短以及涵涵本身在共同注意力行为、情绪、交往等方面具有不同程度的缺陷和不足之外,治疗师、家长之间的交互作用的影响也是不容忽视的。那么,涵涵"自发性指点"行为治疗效果不明显或许也是与治疗师、家长之间交互作用的结果。据涵涵的家长反映,他们在家一般以应答性指点行为训练为主,当孩子该行为有了进步的时候,他们会及时强化。而涵涵的自发性指点行为即使发生了,家长也没有特别地关注,更谈不上及时强化的训练。从某种意义上来说,家长忽视了对涵涵的自发性指点行为的训练,他们的忽视成为导致涵涵该行为不足的原因之一。当然,这里的分析只是基于个案的实际情况,具有一定的局限性,还需要更多的案例研究来证实。

(三)改善了涵涵的运动能力

ABC 量表(表 6-3)显示,涵涵的感觉能力在治疗前是 22 分,在治疗后降至 16 分;交往能力在治疗前是 18 分,在治疗后降至 13 分;躯体能力在治疗前是 21 分,在治疗后降至 15 分;语言能力在治疗前是 16 分,在治疗后降至 13 分;自理能力在治疗前是 17 分,在治疗后降至 15 分;总分在治疗前是 94 分,在治疗后降至是 72 分。从治疗前后的结果对比可以看出,涵涵不仅在运动能力方面得到改善,其他能力方面上也得到不同程度的改善。

从 CARS 量表(表 6-4)中也可以看出,涵涵在"躯体运用能力"和"活动水平"方面得分较干预前有所降低。具体表现为在干预的初始阶段涵涵对于舞动治疗干预中的舞蹈和游戏活动没有反应,但后来他能在治疗师、家长、同伴的协助辅导下完成这些活动。涵涵的运动能力之所以有一定的改善,主要原因可能是舞蹈活动是针对涵涵的兴趣和偏好而设计的,趣味性和针对性较强。例如:粗大运动的训练主要包括"开飞机""跑步歌""碰一碰""黑猫警长""蓝精灵""大雁飞"等舞蹈活动,游戏活动包括"藏猫猫""老鹰捉小鸡""跳格子"等,这些活动主要使用走、跑、跳的下肢动作来训练涵涵的粗大运动。精细运动的训练主要包括"我有一双小小手""幸福拍手歌""一个拇指动一动""拇指歌"等舞蹈活动,游戏活动包括"手指操""百宝囊""吹泡泡"等,这些活动在促进涵涵手部运动的同时还改善了他的视觉辨别能力,从而促进了他的感知觉能力的发展。

(四)改善了涵涵的语言能力

从 CARS 量表、ABC 量表、涵涵指点行为过程图(图 6-9)等测评结果可以看出,涵涵的非语言交流能力较治疗前有一定改善,而口头语言能力治疗前后无明显差异。从 CARS 量表(表 6-4)中可以看出,涵涵的"语言交流"这一项在治疗前是 4 分,在治疗后还是 4 分,没有变化。这说明语言发育障碍较其他方面的发育障碍更为严重。"非语言交流"这一项从治疗前的 4 分降至治疗后的 2 分,变化比较明显。从 ABC 量表(表 6-3)中的测评结果可以看出,涵涵的"语言"这一项从治疗前的 16 分降至治疗后的 13 分。这些能力的改善表现在如当和他人在一起的时候,知道自己的名字,并对呼唤他的名字有反应,能理解简单的指令,在他人的辅助下能执行如"坐下""伸出手""看一看",特别是家长和同伴给予他的动作指令,以及应答性指点行为等。不难看出,涵涵语言能力的改善主要表现在"非语言交流"能力方面,以身体语言的手势动作交流为主,而口头语言能力基本没有得到改善。这说明舞动治疗干预对涵涵的非语言交流是有效的,而口头语言交流可能需要一个长期持续的干预过程。对语言能力训练的主要策略是通过说、视、听的综合刺激来促进涵涵对语言的理解,利用动作互动与情境模拟的提示增进涵涵对语言的理解能力和非语言的表达能力,通过正确选择目标行为和有效的强化物,增加孩子学习的积极性等。

到目前为止,从研究进展来看,在治疗师、家长、同伴共同干预下的各种形式的舞蹈活动训练对于涵涵是比较有效的,为涵涵制订的治疗计划是恰当的,基本实现了舞动治疗的干预目标。从整个治疗效果来看,涵涵的症状较治疗前有或多或少的改善,但涵涵的症状依然比较严重,并且很多方面没有达到自理或上幼儿园的要求。

舞蹈的动作性、结构性、趣味性等特征,为自闭症谱系障碍儿童提供了有效的内源性干预因素,不仅促进了自闭症谱系障碍儿童体质的增强,更促进了他们在感知觉、模仿、言语理解与表达、社会交往等方面能力的发展。

主要参考文献

一、著作

1. [美]S. 阿瑞提. 创造的秘密[M]. 钱岗南,译. 沈阳:辽宁人民出版社,1987.
2. [美]弗朗兹·博厄斯. 原始艺术[M]. 金辉,译. 上海:上海文艺出版社,1989.
3. 余震球,选译. 维果茨基教育论著选[M]. 北京:人民教育出版社,1994.
4. 李宗芹. 与心共舞——舞蹈治疗的理论与实务[M]. 台北:张老师文化事业股份有限公司,1996.
5. 车文博. 心理学原理[M]. 哈尔滨:黑龙江人民出版社,1997.
6. 方俊明. 当代特殊教育导论[M]. 西安:陕西人民教育出版社,1998.
7. 李嘉评,李美安,寒枫. 儿童歌舞创编与实例[M]. 长沙:湖南文艺出版社,1999.
8. 隆荫培,徐尔充,欧建平,编著. 舞蹈知识手册[M]. 上海:上海音乐出版社,1999.
9. 陈向明. 质的研究方法与社会科学研究[M]. 北京:教育科学出版社,2000.
10. [美]罗伯特·厄萨诺,等. 精神分析治疗指南[M]. 杨华渝,译. 北京:北京出版社,2000.
11. [美]沙夫. 心理治疗与咨询的理论及案例[M]. 胡佩诚,等,译. 北京:中国轻工业出版社,2000.
12. 李宗芹. 倾听身体之歌——舞蹈治疗的发展与内涵[M]. 台北:心灵工坊文化事业股份有限公司,2001.
13. 代凌. 幼儿歌舞[M]. 长沙:湖南文艺出版社,2002.
14. 李宗芹. 非常爱跳舞——创造性舞蹈的心体验[M]. 台北:心灵工坊文化事业股份有限公司,2002.
15. 罗汝梅. 少儿歌舞[M]. 长沙:湖南文艺出版社,2002.
16. 车文博. 弗洛伊德——精神分析新论[M]. 长春:长春出版社,2004.

17. 董奇,陶沙.动作与心理发展[M].北京:北京师范大学出版社,2004.

18. 高云.舞蹈解剖学[M].北京:高等教育出版社,2004.

19. [美]杰拉德·科里.心理咨询与治疗的理论及实践[M].石林,等,译.北京:中国轻工业出版社,2004.

20. 纪树荣.运动疗法技术学[M].北京:华夏出版社,2004.

21. 刘青弋.西方现代舞史纲[M].上海:上海音乐出版社,2004.

22. 平心.舞蹈心理学[M].北京:高等教育出版社,2004.

23. 沈致隆.加德纳·艺术·多元智能[M].北京:北京师范出版社,2004.

24. 贺丹军.康复心理学[M].北京:华夏出版社,2005.

25. 励建安.临床运动疗法学[M].北京:华夏出版社,2005.

26. 王刚,王彤.临床作业疗法学[M].北京:华夏出版社,2005.

27. 王印英.幼儿情趣歌舞[M].长沙:湖南文艺出版社,2005.

28. 伍新春,胡佩诚.行为矫正[M].北京:高等教育出版社,2005.

29. 许健鹏,高文柱.中国传统康复治疗学[M].北京:华夏出版社,2005.

30. 恽晓平.康复疗法评定学[M].北京:华夏出版社,2005.

31. [英]梅赛德斯·帕夫利切维奇.音乐治疗理论与实践[M].苏琳,译.北京:世界图书出版公司,2006.

32. 韦小满.特殊儿童心理评估[M].北京.华夏出版社,2006.

33. [美]埃德温·尼维斯.完形治疗:观点与应用[M].蔡瑞峰,黄进有,何丽仪,译.成都:四川大学出版社,2007.

34. 陈帼眉,姜勇.幼儿教育心理学[M].北京:北京师范大学出版社,2007.

35. 傅宏.儿童心理咨询与治疗[M].南京:南京师范大学出版社,2007.

36. 高天.音乐治疗学基础理论[M].北京:世界图书出版公司,2007.

37. 高颖,李明,杨广,等.艺术心理治疗[M].济南:山东人民出版社,2007.

38. 邱学青.学前儿童游戏治疗——10名边缘儿童的个案研究[M].南京:南京师范大学出版社,2007.

39. [美]休厄德.特殊需要儿童教育导论[M].肖非,等译.北京:中国轻工业出版社,2007.

40. 薛烨,朱家雄,等.生态学视野下的学前教育[M].上海:华东师范大学出版社,2007.

41. 王辉.特殊儿童教育诊断与评估[M].南京:南京大学出版社,2007.

42. 黄伟合.用当代科学征服自闭症——来自临床与实验的干预教育方法.[M].上海:华东师范大学出版社,2008.

43. 刘春玲,江琴娣.特殊教育概论[M].上海:华东师范大学出版社,2008.

44. 刘青弋.动感空间[M].上海:上海音乐出版社,2008.

45. 刘全礼.智力落后儿童的特点与教育纲要[M].天津:天津教育出版社,2008.

46. 许卓娅,沈东.学与教的心理探秘——幼儿园集体音乐舞蹈教学指南[M].南京:南京师范大学出版社,2008.

47. [英]邦妮·米克姆斯.舞动治疗[M].肖颖,柳岚心,译.北京:中国轻工业出版社,2009.

48. 何裕民.中医心理学临床研究[M].北京:人民卫生出版社,2010.

49. 陶琳瑾.儿童艺术治疗[M].南京:江苏教育出版社,2010.

50. 王冰.儿童音乐治疗理论与实务技术[M].北京:中央民族大学出版社,2010.

51. 王惠萍,孙宏伟.儿童发展心理学[M].北京:科学出版社,2010.

52. 朱婷婷.儿童行为治疗[M].南京:江苏教育出版社,2010.

53. 胡世红.特殊儿童的音乐治疗[M].北京:北京大学出版社,2011.

54. 刘青弋.现代舞蹈的身体语言教程[M].北京.中国人民大学出版社,2011.

55. 孙霞.特殊儿童的美术治疗[M].北京:北京大学出版社,2011.

56. 赵小明.文化艺术符号治疗[M].北京:世界图书出版公司,2011.

57. 周念丽.特殊儿童的游戏治疗[M].北京:北京大学出版社,2011.

58. 周念丽.自闭症谱系障碍儿童的发展与教育[M].北京:北京大学出版社,2011.

59. 朱金富.中国心理治疗本土化:从理论到实践[M].北京:人民卫生出版社,2011.

60. 丁勇.当代特殊教育新论——走向学科建设的特殊教育研究[M].南京:南京师范大学出版社,2012.

61. 秦元东,王春燕.幼儿园区域活动新论:一种生态学的视角[M].北京:北京师范大学出版社,2012.

62. 盛乐.身体语言密码大全集[M].北京:新世界出版社,2012.

63. 王克勤,杨秋莉.中医心理学基础理论[M].北京:人民卫生出版社,2013.

64. 李微笑.舞动治疗的缘起[M].北京:中国轻工业出版社,2014.

65. Rudolf von Laban. The Mastery of Movement on the Stage[M]. London: Macdonald and Evens, Ltd.,1950.

66. Sharon Chaiklin. Dance Therapy[M]//Silvano Arieti. American handbook of psychiatry. New York:Basic Books. 1974.

67. Irmgard Bartenietf, Dori Lewis. Body Movement: Coping with the Environment[M]. New York:Routledge,1980.

68. Helen Payne. Dance Movement Therapy: Theory and Practice[M]. New York:Brunner‐Routledge, 1992.

69. Fran J Levy. Dance Movement Therapy:A Healing Art[M]. Rev. ed. Reston. VA: American Alliance for Health, Physical Education, Recreation & Dance,2005.

70. Eden Davies. Beyond Dance:Laban's Legacy of Movement Analysis[M]. New York:Routledge，2006.

71. Sharon Chaiklin, Hilda Wengrower. The Art and Science of Dance/Movement Therapy: Life is Dance[M]. New York:Routledge，2009.

二、期刊论文

1. 董奇,陶沙,曾琦,[美]J.凯帕斯.论动作在个体早期心理发展中的作用[J].北京师范大学学报:社会科学版,1997(4).

2. 伏羲玉兰.舞蹈心理治疗的新进展[J].北京舞蹈学院学报,2002(3).

3. 尤娜,杨广学.自闭症的结构化交际训练:TEACCH方案的考察[J].中国特殊教育,2008(6).

4. 庞佳.用身体动作来矫治幼儿的人际交往障碍[J].早期教育(家庭版),2009(2).

5. 庞佳.自闭症儿童的舞蹈动作治疗[J].现代特殊教育,2009(9).

6. 周念丽,方俊明.自闭症谱系障碍儿童综合评估模式之建构与检验[J].中国特殊教育,2009(3).

7. 庞佳.教育生态学视角下的学前儿童舞动治疗研究[J].教育导刊,2012(12).

8. 庞佳.幼儿心理问题的舞动治疗干预策略——基于教育生态学的视角[J].早期教育:教科研版,2012(12).

9. 张盈利,张学民,马玉.自闭症儿童共同注意干预的现状与展望[J].中国特殊教育,2012(4).